灵芝的药理与临床

陈可冀 题

主　　编　林志彬　杨宝学

编　　者　（按姓名汉语拼音排序）

崔翔宇　耿晓强　何　瑶　林志彬　孟　佳

潘　燕　邱志维　全亚竹　任超群　邵广莹

铁　璐　王　昕　杨宝学　尹厚庆

封面设计　林　钺

北京大学医学出版社

LINGZHI DE YAOLI YU LINCHUANG

图书在版编目（CIP）数据

灵芝的药理与临床 / 林志彬，杨宝学主编 . —北京：
北京大学医学出版社，2020.10（2023.12 重印）
ISBN 978-7-5659-2286-2

Ⅰ.①灵⋯　Ⅱ.①林⋯　②杨⋯　Ⅲ.①灵芝－中药学
－药理学－研究②灵芝－临床应用－研究　Ⅳ.
① R282.71

中国版本图书馆 CIP 数据核字（2020）第 201346 号

灵芝的药理与临床

主　　编：林志彬　杨宝学
出版发行：北京大学医学出版社
地　　址：（100191）北京市海淀区学院路 38 号　北京大学医学部院内
电　　话：发行部 010-82802230；图书邮购 010-82802495
网　　址：http://www.pumpress.com.cn
E-mail：booksale@bjmu.edu.cn
印　　刷：北京金康利印刷有限公司
经　　销：新华书店
责任编辑：高　瑾　责任校对：靳新强　责任印制：李　啸
开　　本：787 mm×1092 mm　1/16　印张：13　字数：323 千字
版　　次：2020 年 10 月第 1 版　2023 年 12 月第 2 次印刷
书　　号：ISBN 978-7-5659-2286-2
定　　价：78.00 元

序

  我国临床应用灵芝用于预防及治疗疾病有至为久远的历史，临床处方亦称灵芝草。《神农本草经》载有"赤芝"，其原文称："赤芝，一名丹芝。味苦平，无毒。治胸中结，益心气，补中，增智慧，不忘。久食轻身不老延年，神仙。"《名医别录》并称："青芝生泰山，赤芝生霍山，黄芝生嵩山，白芝生华山，黑芝生常山，紫芝生高夏山谷。"说明沿用甚久。葛洪的《抱朴子》以及李时珍的《本草纲目》也都对此药有进一步的探讨与描述，说明历代对灵芝的基原知识、药用价值以及临床应用已有很多实践知识的积累，甚为可贵。

  现代临床医学研究证实，灵芝有很广泛的临床医疗和预防实际应用价值，具有滋养、强壮、安神、平喘等效果，有很好的应用发展前景。近数十年临床研究证实，灵芝相关制剂对免疫系统疾病、代谢性疾病、神经衰弱等功能性疾病、慢性支气管炎、支气管哮喘、关节疾病以及老年功能衰减等多种疾病，也都有很好的医疗或调理功效，值得进一步认真研究与发展。

  北京大学医学部林志彬教授对灵芝情有独钟，研究灵芝药理学及其临床应用价值达数十年，先后在国内外发表一系列论著，推进了我国灵芝研究的发展与进步，卓有成果，著作甚丰，是我国研究灵芝的佼佼者。今林志彬教授又与其从学者杨宝学博士合作主编《灵芝的药理与临床》一书，就灵芝的历史、生物学、化学成分与质量控制、人工栽培、药理作用与临床应用，进行了十分系统的撰述，可以认为其是迄今国内外最为系统的关于灵芝的一册专著。本书不仅是一部对灵芝研究的崭新著作，也是一部对中医药"传承精华、守正创新"的优秀著作。谨以此序热忱祝贺本书的面世。

中国科学院院士、国医大师 陈可冀

2020 年处暑于北京

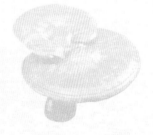

前　言

灵芝作为传统中药，最早收载于《神农本草经》，迄今已有 2000 余年的历史。具有"补心、肝、肺、脾、肾五脏之气"兼"补精气""安神""增智慧""久食轻身不老"等功效。《中华人民共和国药典》已收载灵芝（赤芝和紫芝）子实体作为法定中药材。

现代研究证明，灵芝的主要活性成分为灵芝多糖类与灵芝三萜化合物。自 20 世纪 70 年代开始，药理研究发现，灵芝及其相关产品具有免疫调节、抗肿瘤、调节血脂、降血压、镇静催眠、保护肝肾、清除自由基抗氧化、抗衰老等多种药理作用。21 世纪以来，进一步应用现代生物医药技术探究了灵芝及其活性成分的药理作用和机制，为确认灵芝作用靶点和机制、开发灵芝类新药和保健食品，以及利用灵芝防病、治病，提供了理论依据和实验数据。为纪念中国灵芝现代药理学研究 50 年，总结和评价灵芝研究领域的丰硕成果，推动灵芝研究与产业发展，我们编写这本《灵芝的药理与临床》，以飨读者。

本书作者均为从事灵芝药理学研究的教师和博士研究生。作者根据目前灵芝药理学研究领域近 50 年公开发表的文献资料，结合自己的研究工作，在内容上力图把灵芝的药理作用及其机制和临床应用有机地结合起来。全书共分为 12 章，第一章概述灵芝生物学和有关基础知识，以方便读者后续阅读。随后，分别按灵芝对机体主要系统或特殊病理过程的作用分章，从药理作用及其机制进行阐述，然后介绍灵芝在临床中的应用情况。本书图文并茂，除适时搭配图表之外，还在各章用示意图解释了灵芝的药理作用与临床应用的关联，便于读者理解和掌握书中内容。

本书是灵芝药理学专著。编写过程中检索出的有关灵芝及其活性成分的药理作用研究文章有数千篇。许多报道因实验模型和实验条件不同，其获得的结论有很大差异。我们虽然尽力选择和依据可靠的研究数据，仍然难免有遗漏、错误、重复、释义欠准确等问题，敬请读者随时提出意见和建议，以便再版时修正。

在此，我们要向本书所有的作者表示谢意，感谢他们在百忙之中收集文献资料、撰写书稿、反复修稿；感谢耿晓强博士为本书各章绘制示意图。衷心感谢中国科学院院士、国医大师陈可冀先生为本书撰写序言并题写书名。在本书撰写过程中，北京大学医学出版社和中国中药协会灵芝专业委员会都给予了大力支持，在此一并致谢。

林志彬　杨宝学

2020 年 8 月 31 日

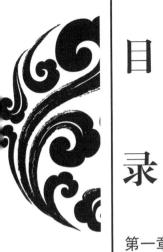

目录

第一章

灵芝概述

提要： 本章概述灵芝，为阅读后续章节的读者普及灵芝的基本知识，包括灵芝在自然界的地位，中医药学有关灵芝的论述，灵芝的生活史，灵芝子实体、菌丝体和孢子的生长和形态特征，人工栽培法，化学成分，有效成分与质量控制，药理作用以及灵芝产品的类型等。

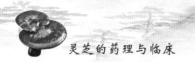

　　灵芝是属于低等植物中的真菌门、担子菌纲、多孔菌科、灵芝科、灵芝属的真菌。灵芝属中包括：灵芝亚属（灵芝组、紫芝组）、粗皮灵芝亚属、树舌灵芝亚属真菌 100 余种，在我国广泛分布，如赤芝 ［*Ganoderma lucidum*（Leyss. ex Fr.）Karst］（图 1-1）、紫芝（*Ganoderma sinense* Zhao，Xu et Zhang）（图 1-2）、松杉灵芝（*Ganoderma tsugae* Murr）（图 1-3）、薄树

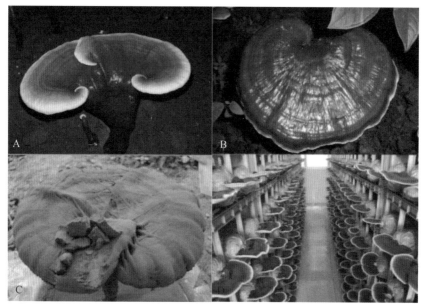

图 1-1　灵芝（赤芝，*Ganoderma lucidum*）

A. 尚未成熟的子实体；**B.** 成熟子实体；**C.** 弹射孢子粉的子实体；**D.** 工厂化袋栽的子实体即将成熟

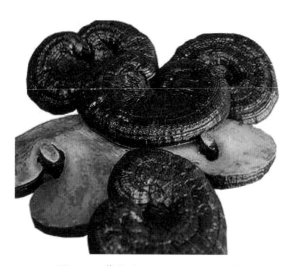

图 1-2　紫芝（*Ganoderma sinense*）

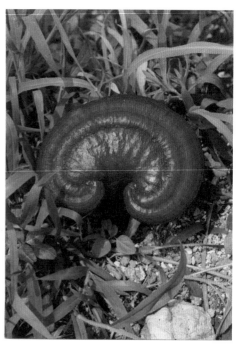

图 1-3　松杉灵芝（*Ganoderma tsugae*）

芝 ［*Ganoderma capense*（Lloyd）Teng］（图 1-4）、树舌 ［*Ganoderma applanatum*（pers. Ex Wallr.）Pat.］（图 1-5）等。

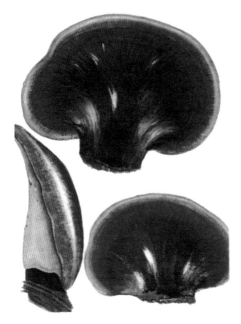

图 1-4 薄树芝（*Ganoderma capense*）

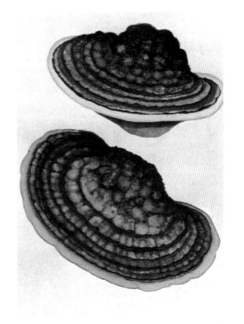

图 1-5 树舌（*Ganoderma applanatum*）

通常所说的灵芝，都是指灵芝的子实体。《本草纲目》记载："芝本作之，篆文像草生地上之形。后人借之字为语辞，加草以别之也"。即"芝"字就是根据灵芝子实体的形状而产生的，由于菌伞（菌盖）位于菌柄的一侧，菌柄又经常弯曲，从侧面看去很像"之"字，为了与之字区别，故加草字头成为"芝"。

灵芝（赤芝和紫芝）的子实体是《中华人民共和国药典》（一部）中规定的中药材，可用作药物或保健食品的原料，松杉灵芝也可用作保健食品的原料[1-2]。

第一节 中医药学有关灵芝的论述

一、《神农本草经》的经典论述

我国应用灵芝的历史悠久，最早记述灵芝的中医药古籍《神农本草经》约见于公元前一世纪，是我国最早的药学著作，也是最早论及灵芝的药学著作，原撰者佚名。该书根据中医阴阳五行学说，按五色将灵芝分为青芝（龙芝）、赤芝（丹芝）、黄芝（金芝）、白芝（玉芝）、黑芝（玄芝）五类，即称五芝。此外附紫芝（木芝），并详细地描述了此六类灵芝的药性、气味和主治。指出：青芝"酸，平，无毒"，可"明目""补肝气，安精魂，仁恕"；赤芝"苦，平，无毒"，主治"胸中结""益心气，补中，增智慧，不忘"；黄芝"甘，平，无毒"，主治"心腹五邪""益脾气，安神，忠信和乐"；白芝"辛，平，无毒"，主治"咳逆上气""益肺气，通利口鼻，强志意，勇捍，安魄"；黑芝"咸，平，无毒"，主治"癃""利水道，益肾气，通九窍，聪察"；紫芝"甘，温（平），无毒"，主治"耳聋""利关节，保神，益精气，坚筋骨，好颜色"。还强调此六种灵芝均可"久食轻身不老，延年神仙"[3]。

其后，东晋·葛洪的《抱朴子》、唐·苏敬的《新修本草》、梁·陶弘景的《神农本草经集注》和《名医别录》以及明·李时珍的《本草纲目》等著作均引用了《神农本草经》对灵芝的论述，并对有关灵芝的错误观点加以评论和批判。如苏敬针对"青芝生泰山，赤芝生霍山，黄芝生嵩山，白芝生华山，黑芝生常山"的论点，提出"以五色生于五岳。诸方所献白芝，未必华山，黑芝又非常岳"，实际上是对按五行学说，以"五色"配"五岳"划分灵芝的产地持不同意见。在《本草纲目》中，李时珍对按"五色""五行"区分灵芝的气味提出了不同见解，认为"五色之芝，配以五行之味，盖亦据理而已，未必其味便随五色也"。更为重要的是，李时珍在其著作中批判了古代对灵芝的迷信观点，指出"芝乃腐朽余气所生，正如人生瘤赘。而古今皆为瑞草，又云服食可仙，诚为迂谬"。

二、我国古代科学家论灵芝的生物学特性

古代学者对灵芝的生物学特性已有一些初步认识，如"山川云雨，四时五行，阴阳昼夜之精，以生五色神芝"（《神农经》）；"朽壤之上有菌芝者"（《列子》）；"芝生于土，土气和，故芝草生"（王充《论衡》）；"紫芝乃是朽木株上所生，状如木檽"（陶弘景）。这些论述均指出，灵芝生长于"朽壤"或"朽木"之上，且需适宜的生长条件。而"无花而生曰芝栭"（《礼记注疏》）；"三秀（芝别名）无根而生"（《尔雅注疏》）；"一岁三华瑞草""六芝皆六月、八月采"（《本草纲目》）等论述还说明，古代学者已认识到菌类有别于高等植物，没有根、茎、叶分化，不开花，一年可多次采收。

古代学者对灵芝药食兼用的特点也有论述，如"芝草一岁三华，食之令人眉寿庆世，盖仙人之所食"（东汉王充《论衡·初禀篇》）；"昔四酷采芝，群仙服食，则芝菌属可食者，故移入菜部"（明李时珍）；"凡得芝草，便正尔食之，无余节度，故皆不云服法也"（唐陶弘景）[1-2]。

三、考古发现6800年前采集的灵芝

新世纪以来，考古研究发现，在浙江余杭田螺山遗址、南湖遗址和湖州千金塔遗址中出土的灵芝残块（G1-G5），经环境扫描电子显微镜和光学显微镜观测，根据担孢子表观形态鉴定，这些样本为担子菌纲灵芝属真菌（图1-6），经^{14}C放射性同位素质谱分析，距今约6800年至4500年。说明在新石器时代早期的河姆渡文化时期，先民们已经开始采集并利用灵芝，将我国使用灵芝的历史从史前的神农时期又向前推进了2000年[4]。

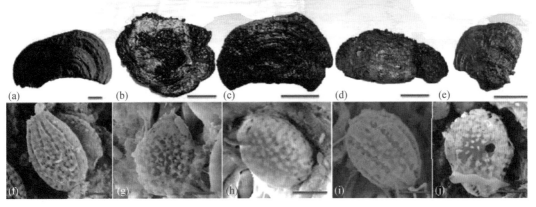

图1-6 史前灵芝及其担孢子形态

史前灵芝外观形态：(a)、(b)、(c)、(d)、(e)；史前灵芝中担孢子表观形态(f)、(g)、(h)、(i)、(j)。(a)的标尺是1 cm，(b)～(e)的标尺是5 cm，(f)～(j)的标尺是2 μm

 # 第二节　灵芝的生物学简介

一、灵芝的生活史

灵芝没有叶绿素，不能进行光合作用自己合成碳水化合物，靠腐生或寄生生活，从现成的有机化合物中获得碳和氮为养料，这种营养方式称为异养。生长在树木或人工培养基上的灵芝主要由两部分构成，其下部深入到树木或人工培养基中的白色菌丝叫菌丝体，它有很强的吸收能力并能分泌多种酶，分解各种有机物，从而获得生长发育所需的营养。

生长在树木或人工培养基上面的部分叫作子实体，它依靠菌丝体提供的营养生长发育，并在成熟前弹射担孢子（孢子）。担孢子是灵芝的生殖细胞，具有繁殖后代的功能。在自然界只有极少数灵芝担孢子被弹射出去后，飘落到朽木等适合生长的地方，萌发出菌丝，菌丝进一步发育形成子实体，子实体发育的后期分化出担子层，每个担子上又发育担孢子。这个由孢子到孢子的过程称为灵芝的生活史（图1-7）[1-2]。

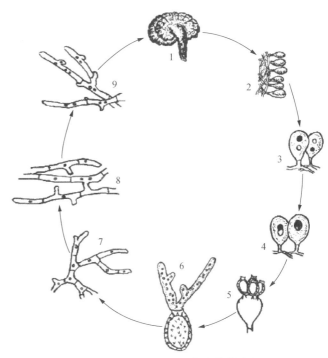

图1-7 灵芝的生活史（模式图）

1.灵芝子实体；2.子实层局部放大；3.担子；4.担子内核配；5.担子产生担孢子；6.担孢子萌发；7.单核菌丝；8.两条单核菌丝间的质配；9.双核菌丝

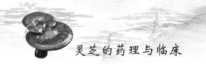

二、灵芝菌丝、子实体和孢子的形态特征

（一）菌丝

外观上呈白色绒毛状，表面有一层白色结晶物，依其来源和形态可以分为三种：

1. 初级菌丝

又称一次菌丝。由担孢子萌发后直接发育的菌丝，在每一个细胞内只有一个细胞核，也称单核菌丝，菌丝较细，在整团菌丝中没有锁状联合。锁状联合是担子菌菌丝特有的结构，是菌丝线形细胞分裂的一种方式。初级菌丝依靠孢子内贮存的营养来维持生长，故寿命很短。

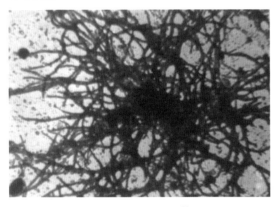

图1-8　灵芝菌丝体

2. 次级菌丝

它由不同性别的一次菌丝相互融合而成。其中一条菌丝中的一个细胞核移到另一条菌丝的一个细胞中，形成一个有不同性别的两个细胞核的双核菌丝，故又称作二次菌丝。二次菌丝对基质的侵染能力较强，并能在基质中形成菌丝体（图1-8）。由二次菌丝形成的菌丝体中可见锁状联合。只要基质中营养充分，二次菌丝形成的菌丝体的寿命可以长达数年、数十年。

3. 三级菌丝

次级菌丝形成的菌丝体生长到一定阶段达到生理上成熟后，有些菌丝就会在基质的表面上扭结形成原基，由原基再发育成子实体。这些构成子实体的菌丝就是三次菌丝。三次菌丝的菌丝体结构与二次菌丝有很大差别，这种菌丝间隙较小并出现组织和器官的分化如菌柄、菌伞等。

（二）子实体

灵芝子实体是一伞形的菇状物，呈紫红色或棕红色。其质地幼时为肉质，成熟变干后为木栓质。子实体由菌盖（菌伞）和菌柄构成。灵芝的菌伞多在菌柄顶端一侧发育，菌柄位于菌伞的一侧。灵芝菌柄呈不规则圆柱形，有时稍扁且有些弯曲，生长中的两个菌柄一旦接触就很容易长合成为一个粗的菌柄。菌柄呈紫红色，向光的一侧颜色较深。菌柄的粗细、长短随生长环境条件改变。营养充足时菌柄发育较粗；反之，发育较细。在通气良好的条件下，菌柄发育得很短，在氧气不足、二氧化碳浓度大时，菌柄发育细长，形成"鹿角状"灵芝。灵芝子实体的菌盖和菌柄的内部结构是相似的，但菌柄无菌管层，它们的微细结构如下：

1. 皮壳层

由三层构成：①外层由许多排列紧密、比较粗的菌丝组成。菌丝的尖端向外平行排列成栅状，与菌盖垂直，细胞壁较厚，细胞内充满树脂质及色素，形成盖面的颜色及油漆状的光泽。②中层由粗大的厚壁菌丝交织排列而成。菌丝内部有棕红色的树脂质，可使菌盖呈现颜色。盖面颜色呈紫红色的子实体，其中层较厚；发育不够正常、盖面颜色浅的子实体，其中层较薄。③内层由一些不含有树脂质或色素的菌丝交织组成。其细胞壁比较厚，是皮壳到菌肉的过渡带。

2. 菌肉层

由一些液泡体积较大的菌丝交织组成，由于这些菌丝排列松散，稀疏地交织在一起，间隙较大，使菌肉呈现出木栓质的特征。

3. 菌管层

由平行排列的管状结构组成。菌管壁是由许多菌丝平行排列而成的，菌丝末端皆膨胀形成如大茄梨样的担子。担子壁很薄，细胞质稠密，内含两个细胞核。随着子实体的生长，担子也逐渐成熟；担子内的两个细胞核相互融合成一个核，完成核配，继而连续进行两次有丝分裂，完成减数分裂，产生四个子细胞核。同时，担子的游离端产生四个小突起，并稍延长，即担子小梗。担子小梗成锥体状，顶端尖，在这个尖顶处又膨大产生一个卵圆形的担孢子。当担孢子发育成熟后，在担孢子与担子小梗顶尖处产生一个液泡；液泡吸水膨胀至破裂，担孢子则被液泡破裂时产生的机械力量弹射到菌管的空腔中，并分散出去。

成熟的灵芝子实体包含了灵芝菌丝、孢子及生长过程产生的代谢产物，是灵芝全草，作为药品和保健食品的原料最为理想。而灵芝的孢子粉或菌丝不等同于灵芝。

（三）孢子

在显微镜下，担孢子呈卵形至卵圆形，孢壁双层。外壁无色透明，表面有许多小凹坑及小孔；内壁红褐色，有小棘突，孢子内部呈淡黄色至淡黄褐色、油滴黄色至亮黄绿色（图1-9）。

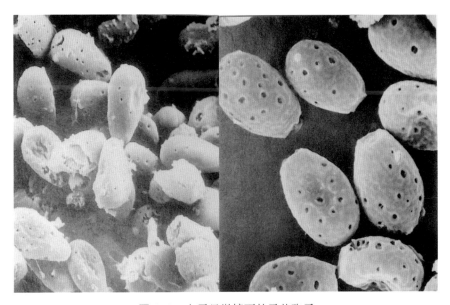

图 1-9　电子显微镜下的灵芝孢子

左：赤芝（*Ganoderma lucidum*）孢子（α＝300）；右：紫芝（*Ganoderma sinense*）孢子（×2500）

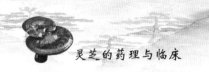

人工栽培的灵芝孢子成熟度与营养条件有关，故其形态亦有明显差异。如在段木栽培条件下，灵芝孢子多个体较大、饱满、表面光滑，萌发率亦高。而用木屑等代料栽培出的灵芝孢子多个体稍小、皱缩、内含物少，萌发率很低[1-2]。

第三节　灵芝的人工栽培

一、人工栽培灵芝

人工栽培灵芝是将从灵芝子实体中分离出的菌丝接种到段木或人工培养基上，生长发育成子实体。灵芝子实体的人工栽培主要分两个阶段：第一阶段是选择优良菌种和扩大培养菌种，菌种的扩大培养是将少量菌种繁殖扩大到栽培子实体时所需的菌种数量。第二阶段是子实体栽培，即将菌种接种到段木或培养基上，在一定条件下进行培养，至子实体生长发育、成熟并采收。

（一）段木灵芝栽培法

是将灵芝菌种接种在灭过菌的原木上，待灵芝菌丝体长满段木后，在合适的环境条件下，便可以长出灵芝子实体。段木灵芝栽培法更接近灵芝的天然生长环境，生长时间要比袋栽灵芝生长时间长，所获的灵芝子实体较大，密度较高，形状好看，其外观与质量较袋栽灵芝好。段木栽培灵芝，在菌丝长满基质后，通常都将段木埋入地下，这样有助于保持温度，有利于灵芝子实体的生长。因此，所选择的埋土场地，其土质、水质的好坏，特别是农药和重金属（铅、砷、汞等）残留是否超标都会影响灵芝子实体的质量，因为灵芝菌丝有富集重金属的能力，能将溶于水中的重金属离子吸收，从而造成灵芝子实体铅、砷、汞等重金属含量超标。袋栽灵芝的培养基，如未经严格检验，有时也会有一些对人体有害的物质，这些物质也会残留在灵芝子实体中对人体造成危害。因此，要得到优质的灵芝，首先要培育出优良的菌种，其次要选择合格的培养菌丝及栽培子实体的场地，要对栽培灵芝的段木或代料、水质、土质都进行严格检查，在栽培过程中不使用化学合成的农业杀虫剂，严格控制温度、湿度、光照等栽培条件。

（二）袋栽法

是在聚乙烯或聚丙烯塑料袋中装入培养基，如玉米秸、苡米壳、菌草（指一些可用于栽培灵芝或食用菌的草）、木屑、甘蔗渣、麦麸、糖、石膏粉、碳酸钙等原料，经过高压或常压灭菌，再接种上灵芝菌种。灵芝菌种在培养基中萌发出菌丝，并长满了培养基。在合适的温度、湿度、光照等条件下，会长出灵芝子实体。袋栽法可节省大量木材，有利于生态循环和环境保护，值得提倡（图 1-1D）。

（三）工厂化栽培

工厂化栽培，可采用段木或代料栽培法，灵芝在人工智能控制下生长，自动控制温度、湿度、光照等栽培条件，杜绝农药残留和重金属等污染，产品质量稳定可靠，产量高，可实现全年生产（图 1-1D）。

（四）孢子粉收集

当灵芝菌盖的白边消失且孢子粉已开始弹射 4 ～ 5 天后，开始进入孢子弹射的旺盛期，此时即应开始收集孢子粉，可持续收集 1 ～ 2 个月（图 1-1C）。灵芝孢子粉收集方法有多种，如小拱棚地膜收集法、套筒收集法、凉亭式防雨拱棚布笼收集法以及吸风机吸附法等。无论采取何种方法，要求多收纯度高、品质好的孢子粉，并防止沙土或杂质污染。收集的孢子粉应及时晒干或烘干，备用。

二、深层发酵培养的灵芝菌丝体

灵芝的深层发酵培养就是利用发酵工程方法获得菌丝体及其所产生的代谢产物，即将灵芝菌丝培养在密闭发酵罐的液体培养基中，强制通入无菌空气进行搅拌，使灵芝菌丝生长、繁殖。最终的发酵产物为菌丝体和含有其代谢产物的发酵液，经过加工后，可制成产品使用。灵芝的深层发酵工艺具有生产周期短、产量大、产品质量稳定、成本低等优点，是目前国内外所采用的一种工业化生产灵芝产品的方法。

灵芝的深层发酵工艺流程如下：菌种→试管斜面培养→摇瓶培养→种子罐培养→繁殖罐培养→发酵罐培养→发酵产品处理。在灵芝发酵过程中，选择适当的培养基，控制发酵条件如菌种接种量、温度、酸碱度、通气量和搅拌速度等均十分重要。可采用监测菌丝体形态、菌丝体浓度、养分消耗、发酵液的外观、黏度等指标作为控制发酵最终产物质量的标准。深层发酵培养的灵芝菌丝体及其发酵液并不等同于灵芝子实体，所含有效成分及药效也不完全相同[1-2]。

第四节　灵芝的化学成分与质量控制指标

一、灵芝的化学成分

灵芝所含化学成分多且复杂，因所用菌种、培养方法、提取方法等不同而不同。灵芝子实体中含有糖类（还原糖和多糖）、三萜类、甾醇类、多肽、氨基酸、蛋白质、香豆精苷、核苷类、氢醌类、生物碱、挥发油、树脂、饱和脂肪酸与不饱和脂肪酸以及铁、钙、镁、铜、锌、磷、硼、硒等无机元素成分。灵芝菌丝体所含成分与子实体相似，但三萜类含量低。灵芝孢子粉含有脂肪酸和不饱和脂肪酸、多糖类、核苷类、三萜类等成分，三萜含量很低。孢子油主要含不饱和脂肪酸、脂肪酸、甾醇类，三萜含量极低。

二、灵芝的有效成分

灵芝多糖类和三萜类具有广泛的药理活性，是灵芝的主要有效成分，其他有效成分还有甾醇、小分子蛋白、腺嘌呤核苷、生物碱等[1]。

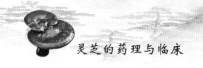

（一）灵芝多糖类

是灵芝重要的有效成分，具有免疫调节、抗肿瘤、抗放化疗损伤、镇静催眠、改善实验性阿尔茨海默病动物的神经退行性病变、抗心肌缺血再灌注损伤、抑制实验性动脉粥样硬化形成、抗脑缺氧再复氧损伤、调节血脂、降低血糖和抑制糖尿病并发症、抗实验性肝损伤和肾损伤、增强 DNA 多聚酶活性、促进核酸和蛋白质合成、抗氧化和清除自由基、抗衰老等作用。

至今已从灵芝中分离出二百余种多糖类，包括多糖和多糖蛋白。灵芝多糖蛋白中的糖链与肽链上丝氨酸或苏氨酸通过 O- 糖苷键连接，多糖和多糖蛋白的相对分子质量为 $2.0 \times 10^3 \sim 4.0 \times 10^6$ Da，主要由 D- 葡萄糖为主的杂多糖或葡聚糖构成，推断其基本结构中主链为 $1 \to 4$ 和 $1 \to 6$ 连接[1]。如从鹿角状灵芝（*G. lucidum*）中提取的灵芝多糖肽（GL-PPSQ2）相对分子量为 5.0×10^4，质量分数 97% 以上，得率为 0.49%，含多糖 87.17%，是以葡萄糖为主和少量甘露糖组成的多糖，其物质的量比为 31.85 ： 1.00，含有 16 种氨基酸，分别为天冬氨酸（Asp）、苏氨酸（Thr）、丝氨酸（Ser）、谷氨酸（Glu）、甘氨酸（Gly）、丙氨酸（Ala）、半胱氨酸（Cys）、缬氨酸（Val）、蛋氨酸（Met）、异亮氨酸（Ile）、亮氨酸（Leu）、酪氨酸（Tye）、苯丙氨酸（Phe）、赖氨酸（Lys）、组氨酸（His）、精氨酸（Arg），氨基酸总量为 5.04%。依据甲基化、一维和二维核磁谱图，GL-PPSQ2 结构重复单元为主链由 → 3）- β -D-Glc*p*-（1 构成，每 4 个 → 3）- β -D-Glc*p*-（1 在 O-6 位连接一个长支链，该支链由 α -D-Glc*p*-（1→、→ 4，6）- β -D-Glc*p*-（1→、→ 4）- β -D-Glc*p*-（1→和→ 6）- β -D-Glc*p*-（1→依次相连构成（图 1-10）[5]。

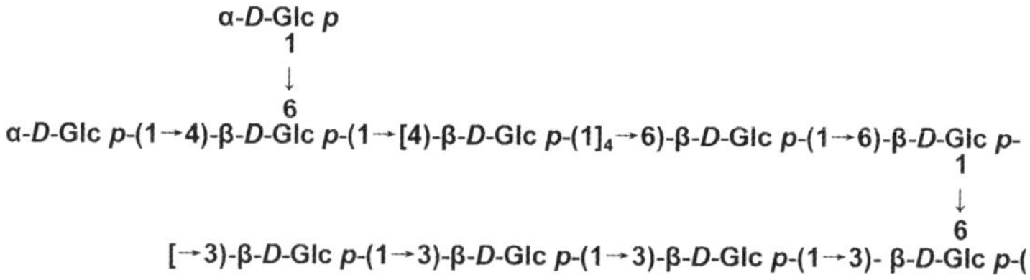

$$\alpha\text{-}D\text{-Glc } p$$
$$1$$
$$\downarrow$$
$$6$$
$$\alpha\text{-}D\text{-Glc } p\text{-}(1\to4)\text{-}\beta\text{-}D\text{-Glc } p\text{-}(1\to[4]\text{-}\beta\text{-}D\text{-Glc } p\text{-}(1]_4\to6)\text{-}\beta\text{-}D\text{-Glc } p\text{-}(1\to6)\text{-}\beta\text{-}D\text{-Glc } p\text{-}$$
$$1$$
$$\downarrow$$
$$6$$
$$[\to3)\text{-}\beta\text{-}D\text{-Glc } p\text{-}(1\to3)\text{-}\beta\text{-}D\text{-Glc } p\text{-}(1\to3)\text{-}\beta\text{-}D\text{-Glc } p\text{-}(1\to3)\text{-}\beta\text{-}D\text{-Glc } p\text{-}(1\text{-}]_n$$

图 1-10　灵芝多糖肽（GL-PPSQ2）的可能结构

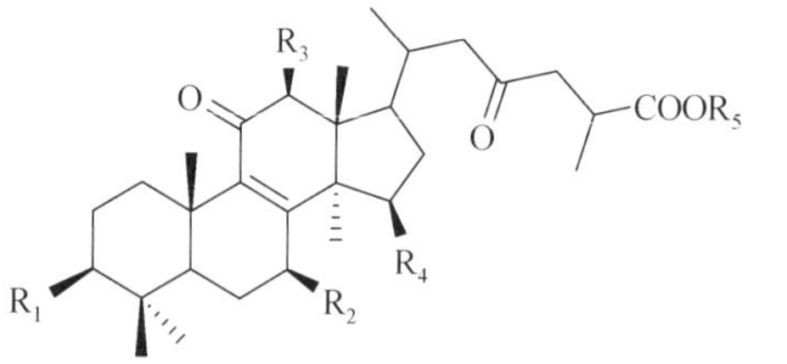

（二）灵芝三萜类

迄今已从各种灵芝属中分离出约 300 余种三萜类化合物。从灵芝（赤芝，*G. lucidum*）中分离得到四环三萜 220 种，五环三萜 2 种。从薄树芝（*G. capense*）中分离得到 1 种五环三萜，从树舌（*G. applanatum*）中分离得到 5 种五环三萜。从灵芝四环三萜化合物的结构来看，为高度氧化的羊毛甾烷碳骨架，按分子所含碳原子数主要分为 C_{30}、C_{27}、C_{24} 三大类，以及少数羊毛甾烷 A 环开环和四元环三萜等。图 1-11 显示常见的灵

图 1-11　灵芝酸 A、B、C 化学结构

Ganoderic acid A：$R_1 = O$，$R_2 = \beta\text{-}OH$，$R_3 = H$，$R_4 = \alpha\text{-}OH$，$R_5 = H$，$C_{30}H_{44}O_7$；Ganoderic acid B：$R_1 = R_2 = \beta\text{-}OH$，$R_3 = R_5 = H$，$R_4 = O$，$C_{30}H_{44}O_7$；Ganoderic acid C：$R_1 = O$，$R_2 = \beta\text{-}OH$，$R_3 = R_5 = H$，$R_4 = O$，$C_{30}H_{42}O7$

芝酸 A、B、C（Ganoderic acid A、B、C）的化学结构[1]。

由于灵芝三萜含量低（表 1-1），故药理研究多用三萜提取物，或只能进行体外实验。灵芝三萜类除有与多糖（肽）相似的抗实验性肝损伤和肾损伤、抗肿瘤、抗氧化和清除自由基、改善阿尔茨海默病动物的神经退行性病变作用外，体外试验还显示其具有抗病毒、抑制组胺释放、抑制血管紧张素转化酶活性、抑制胆固醇合成、抑制血小板凝集、抗雄激素活性（抑制 5-α 还原酶）等作用。

（三）其他有效成分

灵芝蛋白 -8（LZ-8）有免疫调节和抗肿瘤作用；甾醇类化合物有抗脑缺血再灌注损伤及抗氧化、清除自由基作用；腺嘌呤核苷具有降低实验性肌强直症小鼠的血清醛缩酶水平、抑制血小板聚集、抗缺氧作用；生物碱类如灵芝生物碱甲、乙有抗炎作用。

三、灵芝的质量控制指标

灵芝子实体的多糖和三萜含量是灵芝及其产品质量控制标准中的重要指标。《中华人民共和国药典（2015，一部）》分别以葡萄糖和齐墩果酸为标准品来测定灵芝子实体多糖和三萜及甾醇的含量。按干燥品计算，含灵芝多糖以无水葡萄糖（$C_6H_{12}O_6$）计，不得少于 0.90%，含三萜及甾醇以齐墩果酸（$C_{30}H_{48}O_3$）计，不得少于 0.50%[6]。由于葡萄糖和齐墩果酸并非灵芝特异性成分，故以它们做标准品检测灵芝多糖和三萜并不合理，亟须改进。我们用从灵芝子实体中提取纯化的灵芝多糖肽（GL-PPS）作标准品，采用高效液相色谱−蒸发光检测器（HPLC-ELSD）检测方法。检测产品中灵芝多糖含量，方法简便、快速，能排除淀粉、糊精等辅料的干扰，为灵芝提取物及其产品中多糖肽质量控制提供了科学依据[7-8]。

美国药典委员会 2014 年公布的灵芝子实体质量标准中水溶性多糖含量以甘露糖、D-葡萄糖醛酸、葡萄糖、半乳糖和 L- 岩藻糖的总百分数计算，不能低于 0.7%。干燥灵芝子实体三萜含量以灵芝酸 A、B、C2、D、F、G、H 和灵芝烯酸 B、C、D 总量计算，不能低于 0.3%[9]。

第五节　灵芝的药理作用概述

现代研究证明，灵芝及其有效成分具有广泛的药理作用，简要介绍如下：

1. 免疫调节作用
增强非特异性免疫功能：促进树突状细胞成熟、分化及抗原呈递功能，增强单核巨噬细胞、自然杀伤细胞功能。增强特异性免疫功能：促进 B、T- 淋巴细胞增殖及抗体、细胞因子产生等。抑制免疫病理反应。

2. 抗肿瘤作用
主要通过增强抗肿瘤免疫力、抑制肿瘤血管新生、抑制肿瘤免疫逃逸等机制，抑制小

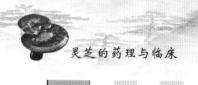

表 1-1 灵芝样品中三萜含量测定 [1]

样品名称（sample name）	来源（sources）	灵芝酸 C_2	灵芝酸 G	灵芝烯酸 B	灵芝酸 B	灵芝烯酸 A	灵芝酸 A	赤芝酸 A	灵芝烯酸 D	灵芝酸 C_1	九种三萜酸总计（%）
野生灵芝 G. lucidum	西藏八一	0.0172	0.0172	0.0018	0.0443	0.0038	0.0390	0.0086	—	0.0230	0.1549
赤芝 G. lucidum	广东广州	0.0306	0.0645	0.0290	0.1090	0.0177	0.1080	0.0202	0.0093	0.0781	0.4662
原木灵芝 G. lucidum	福建福州	0.0281	0.0310	0.0019	0.0684	0.0083	0.0956	0.0272	—	0.0662	0.3267
草栽灵芝 G. lucidum	福建福州	0.0205	0.0308	0.0024	0.0630	0.0064	0.0369	0.0304	—	0.0539	0.2443
赤芝 G. lucidum	江苏启东	0.0119	0.0120	0.0085	0.0179	0.0078	0.0241	0.0060	0.0053	0.0173	0.1108
赤芝 G. lucidum	山东泰安	0.0057	0.0107	0.0084	0.0097	0.0040	0.0089	0.0022	0.0037	0.0029	0.0562
赤芝 G. lucidum	广东韶关	0.0295	0.0195	0.0187	0.0355	0.0120	0.0457	0.0110	0.0093	0.0341	0.2153
聚宝灵芝 G. lucidum	江苏南通	TR	0.0095	0.0047	0.0204	0.0038	0.0325	0.0045	0.0029	0.1710	0.2493
赤芝 G. lucidum	北京	TR	0.0384	0.0037	0.0607	0.0068	0.0648	0.0302	—	0.0360	0.2406
赤芝 G. lucidum	北京	—	0.0384	0.0069	0.0857	0.0071	0.1090	0.0697	—	0.0626	0.3794
段木灵芝 G. lucidum	福建福州	0.0316	0.0242	0.0239	0.0330	0.0169	0.0693	0.0133	0.0121	0.0378	0.2621
野生灵芝 G. lucidum	西藏林芝	0.0219	0.0111	0.0109	0.0432	0.0039	0.0104	0.0047	—	0.0106	0.1058
野生灵芝 G. lucidum	贵州	0.0042	0.0277	0.0072	0.0215	0.0052	0.0039	0.0325	0.0022	0.0053	0.1097
赤芝 G. lucidum	北京	0.0167	0.0423	0.0313	0.0544	0.0157	0.0643	0.0079	0.0072	0.0307	0.2705
赤芝 G. lucidum	北京	—	0.0263	0.0225	0.0407	0.0117	0.0652	0.0234	0.0057	0.0407	0.2362
赤芝 G. lucidum	安徽金寨	0.0495	0.0456	0.0430	0.0656	0.0261	0.1060	0.0162	0.0169	0.0645	0.4334
赤芝 G. lucidum	广东韶关	0.0778	0.0699	0.0109	0.1570	0.0087	0.2030	0.0333	—	0.1230	0.6836
草栽灵芝 G. lucidum	广东韶关	0.0457	0.0448	—	0.1360	0.0088	0.1680	0.0386	—	0.1090	0.5179
木屑灵芝 G. lucidum	安徽金寨	0.1180	0.1050	0.0853	—	0.0474	0.2100	0.0469	0.0305	0.1270	0.9061
赤芝 G. lucidum	浙江龙泉	0.0215	0.0355	0.0221	0.0203	0.0217	0.0870	0.0289	0.0148	0.0565	0.3083

（续表）

样品名称 (sample name)	来源 (sources)	灵芝酸 C_2	灵芝酸 G	灵芝烯酸 B	灵芝酸 B	灵芝烯酸 A	灵芝酸 A	赤芝酸 A	灵芝烯酸 D	灵芝酸 C_1	九种三萜酸总计（%）
赤芝 *G. lucidum*	浙江龙泉	0.0082	—	0.0208	—	0.0122	0.0283	—	0.0066	0.0181	0.0942
赤芝 *G. lucidum*	上海	0.0618	0.0492	0.0502	0.0621	0.0172	0.1110	0.0194	0.0180	0.0651	0.4540
赤芝 *G. lucidum*	山东济宁	0.0165	0.0324	0.0436	0.0306	0.0134	0.0788	0.0362	0.0205	0.0456	0.3176
赤芝 *G. lucidum*	山东济宁	0.0068	0.0116	0.0183	0.0108	0.0081	0.0265	0.0125	0.0113	0.0137	0.1196
赤芝 *G. lucidum*	山东冠县	0.0143	0.0343	0.0766	0.0539	—	0.0562	0.0224	0.0114	0.0380	0.3071
赤芝 *G. lucidum*	安徽金寨	0.0559	0.0493	0.0562	0.0662	0.0174	0.1000	0.0172	0.0178	0.0592	0.4392
赤芝 *G. lucidum*	福建福州	0.0141	0.0264	0.0122	0.0173	0.0194	0.0877	0.0865	0.0161	0.0544	0.3341
赤芝 *G. lucidum*	辽宁沈阳	0.0390	0.0318	0.0449	0.0413	0.0180	0.0612	—	0.0140	0.0312	0.2814
赤芝 *G. lucidum*	吉林蛟河	0.0194	0.0223	0.0299	0.0272	0.0057	0.0364	0.0361	0.0082	0.0243	0.2095
赤芝 *G. lucidum*	安徽六安	0.0430	0.0283	0.0444	0.0437	0.0293	0.1150	0.0202	0.0209	0.0604	0.4052
赤芝 *G. lucidum*	江苏东台	0.1410	0.1220	0.0845	0.1540	0.0192	0.1060	0.0214	0.0118	0.0599	0.7198

注：—：未检出；TR：痕量

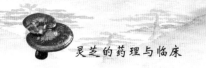

鼠体内移植性肿瘤生长。体外抑制肿瘤细胞增殖，促进肿瘤细胞凋亡、自噬。此外，可拮抗肿瘤细胞对化疗药的多药耐药性，并减轻放化疗对机体的损伤。

3. 镇静催眠作用、镇痛作用、抗抑郁作用

通过抗炎、抗氧化机制等对阿尔茨海默病、帕金森病、缺血性脑卒中、癫痫和脊髓损伤等疾病模型具有防治作用，可改善神经退行性病变以及学习与记忆能力，促进神经再生、减轻脑缺血、抑制癫痫发作。

4. 止咳、祛痰、平喘、抗炎、抗组胺和抗过敏作用

通过免疫调节与抗炎机制，对过敏性鼻炎、慢性支气管炎、过敏性气管肺泡炎和气道高反应性动物模型具有防治作用。

5. 降低血压、调节血脂和保护心脏作用

可降血压，降低血清总胆固醇（TC）、低密度脂蛋白（LDL），升高高密度脂蛋白（HDL）。抗氧化应激诱导的炎症损伤，保护血管内皮细胞。改善心肌微循环，减轻心肌损伤，对心肌缺血具有保护作用。

6. 调节内分泌功能和改善糖尿病及其并发症的作用

可降低糖尿病动物模型的血糖、减轻胰岛损伤、促进胰岛素分泌，改善糖尿病并发症如糖尿病肾病、心肌病、创伤愈合、视网膜病变等。改善甲状腺功能亢进症（甲亢）小鼠的肝损伤。无性激素样作用，但可升高去势雌性大鼠血清中的睾酮和雌二醇含量，增加股骨的骨密度，降低子宫内膜萎缩程度。体外试验中，抑制 5-α 还原酶的活性，抑制睾酮向双氢睾酮转化。

7. 保护胃黏膜和预防肝损伤作用

可以改善酒精、药物、应激、幽门结扎（梗阻）等诱因引起的胃溃疡。抑制药物、真菌感染等诱发的消化道炎症，改善肠黏膜免疫功能，调节肠道菌群失调。通过抗氧化应激和抗炎症作用，对非酒精以及酒精性肝病具有保护作用。抗乙肝病毒肝炎。抗药物与毒物等所致氧化应激引起的肝损伤以及免疫性肝损伤。

8. 预防急性肾损伤和慢性肾病作用

对犬肾上皮细胞（MDCK）囊泡模型、细胞小管生成模型、胚胎肾囊泡模型和小鼠多囊肾模型具有抑制作用。对急性肾损伤、糖尿病肾病、肾纤维化、泌尿系统肿瘤等泌尿系统疾病动物模型具有防治作用。

9. 抗衰老作用

改善衰老所致免疫功能低下。抗氧化和清除自由基，改善衰老所致心、脑、肝、脾、皮肤等器官组织的氧化应激损伤，改善衰老所致学习记忆障碍。调节模式生物（线虫、酵母菌、斑马鱼）衰老基因，延长寿命。

10. 抗病毒作用

通过抑制病毒对细胞的吸附或穿透细胞，抑制病毒早期抗原的活化，抑制病毒逆转录酶、蛋白酶的活性，阻碍病毒 DNA 或 RNA 复制以及病毒蛋白合成等机制，对流感病毒、疱疹病毒、乙型肝炎病毒、人类免疫缺陷病毒、新城疫病毒、登革病毒、肠病毒具有抗病毒作用。

11. 其他作用

灵芝具有解救毒蕈中毒所致多器官衰竭及抗疲劳作用。

 第六节 灵芝的产品

灵芝类产品包括药品、保健食品、食品、化妆品,其用途各异。其中,药品用于防治疾病,可在说明书中列出其适应证或功能主治;保健食品用于养生保健,说明书中只能列出其保健功能和适应人群。

1. 灵芝子实体产品

灵芝子实体可粗加工成中药饮片(切片),也可磨成粉使用,通常用沸水冲泡,最好煎煮后服用,可多次煎煮或冲泡服用,直至残渣无苦味再弃之。

灵芝的水和(或)醇提取物俗称灵芝精粉,主要含多糖和三萜类等有效成分,且含量高,可加工成药品或保健食品,产品剂型有颗粒剂、胶囊、粉剂、片剂、口服液、糖浆等。灵芝提取物产品的质量优劣取决于其原料的好坏以及提取、制剂技术和质量控制标准。用于生产提取物的子实体,应是刚刚成熟,其菌盖边缘的白色或淡黄色生长线已消失,尚未大量弹射孢子粉的灵芝,它包含灵芝生长阶段的全部成分,是真正的灵芝全草。被长时间、大量收获孢子粉后的灵芝子实体质量差,不宜用作生产药品或保健食品的原料。

2. 灵芝孢子粉产品

主要有孢子粉、破壁孢子粉、孢子粉提取物、孢子油,均为保健食品。孢子粉未经破壁,服后较难吸收,用水煎煮(提取)后,其有效成分析出,服用效果较好。与灵芝提取物不同的是,孢子粉或其水煎剂无苦味。

破壁灵芝孢子粉含灵芝孢子粉的全部成分,较易吸收,但孢子中的油脂与破碎的细胞壁混在一起,在空气中极易氧化变质,开启产品包装后,不宜久存。最好将一次服用量破壁孢子粉密封包装使用。

3. 灵芝菌丝体产品

以菌丝为原料生产的保健食品较少,保健功能与上述两类灵芝产品类似。菌丝是灵芝生长的营养体(vegetative body),并不等同于灵芝,故产品名称应明确标识菌丝,如灵芝菌丝粉、灵芝菌丝口服液等。

4. 灵芝类食品

灵芝食药兼用的特性,可用其子实体或菌丝体提取物、孢子粉生产食品,如咖啡、茶、饮料、酒、糖果、饼干和面点等,也可用作传统药膳的原料。

5. 灵芝类化妆品

灵芝子实体提取物或其多糖组分可添加在产品基质中制成洗面乳、洁面乳、润肤乳、护手霜、沐浴露、洗发乳、润发乳、面膜以及牙膏等化妆品和洗护用品[2, 10]。

(林志彬)

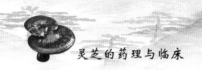

参考文献

［1］林志彬.灵芝的现代研究.4 版.北京：北京大学医学出版社，2015.

［2］林志彬.灵芝从神奇到科学.3 版.北京：北京大学医学出版社，2018.

［3］魏·吴普等述，清·孙星衍辑.神农本草经.沈阳：辽宁科学技术出版社，1997.

［4］袁媛，王亚君，孙国平，等.中药灵芝使用的起源考古学.科学通报，2018，63（13）：1180-1188.

［5］林冬梅，罗虹建，王赛贞，等.灵芝多糖肽 GL-PPSQ_2 结构研究及其应用.中草药，2019，50（2）：
336-343.

［6］国家药典委员会.中华人民共和国药典一部，灵芝.北京：中国医药科技出版社，2015.

［7］林树钱，林冬梅，罗虹建，等.灵芝提取物质量控制的研究.海峡药学，2018，30（1）：33-36.

［8］林冬梅，罗虹建，王赛贞，等.HPLC-ELSD 检测灵芝多糖肽的方法.海峡药学，2018，30（5）：29-33.

［9］The United States Pharmacopeial Convention. Ganoderma Lucidum Fruiting Body. *Revision Bulletin*，2014.

［10］Lin Z，Yang B. Ganoderma and Health-Biology，Chemistry and Industry. Singapore：Springer Nature
Singapore Pte Ltd，2019.

第二章

灵芝对免疫系统的药理作用及临床应用

提要： 本章系统介绍灵芝对免疫系统、免疫应答各环节和免疫病理反应的作用及其作用机制。临床应用部分则主要介绍灵芝在治疗自身免疫性疾病方面的应用。涉及灵芝对其他疾病免疫功能的影响，将在有关章节中详述。

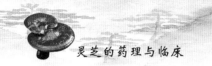

灵芝的免疫调节作用是中医"扶正固本"治则的生物学机制之一。灵芝及其多种活性成分通过不同程度地影响免疫细胞的功能和免疫应答反应的过程而对免疫系统和免疫反应的许多环节产生影响（图 2-1）。灵芝抗肿瘤、抗放射和化疗损伤、保肝、平喘、抗衰老等多种药理作用都与其免疫调节功能密切相关[1]，但灵芝的免疫调节作用又与经典的免疫增强药不完全相同。

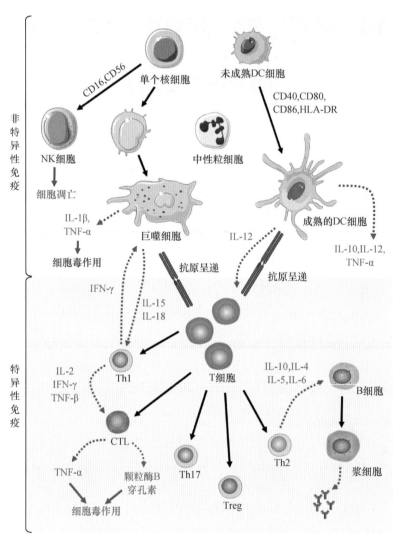

图 2-1　灵芝对免疫系统的调节作用

IL：白细胞介素；TNF：肿瘤坏死因子；IFN：干扰素；HLA-DR：人细胞抗原 -DR

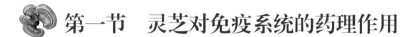

第一节　灵芝对免疫系统的药理作用

一、增强非特异性免疫功能

非特异性免疫系统是生物体在长期进化中形成的一系列天然免疫防御机制，包括组织屏障（皮肤和黏膜系统、血脑屏障、胎盘屏障等）、固有免疫细胞（吞噬细胞、自然杀伤细胞、树突状细胞等）和固有免疫分子（补体、细胞因子、酶类物质等）。非特异性免疫不仅具有非特异性防御、非特异性免疫监视、呈递抗原信息、分泌细胞因子、调节免疫应答等重要功能，在特异性免疫的启动和效应过程中也起着重要的作用。

药理实验证明，灵芝不同部位的提取物、灵芝浸膏、灵芝多糖（肽）类、灵芝三萜类等均能通过免疫细胞表面的 Toll 样受体（Toll-like receptor，TLR）2/4、甘露糖受体、Dectin-1 等模式识别受体、CR3 多糖受体等，经由 NF-κB、PI3K/Akt 和 p38-MAPK 等信号通路，激活靶细胞[2-4]，包括促进抗原递呈细胞如树突状细胞的增殖、分化和功能，增强巨噬细胞与自然杀伤细胞（NK 细胞）的吞噬功能，从而调节非特异性免疫反应（图 2-2）。

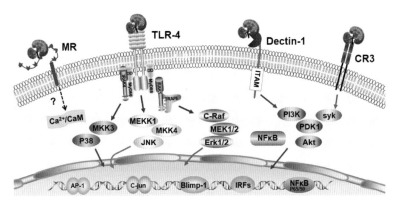

图 2-2　灵芝作用的受体与信号转导通路

ITAM，免疫受体酪氨酸活化基序；C-Raf，原癌基因丝苏氨酸蛋白激酶；MKK3，丝裂原活化蛋白激酶 3；MEKK1，促分裂原激活的蛋白激酶的激酶 1；JNK，c-Jun 氨基末端激酶；MEK1/2，丝裂原活化蛋白激酶 1/2；Erk1/2，细胞外调节蛋白激酶 1/2；NFκB，核因子激活的 B 细胞的 κ 轻链增强；PI3K，磷脂酰肌醇 3 激酶；PDK1，3- 磷脂酰肌醇依赖的蛋白激酶 -1；Akt，蛋白激酶 B；syk，脾酪氨酸激酶

1. 增强树突状细胞功能

树突状细胞（dendritic cells，DC）是机体功能最强的专职抗原呈递细胞（antigen presenting cells，APC），能高效地摄取、加工处理和呈递抗原；未成熟 DC 具有较强的迁移能力，成熟 DC 能有效激活辅助性 T 淋巴细胞（helper T lymphocyte，Th）和细胞毒性 T 淋巴细胞（cytotoxic T lymphocyte，CTL）的初次免疫反应，在免疫应答的诱导过程中具有独特作用。体外实验证实，灵芝多糖能上调 DC 细胞表面 CD40、CD80、CD86、人白细胞抗原（HLA）-DR 等共刺激分子的表达，增加 IL-10、IL-12 等细胞因子分泌，从而快速而有效地促进骨髓来源的和单个核细胞来源的 DC 细胞的活化、成熟以及功能，进而增强 DC 诱导的 T 细胞增殖和细胞因子［干扰素 -γ（IFN-γ）等］分泌，以及 CTL 细胞的杀伤活性[5-6]。也有研究发现灵芝多糖需与 GM-CSF/IL-4 共同作用才能诱导单核细胞（THP）-1 增殖转化为典型的 DC 细胞，HLA-DR、CD40、CD80 和 CD86 的表达显著增加，其抗原摄取的能力也显著增强[7]。

2. 增强单核吞噬细胞功能

单核吞噬细胞系统（mononuclear phagocyte system，MPS），也称为巨噬细胞系统（macrophage system），是一类主要的抗原呈递细胞，在特异性免疫应答的诱导与调节中发挥关键作用。它们共同起源于造血干细胞，在骨髓中分化发育，随循环血流进入结缔组织和其他器官后转变成巨噬细胞。在吞噬外来抗原后向 Th 细胞进行抗原呈递，释放刺激免疫系统其他细胞的物质，活化特异性免疫反应。灵芝提取物经口服、皮下注射，或在体外实验模型中均能明显提高小鼠骨髓巨噬细胞和腹腔巨噬细胞的增殖和吞噬能力，增加巨噬细胞内溶菌酶的含量，促进 TNF-α 和 IL-1β 生成。进一步研究发现小鼠腹腔巨噬细胞中环腺苷酸（cAMP）浓度升高，进而引起蛋白激酶 A（PKA）的活化是巨噬细胞激活的重要途径[8-12]。此外，灵芝多糖还能通过激活 PI3K/Akt 信号通路，抑制自发性 Fas 介导的中性粒细胞凋亡[13]；并呈时间依赖性地增强人中性粒细胞蛋白激酶 C（PKC）、p38 丝裂原激活的蛋白激酶（mitogen-activated protein kinase，MAPK）以及酪氨酸激酶的活性，从而增强人原代中性粒细胞的吞噬活性和迁移活性[14]。

在单核细胞分化发育为巨噬细胞的过程中，由于不同病原体或不同微环境的刺激诱导，可分化发育为两个不同的巨噬细胞亚群，M1 型（经典活化的巨噬细胞）和 M2 型（旁路活化的巨噬细胞）。通常，M1 型巨噬细胞富含溶酶体颗粒，合成分泌 CCL2、CXCL8 等趋化因子和 IL-1β、IL-6、肿瘤坏死因子（TNF）-α 等促炎因子，负责病原体清除，介导炎症和肿瘤抑制反应；而 M2 型则合成分泌 IL-10、TGF-β、PDGF 等细胞因子，介导产生抗炎作用和参与损伤组织的修复和纤维化。灵芝多糖肽（G1-PS）可以剂量依赖性地上调脂多糖（LPS）诱导的 M1 刺激因子 IL-6、IL-12 和 TNF-α 的水平，降低 M2 刺激因子精氨酸酶 I 和 IL-10 的水平，从而具有促进 LPS 诱导的巨噬细胞 M1 极化的潜力[15]。

3. 增强自然杀伤细胞功能

自然杀伤细胞（natural killer cell，NK）是机体重要的免疫细胞，不仅与抗肿瘤、抗病毒感染和免疫调节有关，而且在某些情况下对多种靶细胞有自发性细胞毒活性效应，参与超敏反应和自身免疫性疾病的发生。经口服、腹腔注射、静脉注射等不同途径给予灵芝提取物，均可增强正常小鼠或荷瘤小鼠的脾 NK 细胞的细胞毒活性；亦可在环磷酰胺导致的免疫抑制动物模型中恢复脾 NK 细胞和 NK-T 细胞的细胞数，以及淋巴因子激活的杀伤细胞（lymphokine activated killer，LAK）的活性[16-17]。类似的，灵芝（G. lucidum）水提取物中分离得到的含岩藻糖的多糖肽组分（F3）（10～100 μg/ml）能够在体外作用于人脐血单核细胞（mononuclear cells，MNCs），增加 CD14⁺CD26⁺单核 / 巨噬细胞、CD83⁺CD1a⁺树突状细胞和 CD16⁺CD56⁺NK 细胞比率，升高 IFN-γ 表达，并且 NK 细胞的细胞毒活性（效应细胞：靶细胞＝ 20：1）亦显著增强[18]。

二、增强特异性免疫功能

灵芝能增强体液免疫和细胞免疫功能，如促进免疫球蛋白生成，增加 T 淋巴细胞和 B 淋巴细胞增殖反应，促进细胞因子 IL-1、IL-2 以及 IFN-γ 等的生成，从而进一步增强机体抗感染 / 抗肿瘤的能力。

1. 增强体液免疫功能

体液免疫即抗体介导的免疫，抗体由 B 淋巴细胞（B 细胞）分化出的浆细胞产生，进入血流和组织液后，与相应抗原结合，可产生多种生物效应，如中和作用、调理作用、溶解作用、变态反应、抗原抗体复合物反应等。其中，中和作用、调理作用等参与机体的抗感染机制；而变态反应、免疫复合物反应等则可引起免疫病理反应，导致过敏和免疫性炎症损伤。

细菌脂多糖（LPS）在体外诱导小鼠脾淋巴细胞增殖常用于评价 B 淋巴细胞的免疫功能。LPS 与胞膜结合直接活化 PKC，诱导 B 淋巴细胞表达 IL-2 受体，使 B 细胞增殖和（或）免疫球蛋白分泌，与体内抗原激活 B 淋巴细胞的反应类似。通过测定药物在体外对 LPS 诱导 B 淋巴细胞增殖的影响可以评价其对机体体液免疫功能的影响。灵芝多糖和多糖组分连续腹腔注射或灌胃，能显著增加羊红细胞（SRBC）诱导的小鼠空斑形成细胞（PFC）反应，并且能恢复由于免疫抑制药引起的免疫功能抑制，增强 B 淋巴细胞对 LPS 刺激的敏感性[19]。从灵芝子实体中分离得到的具有生物活性的糖肽（GLIS）能够刺激 B 淋巴细胞体积变大，其细胞膜表面表达 CD71 和 CD25，免疫球蛋白 IgM 和 IgG 分泌增加；并且 GLIS 可直接活化 B 淋巴细胞表达 PKCα 和 PKCβ，而不依赖于 T 淋巴细胞的活化[20]。小鼠腹腔注射 GLIS（每只 100 μg，间隔 3 天 / 次）共 5 次，初次给药后第 6 天时血清 IgM 水平即可升高到首日的 15 倍，且第 25 天时仍能维持于此高水平[21]。

2. 增强细胞免疫功能

细胞免疫是由 T 淋巴细胞分化、增殖而产生的致敏小淋巴细胞介导的免疫反应。细胞免疫的效应细胞主要包括 Th 细胞和 CTL 细胞，它们可直接杀死靶细胞。Th 还可通过释放细胞因子间接杀死靶细胞。

在体外同种异型抗原刺激的混合淋巴细胞培养反应（mixed lymphocyte reaction，MLR）模型中，灵芝多糖可浓度依赖性地促进小鼠的 MLR，并可反转小剂量环孢素、氢化可的松、抗肿瘤药氟尿嘧啶、丝裂霉素 C 和阿糖胞苷等对 MLR 的抑制作用[22]。故灵芝与抗肿瘤药联合应用时，除直接作用外，还可拮抗抗肿瘤药的免疫抑制作用，有助于增强疗效，减少不良反应。机体自身的 T 细胞和非 T 细胞在体外共同培养时，也可发生淋巴细胞增殖现象，称为自身混合淋巴细胞反应（autologous mixed lymphocyte reaction，AMLR）。因此小鼠脾制成脾细胞悬液时，位于胸腺依赖区的 T 细胞和位于非胸腺依赖区的 B 细胞以及位于间质中的巨噬细胞均匀混在一起，便可产生 AMLR。

灵芝多糖可以促进脾细胞的自发增殖作用[23]。刀豆蛋白 A（ConA）诱导小鼠脾淋巴细胞增殖是检测 T 淋巴细胞免疫功能的一项体外实验；作为一种有丝分裂原，ConA 在体外能够经 T 淋巴细胞膜表面的有丝分裂原受体非特异性刺激 T 淋巴细胞发生母细胞转化，进一步分裂增殖；通过测定药物在体外对 ConA 诱导 T 淋巴细胞增殖的影响可观察其对机体 T 细胞免疫功能的影响。体内、体外实验均证实，灵芝提取物可显著促进 ConA 诱导的淋巴细胞增殖反应[24-25]。灵芝多糖通过促进能量代谢，从而促进 DNA、RNA 和蛋白质的合成，继而促进细胞分裂增殖、激活 T 细胞[26-27]。鹿角状灵芝（G. lucidum）子实体 500 mg/kg 连续口服 14 天后，小鼠脾细胞对 LPS 和 ConA 的应答均显著增强，IFN-γ 生成增加，故小鼠脾巨噬细胞和 T 细胞均被激活[28]。植物血凝素（phytohemagglutinin，PHA）也能促使淋巴细胞发生母细胞转化，继而分裂增殖，释放淋巴因子，并且能增强巨噬细胞的吞噬作用。

在体外，以 PHA 诱导的小鼠脾单核细胞与 B16F10 黑色素瘤细胞共培养，或者在 PHA 诱导的人外周血单核细胞培养液中加入肺癌患者血浆，可以观察到单核细胞增殖被抑制、早期活化的标志分子 CD71/CD69 以及与靶细胞杀伤活性相关的 FasL、穿孔素、颗粒酶 B 等分子表达均显著降低；灵芝多糖 Gl-PS（0.2、0.8、3.2、12.8 μg/ml）能剂量依赖性地逆转被抑制的细胞增殖和 CD71、CD69 及活性分子的表达[29-31]。

近年来，越来越多的研究关注调节性 T 细胞（Treg）在免疫调节中的作用。CD4+CD25+ Treg 细胞能直接或间接通过分泌抑制性细胞因子 IL-10 和 TGF-β 等抑制细胞的活化与增殖，可防止过度免疫反应造成的组织破坏，与多种自身免疫性疾病的发生以及肿瘤免疫逃逸密切相关。在体外实验中，吲哚胺 2,3- 二加氧酶（IDO）高表达的小鼠肺癌细胞系 2LL-EGFP-IDO 细胞与 ConA 诱导的小鼠脾细胞（T 细胞）共培养，可以直接引起 T 细胞凋亡，并且显著增加 CD4+CD25+ T 细胞比率和 FoxP3 表达，抑制 CD8+ 细胞活化；而加入灵芝酸 Me（Ganoderic acid Me，GA-Me，0 ～ 10 μg/ml）作用 48 h 后可通过 JAK1/STAT1 信号通路增加 IFN-γ 和 IL-10 分泌，剂量依赖性地增强上述对免疫细胞活化的影响和促 T 细胞凋亡作用[32]。灵芝免疫调节蛋白 LZ-8（1 μg/ml）与原代培养的小鼠或人 CD4+ T 细胞共培养 72 h，CD25+FoxP3+ Treg 细胞比率增加 4 倍或 10 倍，细胞表面 CTLA-4 表达升高，分泌的 IL-2 在培养 24 h 达到峰值，IL-10 生成在培养 72 h 达到峰值，并持续至 120 h；此外，LZ-8 诱导的 CD4+ T 细胞能抑制 PHA 诱导的 T 细胞增殖[33]。

三、促进免疫细胞因子的产生

免疫细胞因子是具有调节固有免疫和适应性免疫应答等多种功能的效应分子和调节分子，由机体免疫细胞合成和分泌。局部微环境中的细胞因子是调控 T 细胞亚群分化的关键因素，能够影响 Th 细胞亚群之间的平衡，以及免疫应答的类型。IL-12、IL-18、IFN-γ 等诱导未活化的 CD4+ T 细胞分化为 Th1 细胞；IL-4、IL-13 则诱导其分化为 Th2 细胞。Th1 主要分泌 IL-2、IFN-γ 和 TNF-β，促进细胞免疫应答，但也是迟发型超敏反应中的效应 T 细胞，在病理情况下参与多种自身免疫性疾病（如类风湿关节炎等）的发生；Th2 主要分泌 IL-4、IL-5、IL-6、IL-10、IL-13，促进 B 细胞增殖并向 IgE 和 IgG1 的类别转换，但其分泌过多可能引发某些过敏性疾病（如特应性皮炎和支气管哮喘等）。此外，IFN-γ、IL-12 和粒细胞-巨噬细胞集落刺激因子（GM-CSF）可激活巨噬细胞和 NK 细胞，有效杀伤肿瘤或病毒感染细胞；IL-1、IL-6 和 TNF-α/β 等促炎细胞因子和 IL-10、TGF-β 等抗炎细胞因子可调节炎症反应；单核细胞趋化蛋白（MCP）-1、巨噬细胞炎性蛋白 1α（MIP-1α）等趋化因子可募集 / 活化吞噬细胞，增强机体抗感染免疫应答的能力。免疫细胞因子作用广泛，除影响免疫系统外，还影响造血系统、神经系统、内分泌系统和心血管系统等。灵芝通过影响多种免疫细胞因子的合成与分泌进而影响免疫功能，进一步影响神经-内分泌-免疫调节。

在混合淋巴细胞培养中，同种异体抗原刺激 Th 细胞，与巨噬细胞分泌的 IL-1 协同产生增殖反应，并合成分泌 IL-2。反应体系中最终浓度为 200 μg/ml 的灵芝多糖 B（GL-B），在培养的前 24 h，可以促进脾细胞合成和分泌 IL-2，在 24 h 后 IL-2 的合成和分泌逐渐减少。此外，GL-B 可以促进小鼠腹膜渗出细胞（主要是巨噬细胞）中合成和分泌 IL-1[34]。

　　GL-B（25 ～ 400 μg/ml）在体外能浓度依赖性地增加 ConA 诱导的小鼠脾细胞 IFN-γ 蛋白和 mRNA 表达以及小鼠腹腔巨噬细胞 TNF-α 蛋白和 mRNA 表达[35]。灵芝蛋白聚糖（GLIS）能剂量依赖性地增强骨髓巨噬细胞（BMM）的增殖和活化，增加 IL-1β、IL-6、IL-12p35、IL-12p40、IL-18 和 TNF-α 的基因表达和升高 TNF-α、IL-1β 和 IL-12 的水平[36]。含岩藻糖的灵芝多糖肽组分（F3）（10 μg/ml）能够促进小鼠脾细胞 IL-1、IL-2 和 IFN-γ 的 mRNA 表达，细胞培养上清中 GM-CSF、G-CSF、IFN-γ、TNF-α 水平亦明显升高，进而激活 NK 细胞[37]。小鼠连续 14 天灌胃灵芝提取物（3、6 mg/kg）后可明显促进 ConA 或 LPS 刺激的脾细胞增殖，同时巨噬细胞的吞噬作用增强，高剂量组自然杀伤细胞的活性增强，细胞因子 IL-2、IL-6 和 IFNγ 的表达量增加[38]。

　　从深层发酵培养的灵芝中提取的多糖蛋白混合物（PPC）以及去蛋白多糖（P）（100 μg/ml）与人外周血单个核细胞（PBMC）共培养 4 h 后，PPC 诱导产生 TNF-α 的水平与 LPS 相当，去蛋白多糖能诱导生成更多的 TNF-α；共培养 72 h 后诱导生成 IL-12 和 IFN-γ 的水平与 LPS 类似。胞外多糖组分与离子霉素和豆蔻酸佛波酯（IONO ＋ PMA）激活的 PBMC 共培养后可生成更高水平的 IL-10 和 IL-17，对 IL-4 无显著影响[39]。

　　机体中某些非免疫细胞（内皮细胞、成纤维细胞等）亦可合成和分泌多种细胞因子。灵芝多糖肽（GL-PP，50 ～ 250 μg/ml）在体外与类风湿关节炎患者滑膜组织分离得到的滑膜成纤维细胞（RASF）共培养后，GL-PP 显著抑制 RASF 细胞增殖，增加 IL-6 和单核细胞趋化蛋白（MCP）-1 的生成；而在 IL-1β 或 LPS 刺激条件下升高的 IL-8 和 MCP-1 水平，则被 GL-PP 所抑制[40]。小胶质细胞功能失调可能通过释放促炎细胞因子（IL-1β、IL-6 和 TNF-α 等）引起癫痫发作。灵芝活性提取物灵芝酸（GA-A）在体外可以浓度依赖性地显著降低 LPS 诱导的小鼠原代皮质小胶质细胞合成分泌 IL-1β、IL-6 和 TNF-α[41]。

四、调节黏膜免疫系统

　　黏膜免疫系统广泛分布于呼吸道、消化道、泌尿生殖道的黏膜组织，是具有独特结构和功能的独立免疫体系。肠黏膜免疫系统由肠上皮细胞、固有层散在的 T/B 细胞和 DC 等以及黏膜正常栖息的"共生菌群"组成。肠黏膜上皮既可发挥固有免疫效应，又可分泌多种细胞因子，促进肠道炎症或调节局部 T 细胞增殖活化和 B 细胞分泌 Ig，直接或间接调控肠道黏膜的屏障功能。肠黏膜固有层主要有效应性 Th1 和 Th17 细胞。IL-1β、IL-6、IL-23 和 TGF-β 可促进 Th17 分化。Th17 可产生 IL-17A/F、IL-21、IL-22、IL-26、GM-CSF 和 TNF-α。肠道 DC 摄取食物或正常菌群抗原，诱导特异性 Foxp3[+]Treg，从而抑制 Th1、Th17、肠上皮淋巴细胞（IEL）等活化和功能，维持肠道天然免疫耐受。肠道菌群失调引起肠道黏膜屏障完整性受损和通透性增强，固有免疫细胞和效应 T 细胞异常活化，产生大量炎症因子，从而使免疫耐受被打破，导致炎症性肠病（inflammatory bowel disease，IBD）

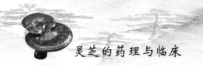

的发生。依据不同的发病机制和临床表现，炎症性肠病还可分为溃疡性结肠炎（ulcerative colitis，UC）和克罗恩病（Crohn's disease，CD）。

灵芝对肠黏膜免疫反应的调节作用可能是其免疫调节作用的重要机制之一（图2-4）。研究者将小鼠 PBMC，IEL 和派尔集合淋巴结淋巴细胞（Peyer's patches lymphocytes，PPL）分别与不同浓度的灵芝多糖 GLP（31.25、62.5、125、250 μg/ml）共同孵育，GLP 可以促进 PBMC 和肠黏膜淋巴细胞的增殖，增加 ConA 诱导的 PBMC，以及 IEL 和 PPL 中 IL-2 和 IL-10 的生成[42]。灵芝提取物的主要组分 β-葡聚糖（Curdran）激活的 DC 细胞分泌大量 IL-23 和 IL-10，在体内、体外均优先诱导 Th17 细胞分化，使 IL-17 水平显著升高。IL-17 可刺激黏膜上皮细胞等细胞分泌防御素等抗菌物质，增强黏膜的免疫功能[43]。从灵芝提取的

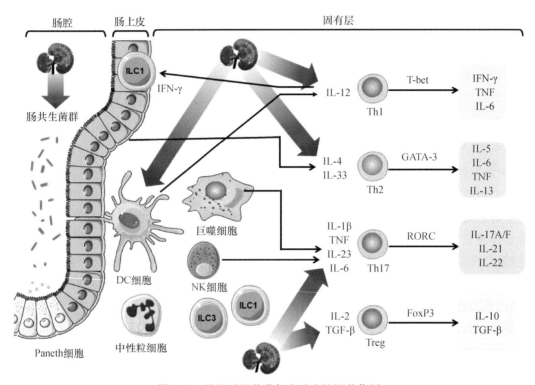

图 2-3　灵芝对肠黏膜免疫反应的调节作用

T-bet，T 盒子转录因子；GATA-3，GATA 结合蛋白 3；RORC，RAR 相关孤儿受体 C；FoxP3，叉头框转录因子 P3

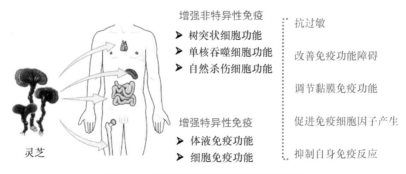

图 2-4　灵芝对免疫系统的作用和应用

灵芝酸 C1（GAC1）可减少体外培养的 RAW264.7 巨噬细胞以及 CD 患儿的外周血单核细胞（PBMC）的 TNF-α 生成。GAC1 亦可在体外显著减少 CD 患儿炎症结肠黏膜活检组织培养上清液中生成的 TNF-α、IFN-γ 和 IL-17A。进一步研究发现，GAC1 抑制 CD 患儿的 PBMC 和炎症黏膜组织固有层单核细胞中的 IκBα 磷酸化，表明 GAC1 通过抑制 NF-κB 信号通路，从而抑制 TNF-α 和其他炎症因子生成[44]。

硫酸葡聚糖钠（dextran sulfate sodium，DSS）诱导的急性或慢性结肠炎是用于评价 IBD 药物疗效的标准动物模型。给予正常小鼠灵芝多糖 GLP（100 mg/kg）持续灌胃 2 周后，予以 DSS 诱导急性结肠炎模型，结果发现 GLP 可以提高存活率，改善结肠炎症状和结肠组织病理，调节小鼠的肠道免疫屏障功能，显著抑制固有层淋巴细胞（LPL）中 TNF-α、IL-1β、IL-6、IL-17A 和 IL-4 的分泌，且 LPL 中 $CD4^+CD44^+$ 细胞，NK（$NK1.1^+CD3^-$）细胞、NK-T（$NK1.1^+CD3^+$）细胞和产生 IL-17A 的 $CD4^+T$ 细胞的绝对数量和百分比均显著降低。即 GLP 可以调节结肠 LPL 中 Th1/Th2 和 Th17/Treg 的平衡，从而维持肠道免疫的稳态，有效缓解 DSS 诱导的结肠炎症[45]。类似的，通过过继转移实验，以灵芝免疫调节蛋白 LZ-8 刺激后的 $CD4^+T$ 细胞（主要为 $CD25^+FoxP3^+Treg$ 细胞）给予 DSS 急性结肠炎模型小鼠腹腔注射，亦可减轻结肠炎症状，改善结肠组织病理，减少白细胞浸润和杯状细胞耗竭[33]。最近一项在 DSS 诱导的结肠炎大鼠模型中进行的研究发现，灵芝多糖还能通过影响肠道菌群增加短链脂肪酸（SCFA）的生成，从而增强免疫功能和缓解肠道炎症[46]。

在三硝基苯磺酸（trinitrobenzene sulphonic acid，TNBS）诱导的小鼠 CD 结肠炎模型中，预先给予灵芝菌丝体水提物（1.25%、2.5% 和 5.0%）口服 2 周能缓解小鼠体重下降，减轻肠道炎症，剂量依赖性地减少小鼠肠系膜淋巴结（MLN）单核细胞或结肠中因 TNBS 刺激诱导的 IFN-γ 分泌，促进腹腔巨噬细胞产生粒细胞-巨噬细胞集落刺激因子（GM-CSF）；且该作用在预先腹腔注射 GM-CSF 抗体后消失。故灵芝水提物能调节 Th1 细胞功能，促进 GM-CSF 分泌，从而产生抗结肠炎作用[47]。

复发性口腔溃疡（recurrent oral ulceration，ROU）是另外一种累及口腔黏膜的自身免疫性疾病。通过自身抗原注射建立大鼠 ROU 模型，给予口服醋酸泼尼松（PA）和灵芝菌丝体冻干粉（FDPGLM，100、200、300 mg/kg）联合治疗共 20 天。大剂量联合治疗组能显著减少溃疡数量和面积，修复黏膜上皮，延长溃疡间隔时间；同时血清 TGF-β1 水平显著提高，而 IL-6 和 IL-17 水平降低，$CD4^+CD25^+Foxp3^+Tregs/CD4^+T$ 细胞比率升高。因此，大剂量灵芝能抑制 Th17 细胞分化，诱导 $CD4^+T$ 细胞分化和迁移为 Treg 细胞，从而抑制效应细胞和免疫应答反应，改善炎症内环境，可试用于复发性溃疡的辅助和替代治疗[48]。

五、抗过敏

有研究表明，灵芝还可以下调过度的免疫功能。灵芝所含多糖类和三萜类化合物有抗过敏作用，如抑制皮肤过敏反应、稳定肥大细胞及抑制过敏反应介质的释放、降低血中特异性 IgE 水平和 Th2 细胞型过敏反应[49-50]。腹腔注射灵芝热水浸出物 600 mg/kg 3 次后可以显著抑制豚鼠 Forssman 皮肤血管炎反应，缓解 Forssman 休克的体征变化并显著降低大鼠反

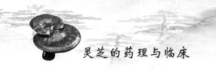

向皮肤过敏反应的皮肤肿胀率，故能有效抑制 II 型变态反应[51]。

特应性皮炎（atopic dermatitis，AD）是一种常见的慢性复发性炎症性皮肤病，可引起伴随剧烈瘙痒的皮肤干燥或湿疹样皮炎。缓解瘙痒，从而最大程度地减少抓挠是改善患者生活质量的有效治疗策略。予雄性大鼠出生后 48 h 皮下注射辣椒素（capsaicin，CAP）50 mg/kg 诱发 AD 样病变模型，分别在曲池穴和足三里穴 5 mm 或 10 mm 范围内缓慢注射 10% 灵芝甲醇提取物（GLP）（50 μl/60 g 体重），并于出生后 21 ～ 42 天期间每周评价其瘙痒症状。结果 CAP 模型组的炎症症状进行性加重，组织学切片表现为肥大细胞数增加、表皮增生和角化过度，血中 IgE 水平显著升高；CAP ＋ GLP 组瘙痒症状从出生后第 28 天开始减少，出生后 42 天降低到 CAP 模型组水平以下，血中 IgE 水平亦降低[49]。

在小鼠皮内注射蚊虫唾液腺提取物（ESGM）致敏，可引起一种瘙痒相关的抓挠反应，口服灵芝甲醇提取物（100、300 mg/kg）可抑制 ESGM 致敏小鼠的抓挠反应和皮神经电活动增加，但对致敏小鼠攻击部位的皮肤渗出无抑制作用。作为对照的 H_1 受体拮抗药氮卓斯丁（azelastine，除 H_1 受体拮抗作用外，尚具有抗过敏、抗炎作用）抑制抓挠反应，外周作用的 H_1 受体拮抗药特非那定（terfenadine）不抑制抓挠反应，但特非那定显著抑制 ESGM 致敏小鼠攻击部位的皮肤渗出。这些结果提示灵芝甲醇提取物通过外周作用缓解过敏性瘙痒，并提示其止痒作用的主要作用部位可能并非肥大细胞和 H_1 组胺受体[52]。

六、抑制自身免疫性结缔组织病理反应

自身免疫性结缔组织病是一类难治性疾病，如类风湿关节炎（rheumatoid arthritis，RA）、系统性红斑狼疮（systemic lupus erythematosus，SLE）、硬皮病（dermatosclerosis，DS）等。患者体内 T 淋巴细胞减少、T 抑制细胞功能降低、B 细胞过度增生，大量产生的自身抗体与体内自身抗原结合引起细胞破坏，自身抗原与自身抗体形成免疫复合物，沉积在皮肤、关节、小血管、肾小球等部位，引起多系统急慢性炎症及组织坏死。

初步药理研究证明，灵芝可调节 RA、SLE 的免疫病理反应，抑制炎症因子的生成，减轻炎症损伤。如前文叙及的灵芝多糖肽（GL-PP）显著抑制在体外培养的类风湿关节炎患者的滑膜成纤维细胞（RASF）增殖，增加 IL-6 和单核细胞趋化蛋白（MCP）-1 的生成；降低 IL-1β 或 LPS 诱导增高的 IL-8 和 MCP-1 水平[40]。以完全弗氏佐剂制备大鼠佐剂性关节炎模型，与临床类风湿关节炎表现相似。灵芝热水浸出物口服或腹腔注射后可抑制 RA 大鼠关节急性肿胀和继发性全身病变，部分恢复大鼠脾淋巴细胞增殖和 IL-2 的生成，血清 IL-12 分泌水平显著降低，故灵芝能通过调节 Th1 细胞的功能发挥减轻关节损伤的作用[53-54]。

还有报告指出，在 2 月龄的雌性 NZB/NZW F1 自发性 SLE 小鼠的饲料中加入松杉灵芝（G. tsugae）提取物（0.1、0.2 ml/d）饲喂，结果高剂量灵芝组改善了 SLE 小鼠的存活率和生存曲线，轻、中、重度蛋白尿出现时间均延迟，且优于阳性对照泼尼龙［0.5 mg/（kg·d）］组；血清抗 -dsDNA 抗体水平降低，肺、肾、肝组织病理学检测显示单核细胞浸润程度亦显著改善[55]。应用雌性 MRL/MpJ-Fas^lpr/2 J（MRL/lpr）自发性 SLE 小鼠模型，给予灵芝（35.7%）和三妙散（苍术、黄柏、牛膝的比例为 21.4%：21.4%：21.4%）复方［LZ-SMS，

500 mg/（kg·d）］口服 7 天，接着再连续腹腔注射 LZ-SMS［50 mg/（kg·d）］7 天，结果发现 LZ-SMS 安全性良好，能缓解 SLE 相关症状，包括减缓升高的蛋白尿和白细胞增多；减轻肾小球肾炎、间质性肾炎和血管浸润；中重度 SLE 小鼠血浆中抗核抗体和抗 ds-DNA 抗体也显著降低。LZ-SMS 治疗后小鼠脾 $CD4^+$ T 细胞中 Treg 细胞调节的基因表达显著高于 Th17 细胞调节的基因，LZ-SMS 治疗的重度 SLE 小鼠脾、胸腺和外周血细胞中的 $CD4^+$ $CD25^+$ $Foxp3^+$ Treg 细胞数显著升高，中重度 SLE 小鼠 $CD4^+$ $CD25^+$ $Foxp3^+$ Treg 细胞比率和 $IL-10^+$ B 细胞比率升高；血浆 IL-2 和 IL-12p70 水平显著升高；而血浆炎性细胞因子 IFN-γ、TNF-α 和 IL-6 水平，以及 Th17 细胞因子 IL-21 和 IL-17A 水平显著降低[56]。

七、改善免疫功能障碍

吗啡和海洛因成瘾患者常并发免疫功能障碍，因此改善此类患者的免疫功能，增强抵抗力，是戒毒综合治疗的一部分。体外实验已经证实灵芝多糖肽（GPP）能拮抗高浓度吗啡诱导的免疫抑制[57]。进一步研究则在重复吗啡给药建立稳定的吗啡依赖性小鼠免疫抑制模型中，观察 GPP（50 mg/kg）的影响。结果表明，GPP 可增强因吗啡依赖引起的腹腔巨噬细胞吞噬功能降低，逆转 TNF 和 IL-1 的生成抑制，增强被抑制的迟发型过敏反应（DTH）和溶血空斑形成细胞（PFC）反应，恢复被抑制的 ConA 或 LPS 诱导的淋巴细胞增殖反应和混合淋巴细胞培养反应。同时，GPP 对吗啡依赖性小鼠的免疫增强作用明显强于正常小鼠，此作用可能是通过对神经、内分泌和免疫网络的调节作用而实现的[58]。

腹腔注射环磷酰胺构建免疫抑制小鼠模型，给予灵芝多糖（Gl-PS，2.5、25、250 mg/kg）腹腔注射，每天一次，连续 7 天。Gl-PS 组小鼠骨髓细胞、红细胞、白细胞、脾 NK 细胞以及 NK-T 细胞数的恢复时间明显缩短，第 5 天后 CTL 细胞活性、第 7 至第 9 天 LAK 细胞活性以及第 12 天巨噬细胞的吞噬和细胞毒活性均显著升高[17]。给予黑灵芝（G. atrum）多糖（PSG-1）25、50、100 mg/（kg·d）连续灌胃 7 天，可以使小鼠体重回升，空肠组织黏膜形态结构改善，肠绒毛长度恢复，肠组织细胞因子 IL-6、TNF-α、IL-10 和 IFN-γ 分泌水平升高[59]；另外，PSG-1 能促进分泌性免疫球蛋白 A（sIgA）的生成，增加 $CD4^+$ 和 $CD8^+$ T 细胞数，升高被抑制的细胞因子 IL-12p70、IL-4、IL-1β、IL-17、IL-21、IL-23、TGF-β3 的水平，不同程度地激活转录因子 T-bet、GATA-3、RORγt、Foxp3，从而调控 T 细胞亚群 Th1/Th2/Th17/Treg 的分化和平衡，促进肠道黏膜免疫稳态[60]。

给予小鼠连续 7 天腹腔注射环孢素 A（CsA，6 mg/kg）建立免疫抑制小鼠模型。之后给予灵芝孢子粉（0.3、0.6、1.2 g/kg）灌胃 18 天，停药后第 2 天和第 20 天，赤灵芝孢子粉能够提高模型小鼠的胸腺指数和脾指数，增强腹腔巨噬细胞的吞噬能力，血清与致敏红细胞的 CH_{50} 溶血活性亦不同程度升高，表明对免疫抑制小鼠的固有免疫功能有提高作用[61]。

研究者予小鼠进行每周 6 天、每天 45 min 的 5% 负重游泳训练，持续 4 周，模拟了运动员（特别是耐力性运动员）进行长期高强度运动训练后免疫功能降低的模型，同时给予灵芝多糖（GLP）50、100、200 mg/kg 灌胃。结果表明，长期的高强度运动导致腹腔巨噬细胞的吞噬作用显著降低，NO 和 IL-1β 的分泌也降低。灵芝多糖可剂量依赖性地增加外周血

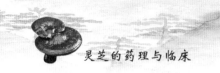

白细胞和中性粒细胞的绝对值；增强巨噬细胞和噬菌斑形成细胞的吞噬作用，从而将免疫功能损害减轻，使免疫功能恢复到接近正常水平[62]。

灵芝对免疫系统的作用和应用总结为图 2-4。

第二节 灵芝在免疫功能异常相关疾病中的临床应用

多年的临床观察证实了灵芝在各种原因引起的免疫功能异常所导致的疾病中的治疗作用。它可以恢复由于衰老、应激、长期高强度运动训练和药物治疗（包括环孢素 A 等免疫抑制药，环磷酰胺、氟尿嘧啶、丝裂霉素 C、阿糖胞苷等化疗药物）引起的免疫功能障碍；也对多种自身免疫性疾病有一定疗效。但早期的临床研究主要是观察性研究，多为回顾性分析。近年来也陆续进行了一些系统的对照临床试验研究，严谨科学的临床研究有助于客观评价灵芝的临床疗效与安全性，并为设计最优的临床给药方案提供重要的理论依据。

一、类风湿关节炎

一项双盲、随机、安慰剂对照的预试验研究对 65 例类风湿关节炎患者在正规药物治疗（免疫抑制药、化疗药、甾体类抗炎药等）基础上加用外观相同的安慰剂或灵芝（4 g）和三妙散（苍术、黄柏、牛膝各 2.4 g）复方胶囊口服 6 粒 / 天辅助治疗 24 周。辅助治疗组与安慰剂对照组两组间临床疗效无显著差异，辅助治疗组疼痛减轻，依照病情改善的 ACR20 评分缓解率（20% 的美国风湿病学会标准的缓解率）（15.6%）较安慰剂对照组（9.1%）略升高，不良反应报告低于安慰剂对照组；外周血中 CD4$^+$/CD8$^+$/NK/B 淋巴细胞绝对数和比值与安慰剂对照组相比无显著差异，血浆细胞因子 IL-18、IL-8、干扰素诱导蛋白 10（IP-10）水平有降低趋势，单核细胞趋化因子 1、干扰素诱导单核细胞因子和 RANTES 的变化与安慰剂对照组相比无明显差异。在体外实验中辅助治疗组 LPS 或 PHA 诱导的 IL-18 生成显著减少。灵芝和三妙散降低炎性细胞因子 IL-18 的水平可能在类风湿关节炎患者体内发挥有益的调节作用。此外，灵芝和三妙散复方胶囊临床应用的安全性和耐受性良好[63]。

二、硬皮病

对 52 例符合美国风湿病学会诊断标准，并经病理活检确诊为局限性硬皮病的患者运用薄芝注射液局部注射治疗后进行病例回顾分析：患者包括 4 例男性和 48 例女性，年龄为 7～54 岁，病程平均为（36.8±17.5）个月。根据病变范围大小，每次予病痛局部反应点注射薄芝（*G. tsugae*）注射液（2 ml：含薄芝粉 0.5 g）2～4 ml，每周 1～2 次；多部位病变时则每次选取 2 个部位注射，多部位交叉注射，用药总量每次不超过 8 ml；连续用药 12 周为一疗程。结果经 1～3 个疗程后，26.9% 的患者为近期治愈，硬化、萎缩的皮肤和病变局部皮肤颜色恢复正常或基本正常，有功能障碍者亦恢复正常或基本恢复正常，脱落的毛发重新生长；其他患者的皮肤硬化、萎缩、色素沉着、功能障碍等也不同程度得到改善，总有效率为 100%。病理活检结果可见，增厚的表皮变薄，角化减轻，血管周围炎性细胞浸润消失，胶原纤维变细疏松化，胶原形成细胞减少。故推测其作用机制与改善局部微循环，抑制免疫性炎症反应，抑制纤维增生和营养肌肉神经有关[64]。

　　另一项临床随机对照研究中，85 例符合美国风湿病学会诊断标准、病程处于硬化期的系统性硬皮病患者，按随机单盲法分为治疗组和对照组。所有患者均予以常规治疗方案（积雪苷片口服，丹参静脉滴注，活血健肤颗粒、肤康胶囊、青霉胺片口服等），治疗组则在常规治疗的基础上加用薄芝糖肽注射液［2 ml：5 mg（多糖）：1 mg（多肽）］静脉滴注，每次 2 支，一日 1 次，14 日为 1 个疗程，休息 7～10 日后进行下一个疗程。治疗 2～3 个疗程后，两组患者皮肤硬度积分、关节功能积分均较治疗前有显著改善，且薄芝治疗组患者的积分差异显著高于对照组。治疗后两组患者红细胞沉降率（血沉）、免疫球蛋白水平、补体水平、抗“O”、类风湿因子、C 反应蛋白等免疫指标均较治疗前有显著改善，且薄芝治疗组患者的血沉、补体水平和 C 反应蛋白等指标治疗前后积分差显著高于对照组。加用薄芝糖肽注射液对系统性硬皮病患者的治疗效果有明显的增强作用[65]。

三、结节性血管炎

　　结节性血管炎是由多种因素引起的以迟发型变态反应为主的皮肤小血管炎。联合应用薄芝（*G. tsugae*）注射液等治疗 38 例结节性血管炎患者取得较好疗效。38 例患者均依据临床表现和病损组织病理检查结果确诊，均有典型的皮疹和结节，多散发于下肢，部分患者皮疹和结节处有轻度灼痛和瘙痒感。部分患者可见外周血白细胞总数升高、中性粒细胞比例增多、IgG 升高和免疫复合物阳性。患者每日予以薄芝注射液（每 1 ml 相当于薄芝粉 0.25 g）4 ml 肌内注射，连续 4 周后，改为隔日 1 次，再连续 4 周。经 8 周治疗后有 36 例皮疹和结节完全消退，局部疼痛和瘙痒等其他症状也消失，皮疹结节消退后的局部留有色素沉着。治疗前有 24 例服用皮质类固醇，治疗后全部停用者 22 例，2 例减量比例均在 1/2 以上。治疗后所有患者白细胞及中性粒细胞分类正常，免疫球蛋白正常，免疫复合物和 C 反应蛋白均转为阴性。疗效评定为痊愈 31 例，显效 7 例，总有效率为 100%。所有病例随访 3 个月后，其中复发者 5 例，均为治疗前服用皮质类固醇的患者[66]。

四、艾滋病免疫重建不良

　　人类免疫缺陷病毒（HIV）感染患者在接受高效抗反转录病毒治疗（HAART）后，不仅能有效抑制 HIV 复制，也能促进机体的免疫重建。但是在临床上仍有约 20% 患者表现为免疫重建不良。一项回顾性研究观察了 92 例经 HAART 治疗 2 年以上的患者，药物治疗同时服用灵芝细粉每次 3 g，每天 1 次，3 个月为 1 个治疗周期，共 4 个治疗周期。研究发现，联合治疗组患者各周期 $CD4^+$ T 淋巴细胞数均较治疗前明显升高，且 4 个治疗周期后明显高于对照组；$CD8^+$ T 淋巴细胞数在 2、3、4 周期后无显著变化，故而 Th/Ts 比值较治疗前显著升高，且作用优于对照组。两组间各周期的治疗有效率、稳定率，以及安全性指标（肝肾功能和白细胞计数）差异无统计学意义。因此，灵芝可促进患者 $CD4^+$ T 淋巴细胞数的增长，升高 Th/Ts 比值，且无明显不良反应，对免疫重建不良有一定的治疗前景[67]。

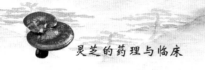
五、吉兰-巴雷综合征

吉兰-巴雷综合征（Guillain Barré syndrome，GBS）是一种病因不明的外周神经的炎症性脱髓鞘疾病，可能与感染后异常的免疫功能引起的损伤有关。研究者选取了 48 例新发轻型急性 GBS 患者，在常规治疗和丙种球蛋白治疗基础上分别辅助给予灵芝孢子粉提取的灵孢多糖 4.5 mg 一次性肌内注射，治疗 2 周后灵孢多糖辅助治疗组日常生活活动（ADL）评分的提高和疗效指数优于无辅助治疗组，且降低血清促炎性细胞因子 IL-6 水平和升高血清抑炎性细胞因子 IL-4 水平的作用亦优于无辅助治疗组。说明灵孢多糖可能通过调节 GBS 患者异常的细胞和体液免疫反应，与丙种球蛋白协同发挥治疗效应[68]。

六、体育运动应激

一项研究观察了以黄芪和灵芝提取物为主要成分的扶正益气中药对 16 名运动员高强度力竭运动后 T 淋巴细胞亚群的影响。连续服药 30 天后，药物干预组运动负荷后 24 h 的外周血 $CD4^+$ T 淋巴细胞凋亡率降低，$CD4^+$ T 细胞数量和 $CD4^+/CD8^+$ 比值显著升高，因此机体的细胞免疫功能改善[69]。另一项研究则对比了 40 名男性足球运动员在接受 28 天高住低训（每晚入住 O_2 浓度 15.4% 的低氧房，相当于海拔 2500 米，10 小时；白天在相对低海拔条件下进行规定的体育训练）同时口服灵芝胶囊（10、20 粒 / 天）6 周后的免疫功能。服药组血尿生化分析均未见异常，高剂量组可以显著影响 T 淋巴细胞亚群，故灵芝能缓解在高住低训中由于运动和缺氧双重刺激引起的 $CD4^+/CD8^+$ 比率降低，增强细胞免疫功能[70]。最近一项随机对照研究对 60 名自行车运动员接受备赛培训时，连续服用灵芝多糖口服液 90 天（每次 10 ml，一日 2 次，每周连续服 6 天后停用 1 天）。90 天运动训练完成后所有运动员体重无显著变化，服药组体脂率较训练前和安慰剂对照组均显著降低，肌肉水平则显著提升；类似地，服药组血红蛋白水平较训练前和安慰剂对照组均显著升高，血乳酸含量降低；E- 玫瑰花环实验中，所有运动员训练后 Et- 总花环和 Ea- 活性花环形成均显著减少，但服药组减少程度低于对照组，且血浆 IgG、IgM、IgA 水平未见降低。因此，灵芝多糖能够使运动员体重保持的同时减少体脂，提升肌肉密度；强化心肺功能，增强高强度运动的适应性以及保持机体免疫力[71]。

七、其他

一项随机、双盲、安慰剂对照的临床研究中，给予 3～5 岁无症状儿童每日口服富含灵芝提取 β- 葡聚糖（350 mg）的酸奶共 12 周。第 84 天后检测干预组儿童外周血总淋巴细胞（$CD3^+$、$CD4^+$ 和 $CD8^+$ T 细胞）绝对数和百分率较安慰剂组显著升高，CD4/CD8 比值和血清 IgA 水平无显著差异，并且干预组血细胞计数、血肌酐或谷丙转氨酶水平及细胞因子水平未见显著变化，结果表明灵芝提取物安全性和耐受性良好，能刺激淋巴细胞增殖，有益于预防健康儿童免于感染[72]。

（王　昕　林志彬）

参考文献

［1］林志彬 . 灵芝的现代研究 . 4 版 . 北京：北京大学医学出版社，2015.

［2］Lin YL，Liang YC，Lee SS，et al. Polysaccharide purified from *Ganoderma lucidum* induced activation and maturation of human monocyte-derived dendritic cells by the NF-κB and p38 mitogen-activated protein kinase pathways. J Leukoc Biol，2005，78（2）：533-543.

［3］Shao BM，Dai H，Xu W，et al. Immune receptors for polysaccharides from *Ganoderma lucidum*. Biochem Biophys Res Commun，2004，323（1）：133-141.

［4］Wang CL，Lu CY，Pi CC，et al. Extracellular polysaccharides produced by *Ganoderma formosanum* stimulate macrophage activation via multiple pattern-recognition receptors. BMC Complement Altern Med，2012，12：119.

［5］Cao LZ，Lin ZB. Regulation on maturation and function of dendritic cells by *Ganoderma lucidum* polysaccharides. Immunol Lett，2002，83（3）：163-169.

［6］Cao LZ，Lin ZB. Regulatory effect of *Ganoderma lucidum* polysaccharides on cytotoxic T-lymphocytes induced by dendritic cells in vitro. Acta Pharmacol Sin，2003，24（4）：321-326.

［7］Chan WK，Cheung CC，Law HK，et al. *Ganoderma lucidum* polysaccharides can induce human monocytic leukemia cells into dendritic cells with immuno-stimulatory function. J Hematol Oncol，2008，1：9.

［8］Cao LZ，Lin ZB. Comparison of the effects of polysaccharides from wood-cultured and bag-cultured *Ganoderma lucidum* on murine spleen lymphocyte proliferation in vitro. Acta Pharm Sin，2003，38（2）：92-97.

［9］Ji Z，Tang Q，Zhang J，et al. Immunomodulation of RAW264.7 macrophages by GLIS, a proteopolysaccharide from *Ganoderma lucidum*. J Ethnopharmacol，2007，112（3）：445-450.

［10］Li WJ，Chen Y，Nie SP，et al. *Ganoderma atrum* polysaccharide induces anti-tumor activity via the mitochondrial apoptotic pathway related to activation of host immune response. J Cell Biochem，2011，112（3）：860-871.

［11］唐庆九，张劲松，潘迎捷，等 . 灵芝孢子粉碱提多糖对小鼠巨噬细胞的免疫调节作用 . 细胞与分子免疫学杂志，2004，20：142-144.

［12］唐庆九，张劲松，潘迎捷，等 . 灵芝活性多糖 GLIS 对正常和荷瘤小鼠骨髓巨噬细胞的激活作用 . 现代免疫学，2005，25（001）：49-52，55.

［13］Hsu MJ，Lee SS，Lin WW. Polysaccharide purified from *Ganoderma lucidum* inhibits spontaneous and Fas-mediated apoptosis in human neutrophils through activation of the phosphatidylinositol 3 kinase/Akt signaling pathway. J Leukocyte Biol，2002，72（1）：207-216.

［14］Hsu MJ，Lee SS，Lee ST，et al. Signaling mechanisms of enhanced neutrophil phagocytosis and chemotaxis by the polysaccharide purified from *Ganoderma lucidum*. Br J Pharmacol，2003，139（2）：289-298.

［15］Sun LX，Lin ZB，Lu J，et al. The improvement of M1 polarization in macrophages by glycopeptide derived from *Ganoderma lucidum*. Immunol Res，2017，65（3）：658-665.

［16］Won SJ，Lin MT，Wu WL. *Ganoderma tsugae* mycelium enhances splenic natural killer cell activity and serum interferon production in mice. Jpn J Pharmacol，1992，59（2）：171-176.

［17］Zhu XL，Chen AF，Lin ZB. *Ganoderma lucidum* polysaccharides enhance the function of immunological effector cells in immunosuppressed mice. J Ethnopharmacol，2007，111（2）：219-226.

［18］Chien CM，Cheng JL，Chang WT，et al. Polysaccharides of *Ganoderma lucidum* alter cell immunophenotypic expression and enhance CD56[+] NK-cell cytotoxicity in cord blood. Bioorg Med Chem，2004，12（21）：5603-5609.

［19］Xia D，Lin ZB，Li RZ，et al. Effects of Ganoderma Polysaccharides on immune function in mice. J Beijing Med Univ，1989，21（6）：533-537.

［20］Zhang J，Tang Q，Zimmerman-Kordmann M，et al. Activation of B lymphocytes by GLIS, a bioactive proteoglycan from *Ganoderma lucidum*. Life Sci，2002，71：623-638.

［21］Zhang J，Tang Q，Zhou C，et al. GLIS, a bioactive proteoglycan fraction from *Ganoderma lucidum*, displays anti-tumour activity by increasing both humoral and cellular immune response. Life Sci，2010，87（19-22）：628-637.

［22］雷林生，林志彬，陈琪，等. 灵芝多糖拮抗环孢素 A、氢化考的松及抗肿瘤药的免疫抑制作用. 中国药理学与毒理学杂志，1993，7：183-185.

［23］周金黄. 免疫药理学进展. 北京：中国科学技术出版社，1993.

［24］Lei LS，Lin ZB. Effects of Ganoderma polysaccharides on the activity of DNA polymerase α in spleen cells stimulated by alloantigens in mice in vitro. J Beijing Med Univ，1991，23（4）：329-333.

［25］张群豪，於东晖，林志彬. 用血清药理学方法研究灵芝浸膏灵芝提取物的抗肿瘤作用. 北京医科大学学报，2000，32：210-213.

［26］李明春，雷林生，王庆彪，等. 灵芝多糖对小鼠 T 细胞胞浆游离 Ca^{2+} 浓度和胞内 pH 的影响. 中国药理学通报，2001，17（2）：167-170.

［27］肖军军，雷林生，赵翔，等. 灵芝多糖引起的小鼠脾细胞核 DNA，RNA 含量及核质比的变化. 中国药理学与毒理学杂志，1994，8（3）：196-198.

［28］Kohguchi M，Kunikata T，Watanabe H，et al. Immuno-potentiating effects of the antlershaped fruiting body of *Ganoderma lucidum*（Rokkaku-Reishi）. Biosci Biotechnol Biochem，2004，68：881-887.

［29］Sun LX，Lin ZB，Duan XS，et al. *Ganoderma lucidum* polysaccharides antagonize the suppression on lymphocytes induced by culture supernatants of B16F10 melanoma cells. J Pharm Pharmacol，2011，63（5）：725-735.

［30］Sun LX，Lin ZB，Duan XS，et al. *Ganoderma lucidum* polysaccharides counteract inhibition on CD71 and FasL expression by culture supernatant of B16F10 cells upon lymphocyte activation. Exp Ther Med，2013，5（4）：1117-1122.

［31］Sun LX，Li WD，Lin ZB，et al. Protection against lung cancer patient plasma-induced lymphocyte suppression by *Ganoderma lucidum* polysaccharides. Cell Physiol Biochem，2014，33（2）：289-299.

［32］Que Z，Zou F，Zhang A，et al. Ganoderic acid Me induces the apoptosis of competent T cells and increases the proportion of Treg cells through enhancing the expression and activation of indoleamine 2,3-dioxygenase in mouse lewis lung cancer cells. Int Immunopharmacol，2014，23（1）：192-204.

［33］Hsu HY，Kuan YC，Lin TY，et al. Reishi protein LZ-8 induces FOXP3[+] Treg expansion via a CD45-dependent signaling pathway and alleviates acute intestinal inflammation in mice. Evid Based Complement Alternat Med，2013，2013：513-542.

［34］Lei LS，Lin ZB. Effect of Ganoderma polysaccharides on T cell subpopulations and production of interleukin 2 in mixed lymphocyte response. Acta Pharm Sin，1992，27（5）：331-335.

［35］张群豪，林志彬. 灵芝多糖（GL-B）对肿瘤坏死因子 α 和 γ 干扰素产生及其 mRNA 表达的影响. 北京医科大学学报，1999，31（2）：179-183.

［36］Ji Z，Tang Q，Zhang J，Yang Y，et al. Immunomodulation of bone marrow macrophages by GLIS, a proteoglycan fraction from Lingzhi or Reishi medicinal mushroom *Ganoderma lucidium*（W.Curt.：Fr.）P. Karst. Int J Med Mushrooms，2011，13（5）：441-448.

［37］Chen HS，Tsai YF，Lin S，et al. Studies on the immuno-modulating and anti-tumor activities of *Ganoderma lucidum*（Reishi）polysaccharides. Bioorg Med Chem，2004，12（21）：5595-5601.

［38］Chang YH，Yang JS，Yang JL，et al. *Gandoderma lucidum* extract promotes immune responses in normal BALB/c mice in vivo. In Vivo，2009，23（5）：755-759.

［39］Habijanic J，Berovic M，Boh B，et al. Submerged cultivation of *Ganoderma lucidum* and the effects of its polysaccharides on the production of human cytokines TNF-α，IL-12，IFN-γ，IL-2，IL-4，IL-10 and IL-17. N Biotechnol，2015，32（1）：85-95.

［40］Ho YW，Yeung JS，Chiu PK，et al. *Ganoderma lucidum* polysaccharide peptide reduced the production of proinflammatory cytokines in activated rheumatoid synovial fibroblast. Mol Cell Biochem，2007，301（1-2）：173-179.

［41］Chi B，Wang S，Bi S，et al. Effects of ganoderic acid A on lipopolysaccharide-induced proinflammatory cytokine release from primary mouse microglia cultures. Exp Ther Med，2018，15（1）：847-853.

［42］Zhao H，Luo Y，Lu C，et al. Enteric mucosal immune response might trigger the immunomodulation activity of *Ganoderma lucidum* polysaccharide in mice. Planta Med，2010，76（3）：223-227.

［43］Yoshida H，Suzuki M，Sakaguchi R，et al. Preferential induction of Th17 cells in vitro and in vivo by Fucogalactan from *Ganoderma lucidum*（Reishi）. Biochem Biophys Res Commun，2012，422（1）：174-180.

［44］Liu C，Dunkin D，Lai J，et al. Anti-inflammatory effects of *Ganoderma lucidum* triterpenoid in human crohn's disease associated with downregulation of NF-κB signaling. Inflamm Bowel Dis，2015，21（8）：1918-1925.

［45］Wei B，Zhang R，Zhai J，et al. Suppression of Th17 cell response in the alleviation of dextran sulfate sodium-induced colitis by *Ganoderma lucidum* polysaccharides. J Immunol Res，2018，2018：2906494.

［46］Xie J，Liu Y，Chen B，et al. *Ganoderma lucidum* polysaccharide improves rat DSS-induced colitis by altering cecal microbiota and gene expression of colonic epithelial cells. Food Nutr Res，2019，63：1559.

［47］Hanaoka R，Ueno Y，Tanaka S，et al. The water-soluble extract from cultured medium of *Ganoderma lucidum*（Reishi）mycelia（Designated as MAK）ameliorates murine colitis induced by trinitrobenzene sulphonic acid. Scand J Immunol，2011，74（5）：454-462.

［48］Xie L，Zhong X，Liu D，et al. The effects of freeze-dried *Ganoderma lucidum* mycelia on a recurrent oral ulceration rat model. BMC Complement Altern Med，2017，17（1）：511.

［49］Li C，Kim JH，Ji BU，et al. Inhibitory effects of *Ganoderma lucidum* pharmacopuncture on atopic dermatitis induced by capsaicin in rats. J Dermatol Sci，2015，80（3）：212-214.

［50］Liu S，Yang B，Yang P，et al. Herbal Formula-3 ameliorates OVA-induced food allergy in mice may via modulating the gut microbiota. Am J Transl Res，2019，11（9）：5812-5823.

［51］贾永锋，力弘，吴祥，等. 日本灵芝对Ⅱ型变态反应的抑制作用. 中药药理与临床，1997，13（6）：31-34.

［52］Andoh T，Zhang Q，Yamamoto T，et al. Inhibitory effects of the methanol extract of *Ganoderma lucidum* on mosquito allergy-induced itch-associated responses in mice. J Pharmacol Sci，2010，114（3）：292-297.

［53］陈曦，张成义，孙晓红. 灵芝多糖对佐剂性关节炎大鼠血清 IL-12 影响的研究. 北华大学学报（自然科学版），2007，8（2）：152-153.

［54］力弘，贾永锋，朱倩蓉，等. 灵芝对佐剂性关节炎的作用. 中药药理与临床，1997，013（003）：31-35.

［55］Lai NS，Lin RH，Lai RS，et al. Prevention of autoantibody formation and prolonged survival in New Zealand Black/New Zealand White F1 mice with an ancient Chinese herb，*Ganoderma tsugae*. Lupus，2001，10（7）：461-465.

［56］Cai Z，Wong CK，Dong J，et al. Anti-inflammatory activities of *Ganoderma lucidum*（Lingzhi）and

San-Miao-San supplements in MRL/lpr mice for the treatment of systemic lupus erythematosus. Chin Med，2016，11：23.

［57］陆正武，林志彬.灵芝多糖肽拮抗吗啡的免疫抑制作用的体外试验.中国药物依赖性杂志，1999，8（4）：260-262.

［58］陆正武.吗啡的精神经免疫学作用及灵芝多糖肽对吗啡依赖小鼠的免疫保护效应.生理科学进展，1995，26（1）：45-49.

［59］赵明明，余强，王辉，等.黑灵芝多糖对免疫抑制小鼠肠道黏膜形态及肠道黏膜免疫的影响.食品科学，2019，40（01）：137-142.

［60］Ying M，Zheng B，Yu Q，et al. *Ganoderma atrum* polysaccharide ameliorates intestinal mucosal dysfunction associated with autophagy in immunosuppressed mice. Food Chem Toxicol，2020，138：111244.

［61］蒋催蓉，左丽，钟志强.赤灵芝孢子粉对环孢素 A 免疫抑制模型小鼠固有免疫功能的影响.贵阳医学院学报，2009，34（5）：546-549.

［62］史亚丽，蔡德华，高兴喜.灵芝多糖对长期大强度运动小鼠巨噬细胞活性及功能的影响.中国运动医学杂志，2011，30（004）：354-358.

［63］Li EK，Tam LS，Wong CK，et al. Safety and efficacy of *Ganoderma lucidum*（Lingzhi）and San miao San supplementation in patients with rheumatoid arthritis：a double-blind，randomized，placebo-controlled pilot trial. Arthrit Rheum-Arthr，2007，57（7）：1143-1150.

［64］李尚珠，王书桂，黄平平.薄芝注射液局部注射治疗局限性硬皮病 52 例临床观察.中国中西医结合杂志，2000，20（2）：148.

［65］陈冬冬，屠文震，杨芸.薄芝糖肽针治疗系统性硬皮病的疗效分析及其对免疫功能的影响.中国中西医结合皮肤性病学杂志，2010，9（6）：355-357.

［66］李尚珠，王书桂，黄平平，等.薄芝注射液等联合应用治疗结节性血管炎 38 例.中华皮肤科杂志，2000，33（6）：434.

［67］李育萍，许琪华，陈思言，等.92 例灵芝联合高效抗反转录病毒治疗 HIV/AIDS 病人免疫重建不良的回顾性研究.中国艾滋病性病，2020，26（2）：120-124.

［68］于红梅，金永华.灵芝孢子粉对 Guillain-Barré 综合征的疗效和作用机制.中风与神经疾病杂志，2013，30（012）：1114-1115.

［69］张莉，徐晓阳，林丽雅，等.扶正益气中药对优秀赛艇运动员力竭运动后 T 淋巴细胞亚群的影响及机理初探.中国运动医学杂志，2007，26（5）：575-579.

［70］Zhang Y，Lin Z，Hu Y，et al. Effect of *Ganoderma lucidum* capsules on T lymphocyte subsets in football players on "living high-training low". Br J Sports Med，2008，42（10）：819-822.

［71］李晓勇.灵芝多糖对运动疲劳及运动性免疫抑制影响.中国食用菌，2020，39（2）：45-48.

［72］Henao SLD，Urrego SA，Cano AM，et al. Randomized clinical trial for the evaluation of immune modulation by yogurt enriched with β-glucans from lingzhi or Reishi medicinal mushroom，*Ganoderma lucidum*（Agaricomycetes），in children from Medellin，Colombia. Int J Med Mushrooms，2018，20（8）：705-716.

第三章

灵芝的抗肿瘤药理作用及临床应用

提要： 本章介绍灵芝及其有效成分的抗肿瘤作用和作用机制。灵芝的体内抗肿瘤作用主要是通过增强机体抗肿瘤免疫功能而实现的，其作用机制还涉及：影响肿瘤细胞周期及信号转导，抑制肿瘤血管新生，抑制肿瘤细胞侵袭、黏附，拮抗肿瘤细胞的多药耐药性，减轻放化疗损伤等。灵芝在临床上主要与化疗或放疗联合用于多种肿瘤的治疗，可增效减毒。

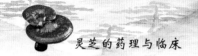

灵芝及其有效成分的抗肿瘤作用研究始于 20 世纪 70 年代，主要是研究灵芝于体内给药对动物移植性肿瘤的抑制作用，最初发现灵芝水提取物和灵芝多糖可抑制动物移植性肿瘤生长，但对体外培养的肿瘤细胞多无直接细胞毒作用，随后又发现灵芝乙醇提取物和三萜类成分对体外培养的肿瘤细胞也有直接抑制作用。新世纪以来，对灵芝抗肿瘤作用及其机制进行了深入的研究。一些临床研究证实，灵芝与放化疗联合应用，有增效减毒作用。

第一节　灵芝的抗肿瘤药理作用

一、体内抗肿瘤作用

早期药理研究报告指出，灵芝（*G. lucidum*）、松杉灵芝（*G. tsugae*）、树舌（*G. applanatum*）、狭长孢灵芝（*G. boninense*）水提取物或多糖灌胃或腹腔注射对小鼠移植性 S-180 肉瘤有显著的抑制作用。同时，还对灵芝多糖的理化性质如分子量、单糖组成、链接方式等进行了初步研究。实验结果提示灵芝的抗肿瘤活性成分是含少量蛋白质的多糖，推测灵芝的体内抗肿瘤作用可能是通过宿主中介机制实现的。采用移植性肿瘤株模型研究发现灵芝水提取物或多糖对小鼠接种的 Lewis 肺癌、人肺癌（PG）细胞、MM46 乳腺肉瘤、人白血病（HL-60）细胞、人组织细胞淋巴瘤细胞（U937）、结肠癌细胞（CT26）、B16-F10 黑色素瘤、肝肉瘤 129P、白血病细胞 WEHI-3、人膀胱癌 T24 等有抗肿瘤作用。从灵芝子实体中提取的总三萜（含灵芝酸 A、B、C_1、C_2、C_6、D、G）抑制小鼠 Lewis 瘤的生长[1]。

二、体外抗肿瘤作用

1. 水提取物及其所含多糖的抗肿瘤作用

研究发现，灵芝子实体水提取物（GLE）、多糖（GL-B）和多糖肽（Gl-PS）、菌丝体多糖、破壁灵芝孢子多糖（Gl-BSP）对体外培养的 S-180 细胞、HL-60 细胞、PG 细胞无抑制作用。GLE、GL-B 和灵芝菌丝体多糖也不能诱导体外培养的肿瘤细胞凋亡[2-7]。

相反，有报告指出灵芝水提取物在体外能直接抑制肿瘤细胞生长，如赤芝（*G. lucidum*）、紫芝（*G. sinense*）和松杉灵芝（*G. tsugae*）的水提取物对体外培养的人乳腺癌细胞 MCF-7、MDA-MB-231 和原代培养的正常人乳腺上皮细胞的增殖活性有抑制作用。主要含灵芝多糖的灵芝提取物（GLE-1）和主要含三萜的灵芝提取物（GLE-2）对人结肠癌细胞 SW-480 均具有显著的抗增殖活性，但 GLE-2 的抑制作用明显强于 GLE-1[8-9]。深层培养的灵芝（*G. lucidum*）胞内多糖（GLP）抑制 p53 功能性人癌细胞系 HCT-116 p53$^{+/+}$、HepG2、人肺癌细胞 A549、人骨肉瘤细胞 U2OS、人急性髓细胞白血病细胞 OCI-AML2、人胃细胞 MKN-45 和人乳腺癌细胞 MCF-7 的生长，但它们对 p53 功能失调的人类癌细胞株如 HCT-116 p53$^{-/-}$、骨肉瘤 Saos-2、H1299、HL-60、MDA-MB-157 的生长无抑制作用，可见 GLP 对癌细胞的抑制活性是在 p53 介导下产生的[10]。GLPs 单独使用或与 5- 氟尿嘧啶（5-FU）联合使用、重新激活结直肠癌 HT-29（p53R273H）和 SW480（p53R273H&P309S）细胞 p53 突变体，能进一步诱导细胞生长抑制和凋亡[11]。

2. 灵芝乙醇提取物及其所含三萜类化合物

灵芝子实体、菌丝体乙醇提取物或三萜类化合物对体外培养的 S-180、肝肉瘤（HTC）、人癌细胞株 Hep38、AGS 和 A549，人白血病细胞 HL-60、U937、K562、Blin-1，人 B 淋巴细胞白血病细胞 Nalm-6 和人多发性骨髓瘤细胞 RPMI8226、LLC，人乳腺管癌 T47D、Meth-A、Caco-2 等肿瘤细胞有直接抑制作用；灵芝孢子中提取出的六种新氧化羊毛甾烷型三萜类对 Meth-A 和 LLC 细胞具有直接抑制作用[12]；松杉灵芝（*G. tsugae*）中提取出的三萜可诱导人肝肉瘤 Hep3B 细胞凋亡[13]。

最早发现的是从灵芝菌丝体中提取的 6 种三萜类化合物（灵芝酸 U、V、W、X、Y、Z）可明显抑制肝肉瘤细胞（HTC）生长[14]。随后陆续发现，富含三萜组分的灵芝提取物对白血病、淋巴瘤、多发性骨髓瘤有明显抑制作用，对 6 种血液肿瘤细胞株 HL-60、人白血病细胞 U937、K562、Blin-1、人 B 淋巴细胞白血病细胞 Nalm-6 和人多发性骨髓瘤细胞 RPMI8226 作用明显。细胞周期分析发现肿瘤细胞生长停止在 G2/M 期，以 HL-60 细胞最为明显。在 4 种造血细胞株（HL-60、Blin-1、U937、RPMI8226）可见 21%～92% 的细胞凋亡。在灵芝提取物作用下，HL-60 细胞变成多核细胞，且其 DNA 含量增加[15]。从灵芝子实体中提取出三种羊毛甾烷型三萜 lucialdehydes A、B、C，其中 lucialdehydes B、C 对 LLC、T47D、S-180 和 Meth-A 肿瘤细胞株具有细胞毒作用，Lucialdehydes C 的细胞毒性最强，其半数有效浓度（EC_{50}）分别为 10.7 mg/ml、4.7 mg/ml、7.1 mg/ml 和 3.8 mg/ml[12]。灵芝的乙醇提取物经快速制备色谱分为 4 个组分中，仅组分 2 和组分 3 含三萜。组分 2 极性低，含灵芝酸 A、B、C_2、C_6、D、G、H、I 和 K，以及灵芝烯酸 D 和 K；它们在 23 位均有氧基（oxyl）或羟基。组分 3 含有灵芝酸 D 和 M、灵芝 TR（ganoderic aldehyde）和一种未知化合物，在 23 位未能鉴定出功能基团。组分 2 和 3 均剂量依赖性抑制人克隆结肠腺癌细胞 Caco-2 细胞，其半数致死浓度（LC_{50}）分别为（0.528±0.078）mg/ml 和（0.348±0.032）mg/ml。组分 3 在 sub-G_1 细胞明显蓄积，组分 2 未见蓄积。末端标记法（TUNEL）分析有 29.97%±3.03% 细胞凋亡，细胞凋亡蛋白酶（caspase）分析显示，11.73%±2.05% 为中期凋亡细胞（mid-apoptotic cells）和 16.03%±2.45% 为晚期凋亡细胞（late-apoptotic cells），细胞凋亡蛋白酶家族参与凋亡。组分 2 和 3 均是细胞毒类。组分 2 引起 G2/M 阻滞，组分 3 诱导凋亡，这些不同是由于三萜的极性不同所致[16]。从灵芝提取分离出的丹芝酸 E（ganolucidic acid E）、灵芝酚 A（lucidumol A）、灵芝三醇（ganodermanontriol）、7 羰基灵芝酸 Z（7-oxo-ganoderic acid Z）、15 羟基灵芝酸（15-hydroxy-ganoderic acid）和灵芝酸 DM（ganoderic acid DM）均能抑制人癌细胞（Caco-2、HepG2 和 HeLa 细胞）的生长，其 LC_{50} 为 20.87～84.36 μM[17]。从灵芝中提取纯化的麦角甾醇过氧化物（ergosterol peroxide）和灵芝二醇（ganodermanondiol），不仅由于诱导细胞凋亡对快速增殖的细胞具有细胞毒性，而且对休眠、缓慢周期的成纤维细胞也具有细胞毒性。这两种化合物选择性杀死休眠的乳腺癌细胞 MCF7，但对不稳定休眠状态的 MCF10A 作用较差。表明它们抑制缓慢周期的癌细胞亚群如肿瘤干细胞和祖细胞增殖[18]。从灵芝子实体中提取总三萜（含灵芝酸 A、B、C_1、C_2、C_6、G，ganoderenic acid A、D，lucideric acid A），显著抑制体外培养的人肺腺癌 A549 细胞增殖，IC_{50} 为 24.63 μg/ml。流式细胞仪检测分析指出，总三萜（7.5 μg/ml、15 μg/ml 和 30 μg/ml）可使体外培养的 A549 细胞周期阻滞于

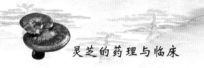

G2/M 相。总三萜通过抑制抗凋亡蛋白 Bcl-2 和细胞凋亡蛋白酶前体（pro-caspase9）并增加细胞凋亡蛋白酶裂解，从而促进 A549 细胞凋亡[19]。

三、抗肿瘤作用机制

（一）免疫学机制介导的抗肿瘤作用

1."宿主中介性"抗肿瘤作用

应用血清药理学方法的研究证明了学术界关于灵芝的"宿主中介性"抗肿瘤作用的假设。给小鼠灌胃不同剂量的灵芝提取物 GLE 或灵芝多糖 GL-B 共 10 日，最后一次给药后 1 h，取血，分离含药血清。将此含药血清加至体外培养的 S-180 细胞或 HL-60 细胞培养液中，可明显抑制肿瘤细胞生长，并诱导其凋亡。同时，GLE 或 GL-B 灌胃小鼠的血清中，TNF-α 和 IFN-γ 的水平显著增加，并呈现明显的剂量依赖关系。已知 TNF-α 和 IFN-γ 对肿瘤细胞均具有细胞毒作用，能杀死肿瘤细胞，TNF-α 在体外可诱导多种肿瘤细胞凋亡，而 IFN-γ 还有增强 TNF-α 诱导肿瘤细胞凋亡的作用。因此，含 GLE 或 GL-B 血清在体外抑制肿瘤细胞生长和促进肿瘤细胞凋亡的作用与其中所含 TNF-α 和 IFN-γ 有关[2-4]。

体外实验中，于小鼠腹腔巨噬细胞或脾细胞培养液中加入 GL-B 共培养后，取 GL-B 与巨噬细胞或脾细胞共培养上清液，加至 HL-60 细胞培养基中，结果这两种共培养上清液可显著抑制 HL-60 细胞增殖和促进其凋亡[2-4]。同样，灵芝菌丝体多糖与小鼠腹腔巨噬细胞共培养上清液也可显著抑制 HL-60 细胞增殖，并促其凋亡[5]。

进一步研究发现，GL-B 能增加小鼠腹腔巨噬细胞培养上清液中 TNF-α 水平，也能增加小鼠脾细胞培养上清液中 IFN-γ 水平。同样，灵芝菌丝体多糖与小鼠腹腔巨噬细胞共培养上清液中 TNF-α 的水平亦明显增加。这些结果均说明灵芝多糖能直接作用于巨噬细胞和脾细胞，促其产生 TNFα 和 IFNγ[20-21]。

研究还发现，破壁灵芝孢子多糖 GL-BSP（50、100、200 mg/kg）灌胃给药，可显著抑制小鼠 S-180 肉瘤生长，但对体外培养的 S-180 或 PG 细胞增殖无直接抑制作用。将灌胃上述剂量 Gl-BSP 的小鼠血清加到体外培养的 S-180 或 PG 细胞中，则可剂量依赖性地抑制肿瘤细胞增殖。研究还发现，与正常对照血清比较，含 GL-BSP 血清中 IL-2、TNF-α、IFN-γ 和 NO 水平显著增加，表明含 GL-BSP 血清抑制 S-180 和 PG 细胞增殖与 IL-2、TNF-α、IFN-γ 等免疫细胞因子有关。为了进一步证实含 GL-BSP 血清中 TNF-α、IFN-γ 的抗肿瘤活性，把经过 TNF-α 或 IFN-γ 中和抗体预处理过的含 GL-BSP 血清加到 S-180 或 PG 细胞培养液中，结果其抑制肿瘤细胞增殖作用显著减弱，尤以同时加入 TNFα 和 IFN-γ 两种中和抗体的含 GL-BSP 血清的减弱更为明显。此外，S-180 荷瘤小鼠与正常小鼠比较，其 NK 细胞的细胞毒活性、巨噬细胞吞噬活性、ConA 和 LPS 诱导的脾淋巴细胞增殖功能明显降低，$CD4^+/CD8^+$ 比值显著升高，灌胃 GL-BSP 则可使这些改变恢复至接近正常或完全正常水平[22]。

从灵芝子实体中提取的总三萜（30 mg/kg、60 mg/kg、120 mg/kg，口服）对荷 Lewis 瘤小鼠的肿瘤生长的抑制率分别为 38.03%、48.24% 和 63.38%；在抑制肿瘤生长的同时，脾指数和胸腺指数均较对照组显著增加，荷瘤小鼠血中 TNF-α 和 IL-6 的水平也显著增加，提示总三萜的体内抑瘤作用可能与提高荷瘤鼠的免疫功能有关[19]。

这些研究结果均证明，灵芝的体内抗肿瘤作用与其促进免疫细胞因子产生，增强 NK 细胞、巨噬细胞和淋巴细胞的功能有关。

2. 灵芝促进树突细胞的成熟、分化及其功能

树突细胞（dendritic cells，DC）是一种抗原呈递细胞（antigen presenting cells，APC），它能高效地摄取、加工处理和呈递抗原。成熟的 DC 高表达 MHC Ⅰ - 抗原肽复合物和 MHC Ⅱ - 抗原肽复合物以及 B7-1/CD80、B7-2/CD86、CD40、LFA-3/CD58 等共刺激分子，这些分子与 T 淋巴细胞的结合并激活 T 淋巴细胞。此外，DC 高表达 ICAM-1/CD54、ICAM-3/CD50 等黏附分子，有利于与 T 淋巴细胞的进一步结合。抗原呈递是一个双向过程，一方面，DC 可诱导 T 淋巴细胞活化；另一方面，DC 可接受已活化 T 淋巴细胞反馈回来的活化信号如 CD40L 而活化，表达共刺激分子并分泌其他活化因子如 IL-12，诱导 Th1 型应答的生成。DC 作为激发 T 淋巴细胞免疫反应的重要辅佐细胞，在初次抗体反应、混合淋巴细胞培养、促有丝分裂反应及抗肿瘤免疫应答中，均具有重要作用。

灵芝水提取物及其所含多糖（肽）、紫芝（G. sinense）多糖均促进小鼠骨髓来源的 DC 和人单核细胞来源的 DC 成熟、分化并增强其功能。

研究发现，在小鼠骨髓来源的 DC 体外培养中，加入 0.8 µg/ml、3.2 µg/ml 或 12.8 µg/ml 的灵芝多糖（GL-PS，系从赤芝子实体中提取的含 17 种氨基酸的多糖，分子量为 584 900，多糖：肽 = 93.51%：6.49%，多糖部分由葡萄糖、半乳糖、木糖、阿拉伯糖和甘露糖组成），可明显促进 DC 表面 DC11c 及 I-A/I-E 分子的共表达、明显增加 IL-12 表达、促进 DC 诱导的混合淋巴细胞反应（MLC），表明灵芝多糖能促进 DC 的成熟、分化并增强其功能。在 DC 诱导 P815 肿瘤细胞裂解物冲击致敏小鼠产生的特异性细胞毒 T 淋巴细胞（CTL）模型，当 DC 经 P815 肿瘤细胞冻融抗原冲击致敏后，其诱导产生的 CTL 对 P815 肿瘤细胞具有杀伤作用，Gl-PS 可增强此作用，表现为释放入培养上清液中的乳酸脱氢酶（LDH）活性显著增强。相同浓度的灵芝多糖可明显增加 DC 诱导 CTL 的 IFN-γ 表达。上述浓度的灵芝多糖还可明显增加 DC 诱导的 CTL 的颗粒酶 B 表达。这些结果提示，灵芝多糖在 DC 成熟阶段，增强 DC 对肿瘤抗原的捕获、处理、呈递能力，增强 DC 诱导的特异性 CTL 的细胞毒活性。而灵芝多糖促进活化 CTL 的 IFN-γ 表达，后者通过其直接和间接作用发挥抑瘤作用。颗粒酶为淋巴细胞丝氨酸蛋白酶类，通常以非活化的酶原形式贮存于 CTL 和自然杀伤细胞（NK）胞质内的细胞毒颗粒中，并于脱颗粒时释出，促进 CTL 及 NK 细胞介导的细胞凋亡。颗粒酶家族中，以颗粒酶 B 功能最强。灵芝多糖促进 CTL 的颗粒酶 B 表达，与其增强 CTL 的细胞毒活性有关[23-24]。

从灵芝分离纯化的具有（1→6）-β-D- 葡聚糖分支结构的灵芝多糖（PS-G，10 µg/ml）能够促进人单核细胞来源的树突细胞（DC）表达 CD80、CD86、CD83、CD40、CD54、人白细胞抗原（HLA）-DR，以及 IL-12、IL-10 的表达，使 DC 细胞的内吞减少。PS-G 还增强 DC 刺激 T 细胞的活性，促进 T 细胞分泌 IFN-γ、IL-10。由于抗 TLR4 抗体可抑制 PS-G 诱导的 IL-12、IL-10 的分泌，提示 TLR4 参与 PS-G 对 DC 的上述作用。进一步研究显示，PS-G 能够增加 IκB（NF-κB 抑制蛋白）激酶和 NF-κB 活性，以及 IκBa 和 P38 MAPK

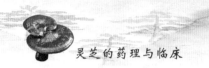

的磷酸化。而 NF-κB 的抑制剂 helenalin 以及 P38 MAPK 的抑制剂 SB98059 可不同程度地阻断 PS-G 对 DC 表达 CD80、CD86、CD83、CD40、CD54、HLA-DR，以及 IL-12、IL-10 生成的作用。提示 PS-G 通过 NF-κB 和 P38 MAPK 信号通路，诱导人 DC 细胞的活化和成熟[25]。

主要含 β-葡聚糖（Curdlan）和肽聚糖（PGN）的灵芝水溶性提取物（0.01、0.1、1 mg/ml）能活化 DC 细胞，促进前炎症细胞因子 TNF-α 和 IL-23 大量生成，增强 IL-23p19 转录以及 ERK1/2（p44/p42）磷酸化。IL-23p19 启动子活性检测和 MEK 抑制剂 U0126 反向抑制实验结果指出，MEK-ERK 信号通路参与灵芝提取物活化 DC 细胞。灵芝提取物活化的 DC 细胞能够促进 CD4$^+$ T 细胞增殖，在混合白细胞反应中灵芝提取物活化 Th17 细胞，生成大量 IL-17，同时亦分泌较多 IL-4，提示灵芝提取物不仅促进 Th17 细胞分化，而且促进 Th2 细胞的分化。体内实验表明，给小鼠连续口服灵芝提取物（每只小鼠 10 mg，每 2 日一次）共 4 周，与对照组相比，各种消化道相关淋巴组织中的 Th17 细胞百分比均不同程度增加，Foxp3 + Treg 细胞也增加。灵芝提取物还增加小肠的 IL-17 下游分子 IL-17A 和 IL-17F 及其诱导的抵御素（defensins）生成。结果表明，灵芝提取物及其所含 β-葡聚糖在体内外活化 DC，生成大量 IL-23，诱导 Th17 细胞分化。这一作用可能与其在肠道的抗微生物活性有关[26]。

重组灵芝菌丝体中提取的免疫调节蛋白（rLZ-8；由 110 个氨基酸残基组成，分子量为 12.4 kDa）促进人单核细胞衍生的 DC 细胞成熟和活化，提升 Th1 反应[27]。

紫芝（G. sinense）菌柄多糖（50 ～ 400 μg/ml）能激活单核细胞来源的树突状细胞 IL-10 和 IL-12 生成增加[28]。

3. 灵芝增强单核-巨噬细胞功能

单核吞噬细胞系统（mononuclear phagocyte system，MPS）是体内具有强大吞噬及防御功能的细胞系统，也是一类抗原呈递细胞，在特异性免疫应答的诱导与调节中发挥重要作用。它们共同起源于造血干细胞，在骨髓中分化发育，经幼稚单核细胞发育成为单核细胞，随循环血流进入结缔组织和其他器官，转变成巨噬细胞。除了吞噬细菌等外来病原，还可以吞噬自身细胞［如肝巨噬细胞（枯否细胞）吞噬红细胞］、肿瘤细胞、抗原抗体复合物、蓄积的脂质等，并可在吞噬外来抗原后与辅助 T 细胞进行抗原呈递，释放刺激免疫系统其他细胞或其他抗原呈递细胞的物质，活化特异性免疫反应。

我们最先发现灵芝（G. lucidum）子实体提取液和多糖 D$_6$ 能提高小鼠腹腔巨噬细胞吞噬功能[29]。随后，大量研究指出：平盖灵芝（树舌，G. applanatum）多糖、薄树芝（G. capense）液、灵芝多糖（GL-PS）和灵芝孢子粉碱提多糖（LZSBS）、破壁灵芝孢子粉多糖（GL-BSP）、黑灵芝（G. atrum）多糖（PSG-1）均能促进小鼠巨噬细胞吞噬功能[30-34]。GL-BSP、灵芝活性多糖（GLIS）和 PSG-1 均能提高荷瘤小鼠巨噬细胞吞噬肿瘤细胞的功能[22, 35-36]。

一些研究深入探讨了灵芝增强单核-巨噬细胞功能的机制，如灵芝多糖促进人中性粒细胞吞噬和迁移活性，通过激活磷脂酰肌醇 3-激酶（phosphatidylinositol 3 kinase，PI3-K）/Akt 信号通路，抑制自发性 Fas 介导的中性粒细胞凋亡；时间依赖性地增强人中性粒细胞蛋白激酶 C（protein kinase，PKC）、p38 丝裂原激活的蛋白激酶（mitogen-activated protein kinase，MAPK）以及酪氨酸激酶 Lyn 活性[37-38]。GL-BSP、GLIS 刺激巨噬细胞分泌 TNF-α 和 IL-1β，并产生大量的 NO，从而增强小鼠巨噬细胞的吞噬功能[22-33]。灵芝多糖组分 GLB7 作用于 IP3 受体和 Ryanodine 受体，使细胞外钙内流和细胞内钙释放，升高细胞内钙（[Ca^{2+}]i）水平，GLB7 还明显升高小鼠腹腔巨噬细胞中 PKC 活性，均可能与其增强巨噬细胞功能有关[39-40]。灵芝多糖肽（GLPP）在体内、外对叔丁基氢过氧化物（ter-butylhydroperoxide，tBOOH）和四氧嘧啶（alloxan）所致的小鼠腹腔巨噬细胞氧化损伤有保护作用，注射 GLPP 可提高细胞存活率，明显改善氧化损伤引起的巨噬细胞形态学改变，如抑制巨噬细胞膜样变性和坏死，保护细胞膜微绒毛和细胞器（如线粒体）免遭 tBOOH 损伤，并使因自由基损伤而降低的巨噬细胞线粒体膜电位恢复[41]。进一步以 DCHF-DA 为荧光指示剂，用共聚焦显微镜观察巨噬细胞的荧光变化，并用共聚焦显微镜进行时间系列扫描，观察巨噬细胞荧光的动态变化，研究 GLPP 对小鼠腹腔巨噬细胞氧自由基的清除作用。静脉注射四氧嘧啶或体外加入叔丁基氢过氧化物均可造成小鼠腹腔巨噬细胞的氧化损伤，使巨噬细胞的荧光密度增加。给小鼠灌胃灵芝多糖肽或将其加入体外培养的巨噬细胞中，均可使巨噬细胞荧光密度减少，损伤减轻[42]。共聚焦显微镜时间系列扫描显示，随时间改变 GLPP 可减少静息状态下小鼠腹腔巨噬细胞荧光密度，也可减少 12- 肉豆蔻酸 -13- 乙酸佛波醇酯（PMA）诱导的呼吸爆发状态下小鼠腹腔巨噬细胞荧光密度。这些结果表明，GLPP 具有抗氧化清除自由基作用，可改善小鼠腹腔巨噬细胞的氧化损伤[43]。

4. 灵芝增强自然杀伤细胞活性

自然杀伤细胞（natural killer cell，NK）是机体重要的免疫细胞，不仅与抗肿瘤、抗病毒感染和免疫调节有关，而且在某些情况下对多种靶细胞有自发性细胞毒活性效应，参与超敏反应和自身免疫性疾病的发生。

给正常 C3H/HeN 小鼠口服、腹腔注射、静脉注射灵芝水萃取物再经乙醇萃取后的醇不溶性成分（GL-AI）可增强脾 NK 细胞的细胞毒活性。给 C57BL/6 小鼠或 C3H/HeN 小鼠接种黑色素瘤 B16-F10 和肝肉瘤 129P 细胞后 2 周，荷瘤小鼠的脾 NK 细胞的细胞毒活性显著降低，腹腔注射 GL-AI 40 mg/kg，可明显增强荷瘤小鼠 NK 细胞的细胞毒活性[44]。给小鼠腹腔注射松杉灵芝（G. tsugae）水提取物或不溶于乙醇的组分（GTI），呈剂量依赖性地促进 NK 细胞的细胞毒活性，而溶于乙醇的松杉灵芝提取组分则无此作用[45]。荷瘤小鼠腹腔注射灵芝多糖，连续 7 天，可明显提高荷瘤小鼠 NK 细胞活性、淋巴细胞转化率和血清中 TNF-α、IL-2 的含量[46]。腹腔注射灵芝多糖（Gl-PS）2.5 mg/kg 可使磷酰胺（cyclophosphamide）免疫抑制小鼠受抑制的骨髓细胞、红细胞、白细胞、脾自然杀伤细胞（NK）以及自然杀伤 T（natural killer T，NKT）细胞数的恢复时间明显缩短，细胞毒性 T 淋巴细胞（CTL）、NK 细胞、淋巴因子激活的杀伤细胞（lymphokine activated killer，LAK）活性以及巨噬细胞吞噬活性和细胞毒活性均显著升高[47]。以酸水解的方法分别获得灵芝多糖的两种组分：肽聚糖 GLPS-SF1（分子量约 20 kDa，葡萄糖：甘露糖约 4：1）和寡糖 GLPS-SF2（分子量 1 ～ 5 kD）。这两种组分（100 μg/ml）都可诱导人外周的单核细胞、T 淋巴细胞和 NK 细胞表面的 CD69 表达，不同程度促进外周血单核细胞的 Th1 型细胞因子 IL-12、IL-2、TNF-α 和 IFN-γ 产生。在 $CD14^{+}$ 单核细胞，GLPS-SF1 诱导 CD80/CD86 共刺激分子和 IL-12、TNF-α 能力更强；GLPS-SF1 能通过 TLR4 受体及其信号通路活化小鼠巨噬细胞（HeNC2）生成 TNF-α。以蛋白酶 K 水解去除肽链后，剩余的 GLPS-SF1 多糖部

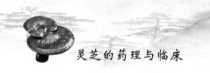

分仍具有免疫活性。GLPS-SF2 能特异性地活化和促进 NK 细胞和 T 细胞增殖，并能诱导 IL-2、IFN-γ 以及更高水平的 IL-2 产生[48]。

5. 灵芝增强细胞因子诱导的杀伤细胞活性

将人外周血淋巴细胞在体外与多种细胞因子共培养后，获得一群异质细胞即细胞因子诱导的杀伤细胞（CIK），具有增殖力强、杀瘤活性高、杀瘤谱广、对多重耐药肿瘤细胞同样敏感等特点，是新一代抗肿瘤过继性细胞免疫治疗的首选方案。

按常规方法制备的 CIK 细胞（在小鼠脾细胞培养中，加入 1000 U/ml IFN-γ ＋ 50 ng/ml anti-CD₃ ＋ 300 U/ml IL-2 ＋ 100 U/ml IL-1，培养 15 天，收获 CIK 细胞），结果可见，CIK 细胞对体外培养的 YAC-1 和 P815 肿瘤细胞有明显的细胞毒作用。在 CIK 细胞培养中，加入灵芝多糖（GL-PS）（100 μg/ml、400 μg/ml）可明显降低白介素 2（IL-2）和抗 CD3 单抗的用量（分别为未加多糖的常规 CIK 细胞对照组的 75% 和 50%），但与常规 CIK 细胞对照组相似，能诱导和大量扩增 CIK 细胞，且此 CIK 细胞在体外对 YAC-1 和 P815 肿瘤细胞的杀伤率亦与常规对照组无明显差异。将此 CIK 细胞静脉输注给荷 S180 或荷 H22 肝肉瘤小鼠后，其体内抗肿瘤作用与常规 CIK 细胞治疗组比较亦无差异。我们还发现，GL-PS 在降低抗 CD3 单抗和 IL-2 用量 50% 和 75% 的条件下，能促进 CIK 细胞颗粒酶 B 以及穿孔素（perforin）mRNA 和蛋白的表达。表明 GL-PS 通过增加颗粒酶 B 和穿孔素的表达，从而增强 CIK 细胞杀伤肿瘤细胞的活性。灵芝多糖对 CIK 细胞的作用是经由淋巴细胞表面的补体 3 型（CR3）受体介导的[49-50]。

6. 灵芝抑制肿瘤细胞的免疫逃逸

肿瘤的免疫逃逸（immune escape）是指肿瘤细胞可以通过多种方式逃避免疫系统的监控、识别与攻击而继续分裂生长。肿瘤的免疫逃逸机制复杂，主要涉及机体全身或局部免疫功能低下，肿瘤细胞表面主要组织相容性复合物 MHC 类分子及协同刺激分子表达异常，肿瘤细胞产生免疫抑制性因子，肿瘤细胞 Fas 表达的抗宿主免疫反应等。

灵芝通过促进肿瘤细胞 MHC-Ⅰ分子和协同刺激因子的生成、抑制肿瘤细胞分泌免疫抑制因子、增强机体免疫功能等作用抑制肿瘤细胞的免疫逃逸。

通常，肿瘤抗原肽与肿瘤细胞表面的 MHC-Ⅰ分子结合形成复合物，再与 T 细胞表面的抗原受体结合，活化 T 细胞并杀伤肿瘤细胞。这一过程还需要 B7-1、B7-2 等协同刺激分子与 T 细胞表面的 CD28 分子结合。B16F10 黑色素瘤细胞 MHC-Ⅰ分子和 B7-1 及 B7-2 分子表达不足或不表达，在 B16F10 黑色素瘤细胞培养液中加入灵芝多糖 GL-PS 可促进 B16F10 黑色素瘤细胞 MHC-Ⅰ分子 H-2K^b 和 H-2D^b mRNA 表达增加，也可使 B7-1 和 B7-2 mRNA 表达增加；流式细胞术检测结果显示，Gl-PS 可使 H-2K^b、H-2D^b、B7-1 和 B7-2 分子表达增强。此外，GL-PS 作用下的 B16F10 黑色素瘤细胞与植物血凝素（PHA）活化的小鼠脾淋巴细胞共培养，淋巴细胞介导的抗 B16F10 细胞毒活性较对照组明显提高[51]。Gl-PS 作用于 B16F10 黑色素瘤细胞，再与淋巴细胞混合培养，可使淋巴细胞增殖活性升高，并增强淋巴细胞活化抗原 CD69 的表达，促进淋巴细胞 FasL 的表达及 IFN-γ 的生成[52]。结果表明，灵芝多糖可促进 B16F10 黑色素瘤细胞 MHC-Ⅰ分子和协同刺激因子生成，因而促进淋巴细胞活化，增强淋巴细胞介导的细胞毒性。

已知肿瘤细胞可产生多种免疫抑制分子如白介素-10（IL-10）、转化生长因子-β（TGF-β）、血管内皮生长因子（VEGF），抑制免疫细胞的功能，逃避机体免疫系统的攻击。经 ELISA 方法检测，B16F10 黑色素瘤细胞培养上清中 IL-10、TGF-β、VEGF 水平显著增高，即 B16F10 黑色素瘤细胞可分泌这些免疫抑制因子。RT-PCR 检测结果发现，与未加 GLPS 的对照组相比，GL-PS 可使 B16F10 黑色素瘤细胞的 IL-10 mRNA、TGF-β1 mRNA、VEGF mRNA 表达显著减少。ELISA 检测结果还发现，Gl-PS 可使 B16F10 黑色素瘤细胞的培养上清液中 IL-10、TGF-β1、VEGF 生成显著减少[53]。

将 B16F10 黑色素瘤细胞培养上清加入 PHA 诱导小鼠脾淋巴细胞培养中，可显著抑制淋巴细胞增殖活性、穿孔素和颗粒酶 B 表达，GL-PS（0.8 ～ 12.8 μg/ml）可逆转这一现象。GL-PS 还显著增强 B16F10 黑色素瘤细胞培养上清液抑制的混合淋巴细胞反应[54]。GL-PS 还可使受抑制的细胞活化分子 CD71 和 FasL 表达显著增加[55]。在小鼠脾单核淋巴细胞培养中，加入 B16F10 黑色素瘤细胞培养上清液，可抑制 PHA 诱导的小鼠脾淋巴细胞 IL-2、IFN-γ 和 TNF-α mRNA 表达和生成，同时加入 GL-PS（0.8 ～ 12.8 μg/ml）则可使 3 种细胞因子的 mRNA 表达和生成明显恢复[56]。这些结果表明，GL-PS 可拮抗 B16F10 黑色素瘤细胞培养上清诱导的免疫抑制作用，其机制可能与灵芝多糖抑制 B16F10 黑色素瘤细胞分泌免疫抑制因子，促进淋巴细胞活化有关。在用脂多糖活化巨噬细胞时，加入 B16F10 黑色素瘤细胞培养上清液可抑制巨噬细胞的活化。GL-PS（0.2 ～ 12.8 mg/L）可使受抑制的巨噬细胞吞噬活性增强，可使受抑制的 NO 的生成及 TNF-α 的生成增加，GL-PS 还可增强受抑制的 TNF-α 杀伤 L929 细胞的细胞毒活性[57]。

（二）抑制肿瘤细胞的侵袭、黏附

肿瘤的侵袭是肿瘤转移的重要环节，是肿瘤细胞黏附、酶降解基质、移动、基质内增殖等一系列过程的表现。一些研究指出，灵芝对此过程有一定影响。如灵芝孢子的破壁方法不同对人恶性乳腺癌（MT-1）细胞黏附的抑制作用不同，酶法破壁灵芝孢子＞物理法破壁灵芝孢子＞完整孢子。同样，不同来源的灵芝提取物（含粗多糖）也可抑制 MT-1 细胞黏附，段木栽培的灵芝子实体提取物对癌细胞黏附的抑制作用最强，进一步纯化的多糖也抑制癌细胞黏附到各种基质分子上。整合素（β1-integrin）参与了上述灵芝抑制癌细胞黏附的作用[58]。灵芝子实体干粉或孢子粉能抑制高侵袭性 MDA-MB-231 乳腺癌细胞和 PC-3 前列腺癌细胞的移动，并进一步发现它们通过抑制活化转录因子 AP-1 和核因子 κB（NF-κB）活性，从而抑制细胞中的信号转导[59]。灵芝可抑制尿激酶型血浆素原激活因子（urokinase-typeplasmino-genactivator，uPA）和 uPA 受体（uPAR）表达，从而抑制 MDA-MB-231 和 PC-3 肿瘤细胞的移动[60]。灵芝孢子液（将灵芝孢子粉加在去离子水中配制成灵芝孢子液，加热促溶后，低速离心取上清，终浓度为 0.5 mg/ml、1 mg/ml、2 mg/ml，过滤后用于实验）对人卵巢上皮性癌细胞 A2780CP（顺铂耐药细胞株）及 A2780S（顺铂敏感细胞株）的增殖有显著抑制作用。对人卵巢上皮性癌细胞 SKOV3 黏附、迁移、侵袭、多细胞球体形成以及克隆形成能力有明显抑制作用，灵芝孢子作用于细胞后，E 钙黏蛋白（E-cadherin）表达逐渐增强，神经钙黏素（N-cadherin）、波形蛋白（Vimentin）表达逐渐减弱[61]。灵芝多糖肽 GLPP 对人肺癌 PG 细胞增殖无直接抑制作用，但 GLPP 明显抑制 PG 细胞的运动性和黏附性，PG 细胞的金属蛋白酶 MMP-9 活性呈剂量依赖性下降，其 mRNA 表达也受到不同程度的抑制[62]。灵芝有机溶剂提取物显著抑制细胞迁移，并降低三阴性乳腺癌 MDA-MB 231 和黑色素瘤 B16-F10 细胞存活率。其迁移抑制作用与减少基质金属蛋白酶（MMP）释放有关[63]。GAEE 是富含二氢化灵芝醇 A（Ganoderiol A，GA）和 GA 异构体的灵芝三萜提取物，它通过抑制 FAK-SRC-paxillin 信号通路，抑制 MDA-MB-231 细胞迁移和黏附[64]。灵芝重组蛋白 rLZ-8 可以抑制荷 Lewis 肺癌细胞小鼠的肿瘤转移并提高其存活率。在肺癌细胞如 A549 和 CL1-5 人类非小细胞肺腺癌细胞株和 LLC1 Lewis 肺癌细胞株，rLZ-8 通过干扰细胞黏附和黏着斑激酶（FAK）功能，有效地抑制从上皮到间充质转变（EMT）过程和细胞移动性[65]。

（三）灵芝抑制肿瘤血管新生

血管新生（angiogenesis）是肿瘤生长繁殖的必需步骤，当肿瘤只有 2～3 mm 大小时，它可以依靠渗透作用自外界取得营养，一旦超过此范围，就必须长出新的血管并侵入机体内的血管，从中吸取养分。抑制这些血管的生长，便能阻断肿瘤细胞的营养供给，使肿瘤停止生长，甚至缩小或消失。内皮细胞增生是肿瘤血管新生的步骤之一，抑制血管内皮细胞增殖，可抑制肿瘤血管新生。

灵芝多糖（肽）、乙醇提取物抑制鸡胚尿囊膜血管或血管内皮生长因子引起的血管新生，灵芝多糖肽、乙醇提取物、三萜组分、孢子粉以及松杉灵芝（G. tsugae）甲醇提取物均能抑制荷瘤裸鼠肿瘤血管新生[66-72]。

灵芝多糖肽（GLPP）可剂量依赖性显著抑制裸鼠的移植性肿瘤 PG 的生长，但无直接细胞毒作用。将 GLPP（每个鸡胚剂量 80 μg）或者灌胃 50 mg/kg GLPP 小鼠的血清（每个鸡胚 10 μl）直接加到培养的鸡胚绒毛尿囊膜上，可显著地抑制鸡胚绒毛尿囊膜的微小血管增生。浓度为 1～100 mg/L 时，GLPP 无细胞毒性，但可直接抑制人脐静脉内皮细胞（HUVEC）增生。GLPP 抑制抗凋亡基因 Bcl-2 表达，促进凋亡基因 Bax 表达，诱导 HUVEC 凋亡。PG 细胞在缺氧条件下可分泌 VEGF，GLPP 抑制缺氧 PG 细胞培养上清液中 VEGF 表达[66]。灌胃灵芝孢子粉（2.1 g/kg）显著抑制裸鼠移植性人肝肿瘤生长，抑制率为 57.0%。苏木精伊红染色法、SP 免疫组织化学法及病理 ImageproPlus5.0 彩色图像定量分析法检测发现，与对照组比较，灵芝孢子粉组肿瘤坏死组织较多，细胞异型性较小。VEGF、微血管密度（MVD）表达水平明显下降[70]。灵芝多糖对体外培养的人膀胱癌 T24 细胞增殖的抑制作用较弱，但与顺铂联合给药则有明显协同作用。给接种 T24 的裸鼠灌胃灵芝多糖（200 mg/kg）与顺铂（25 mg/kg）联用，可显著增强顺铂对裸鼠人膀胱癌 T24 瘤的生长抑制作用。免疫组化染色结果显示，灵芝多糖与顺铂联合可抑制肿瘤组织的血管生成及 VEGF、碱性成纤维细胞生长因子（bFGF）的表达，且抑制作用显著强于单用顺铂。实时荧光定量 PCR 和 Western-blot 检测结果也显示，与单用顺铂比较，联合给药后，荷瘤裸鼠肿瘤组织中 VEGF 和 bFGF 的表达显著下降[72]。松杉灵芝（G. tsugae）甲醇提取物（GTME）抑制体外培养的人表皮鳞状细胞癌 A431 细胞增殖，还可增强紫杉醇对 A431 细胞增殖的抑制作用。与此同时，其抑制表皮生长因子受体（EGFR）和 VEGF 的表达，并抑制人脐静脉内皮细胞的毛细管形成。表皮生长因子

（EGF）可拮抗 GTME 所致的 VEGF 表达的抑制。体内给予 GTME 也能显著抑制 A-431 异种移植肿瘤在裸鼠体内生长，并抑制表皮生长因子受体和 VEGF 的表达[71]。

（四）灵芝对肿瘤细胞周期及信号转导的影响

灵芝醇提取物及其所含三萜类化合物对体外培养的肿瘤细胞具有细胞毒作用，从而引发了学术界探讨灵芝对肿瘤细胞周期及其分子机制的影响。

灵芝孢子的乙醇提取物 I 和 III 显著抑制 HeLa 细胞生长。提取物 III 能阻断细胞周期中从 G1 到 S 期的转变，并使细胞内钙水平显著降低[73]。从灵芝菌丝中制备的富含三萜组分 WEESGG6 在体外可抑制人肉瘤 Huh7 细胞生长。用 WEESGG6 处理细胞可使细胞生长调节蛋白 PKC 的活性降低，并抑制 p38 丝裂原活化蛋白激酶（p38MAPK）的活化，因此延长细胞周期的 G2 期，抑制肝肉瘤细胞生长[74]。从鹿角灵芝（G. amboinense）提取的 4 环三萜 GanoderiolF（GolF）可抑制体外培养的人肝肉瘤细胞 HepG2、人肝癌细胞 Huh7 和人白血病细胞 K562 肿瘤细胞生长，GolF 处理可使 DNA 合成迅速抑制，细胞周期停止在 G1 期。用 $30~\mu M$ GolF 连续处理 HepG2 细胞 18 天后，可见超过 50% 的细胞变大、变平，老化细胞呈现 β 半乳糖苷酶阳性。GolF 在体外可抑制拓扑异构酶，这可能与其抑制细胞 DNA 合成有关。GolF 处理的早期，可见丝裂原活化的蛋白激酶 EKR 活化以及上调周期素（cyclin）依赖的蛋白激酶抑制因子 p16，推测这与引起细胞周期停滞以及触发 HepG2 细胞早老有关[75]。灵芝醚提取物抑制 MCF-7 细胞端粒酶活性，表现出最强的细胞毒性（$IC_{50} = 100~\mu g/ml$）。灵芝醚提取物（DMSO 中 $100~\mu g/ml$）处理的 MCF-7 细胞的端粒酶活性较 DMSO 处理的细胞低 32.2%。在预测的靶向端粒酶逆转录酶（TERT，是端粒酶的催化亚基）miRNA 中，miR-3687 和 miR-1207-5p 表达上调至少两倍，表明这两种 miRNA 参与了灵芝醚提取物对 MCF-7 乳腺癌细胞端粒酶活性的抑制作用[76]。灵芝三萜提取物（GLT）抑制体外培养的人结肠癌细胞 HT-29 增殖，并抑制裸鼠移植性结肠肿瘤的生长。GLT 的这些作用与细胞周期的 G0/G1 期阻滞及诱导结肠癌细胞 II 型自吞噬（autophagy）程序死亡有关。GLT 诱导结肠癌细胞中出现自吞噬空泡，并上调 Beclin G1 表达（增加 1.3 倍）以及 LC-3 蛋白表达（增加 7.3 倍），在移植性结肠肿瘤模型裸鼠中 Beclin-1 增加 3.9 倍，LC-3 增加 1.9 倍。自吞噬是由 p38MAPK 受抑制而产生的，GLT 抑制结肠癌细胞 p38MAPK 磷酸化可达 60%[77]。灵芝甲醇提取物增加 AGS（人胃癌细胞）自噬体形成的同时，增加细胞的自噬相关蛋白（LC3-II）水平，减少细胞的自噬基质（p62）水平。与溶酶体蛋白酶抑制剂阿洛司他丁或胃酶抑素联合，甲醇提取物进一步升高细胞 LC3-II 和 p62 水平，证实灵芝甲醇提取物诱导自噬而不是抑制自噬流量（autophagic flux）[78]。松杉灵芝（G. tsugae）乙醇提取物（GT）$200 \sim 400~\mu g/ml$ 显著降低 K562 细胞活率，并引起细胞阻滞在 G2/M 期。此外，GT 诱导线粒体和死亡受体介导的细胞凋亡，同时可见 DNA 片段断裂相关细胞色素 C 的释放，伴随 caspase-3、caspase-8、caspase-9 活化，PARP 裂解，Fas 活化，Bid 裂解和 Bax/bcl-2 失调。由于增加 LC3-II 集聚、Beclin-1/Bcl-2 失调、酸性泡状细胞器形成和 p62/SQSTM1 激活，GT 可以诱导细胞保护性自噬，自噬抑制剂 3-MA 和 CQ 预处理细胞增强了 GT 诱导的细胞凋亡。特别是，GT 给药未引起细胞内活性氧基生成，抗氧化剂 N-乙酰半胱氨酸不能阻止细胞凋亡和 GT 诱导的自噬。

还发现 GT 诱导的细胞保护性自噬与 EGFR、PI3K/AKT/mTOR 信号通路级联抑制有关[79]。鹿角灵芝（G. amboinense）的甲醇提取物抑制人肝肉瘤 HuH-7 细胞、结肠肉瘤 HC-116 细胞、Burkitt 淋巴瘤 Raji 细胞和人急性白血病（HL60）细胞的生长。其所含羊毛甾烷三萜类的灵芝酸 X（GAX）抑制 HuH-7、HCT-116、Raji、HL60 细胞的作用较甲醇提取物明显增强。用 GAX 处理人肝肉瘤 HuH-7 细胞立即引起 DNA 合成抑制，也抑制 ERK 和 c-JunN- 端激酶（JNK）、丝裂原活化蛋白激酶的活化，并诱导细胞凋亡。GAX 诱导肿瘤细胞凋亡的分子机制与其促使染色体 DNA 断裂、降低 Bcl-xL 水平、使线粒体膜破裂、促使细胞质中细胞色素 C 释放和 caspaseG3 活化有关[80]。

已知抑癌基因 N-myc 下游调控基因 2（N-myc downstream-regulated gene 2，NDRG2），在正常组织高表达，但在恶性脑膜瘤组织低表达。以 NDRG2 蛋白表达水平作为评估指标，对 3 例恶性脑膜瘤患者手术切除的肿瘤组织与 3 个正常人脑组织样本进行比较。结果发现，恶性脑膜瘤组织里的 NDRG2 蛋白约为正常人脑组织的 40%。人脑膜瘤细胞（IOMM-Lee cells）与从灵芝中提取纯化的灵芝酸 A（GA-A）或灵芝酸 DM（GA-DM）（剂量均为 25 μM）一起培养 72 h 后，由于 GA-A/DM 上调 NDRG2 蛋白表达，细胞坏死百分数显著增加。但它们不引起正常人的神经元和蛛网膜细胞死亡。GA-A/DM 促进凋亡因子 Bax 表达，抑制基质金属蛋白酶（MMP）-9、p-P13K、p- 蛋白激酶 B（p-AKT）、磷酸化雷帕霉素靶蛋白（p-mTOR）和 Wnt-2 蛋白表达，这些均与其抑制人脑膜瘤细胞存活，增加细胞死亡有关。RT-PCR 和 Western blot 检测结果发现，GA-A/DM 显著下调 NDRG2 的 mRNA 水平，并上调总 NDRG2 蛋白表达。但阿扎胞苷（azacitidine）和地西他滨（decitabine）处理未见 NDRG2 蛋白表达的改变。在原位移植人脑膜瘤的联合免疫缺陷小鼠，核磁共振（MRI）显示，GA-A/DM（10 mg/kg，给药 14 天）减少肿瘤体积，H&E 染色证明肿瘤体积减小约 60%。此外，免疫荧光染色还证明，GA-A/DM 诱导 NDRG2 表达，抑制标记细胞增殖状态的 ki-67 抗原表达。GA-A/DM 处理移植人脑膜瘤小鼠的存活率显著增高，且未见肝毒性[81]。赤芝（G. lucidum）和紫芝（G. sinense）的提取物（GLE）显著抑制接种肝癌细胞（hepa1-6）小鼠的肿瘤生长。同时，检测了 GLE 处理和未处理肿瘤小鼠的 microRNA（miRNA）谱，查明了 25 个差异表达（DE）miRNA，其中 24 个上调，1 个下调。使用 ClusterOne 算法，从建立的 miRNA-target 网络中分离出 8 个 hub miRNA。qRT-PCR 检测显示，在 GLE 治疗的肝癌小鼠中，这 8 个 miRNA 表达上调。此外，mRNA 谱显示 GLE 处理组和模型组之间有 76 个差异表达（DE）mRNA。蛋白-蛋白相互作用（protein-protein interaction，PPI）网络以及 qRT-PCR 检测显示，在 GLE 处理肝癌小鼠，5 种 mRNA Cntn1、Irs1、Nfkbia、Rybp 和 Ywhaz 表达下调。重建的 miRNA 靶标网络显示，这 5 种 mRNA 分别受到 mmu-mir-23a-5p、-3102-3p、-337-3p 和 -467a-3p 的调控——说明这 4 个重要的 miRNA 是评价 GLE 疗效的潜在生物标志物，可能下调 Cntn1、Irs1、Nfkbia、Rybp 和 Ywhaz 的表达，并介导肿瘤治疗中发生的许多信号通路[82]。

（五）对肿瘤放射治疗及化学治疗损伤的防护作用

灵芝（G. lucidum）提取液及其所含灵芝多糖、菌丝体水提取物、孢子粉、破壁孢子粉多糖、黑灵芝（G. atrum）多糖对放射治疗损伤[83-90]和化学治疗损伤[91-94]动物模型具有保护作用。

在 ^{60}Co γ 射线照射前给小鼠灌胃灵芝提取液（每千克体重 10 g 生药）20 日，照射后继续给药 2 周，能显著降低小鼠死亡率。灵芝组和对照组照射后 30 日的死亡率分别为 44.4% 和 70.4%。照射后给药，对照射后 30 日小鼠死亡率无明显影响，但可使死亡动物的平均存活时间明显延长[83]。灵芝提取物（400 mg/kg）连续给药 35 日，对 4 Gy γ 射线照射小鼠所致损伤有明显的防护作用。照射后 7 日或 28 日，能明显拮抗照射引起的白细胞减少和 PHA、ConA 和 LPS 诱导的脾淋巴细胞增殖反应降低。灵芝提取物还可使照射引起的 CD4 和 CD8 细胞数目恢复[85]。经剂量为 3 ～ 6 Gy ^{60}Co γ 射线照射后，小鼠出现明显的放射性损伤，表现为骨髓有核细胞显著减少，微核细胞明显增加，染色体 DNA 断裂增多，肝丙二醛（MDA）水平显著增加、谷胱甘肽过氧化物酶（GPx）活性明显降低。灌胃破壁灵芝孢子粉多糖 GLP（13.4 mg/kg、26.6 mg/kg、40.0 mg/kg）可明显缓解上述 ^{60}Co γ 射线照射所致损伤，具有抗放射损伤作用[87]。

化疗药甲氨蝶呤（MTX）可使小鼠的小肠绒毛变短、融合，小肠隐窝细胞消失，杯状细胞减少。电子显微镜下可见肠上皮细胞的微绒毛紊乱、变短、缺失，核膜和线粒体肿胀。灌胃灵芝多糖 GL-PS（50 mg/kg、100 mg/kg、200 mg/kg）治疗后，小鼠小肠的上述形态学变化明显减轻。与正常对照组相比，MTX 模型组的肠匀浆上清液中氧化产物 MDA 含量明显增高，总超氧化物歧化酶（T-SOD）活性明显降低，血清 IgA 水平显著降低。灵芝多糖（100 mg/kg、200 mg/kg）可使降低的 T-SOD 活性和降低的血清 IgA 水平明显升高，增高的 MDA 明显降低。结果指出，灵芝多糖 GL-PS 能改善 MTX 所致的小鼠肠道黏膜氧化应激损伤[92]。黑灵芝（G. atrum）多糖 PSG-1（25 mg/kg、50 mg/kg、100 mg/kg，灌胃）可使环磷酰胺（Cy）所致小鼠红细胞、白细胞和血小板减少明显恢复。增加 CD4$^+$T 细胞数量和 CD4$^+$/CD8$^+$ 比率，使受 Cy 抑制的 IL-2、IL-10、INF-γ、IgA、IgM、IgG 和溶血素（hemolysin）水平恢复至接近正常或正常水平。此外，Cy 抑制小鼠心、肝的总抗氧化能力（T-AOC）及超氧化物歧化酶（SOD）、过氧化氢酶（CAT）、GPx 活性，增加脂质过氧化产物 MDA 的水平，PSG-1 能使之明显恢复，并呈现较好的量效关系[93]。

异食癖（pica）大鼠在受到催吐剂如化疗药顺铂刺激后，有增加摄食高岭土的癖好，并可以此作为评价止吐药物的指标。在给异食癖大鼠腹腔注射顺铂 24 h、48 h、72 h 和 96 h 后，可见异食癖大鼠摄食高岭土明显增加，这反映了顺铂引起恶心与呕吐的作用。注射 1 mg/kg、3 mg/kg 和 10 mg/kg 灵芝提取物可剂量依赖性地减少顺铂引起的异食癖大鼠摄食高岭土增加。此外，灵芝提取物还可改善顺铂引起的大鼠摄食减少和机体的一般状态[94]。

（六）逆转肿瘤细胞对抗肿瘤药的多药耐药性

肿瘤细胞对化疗药产生耐药性是肿瘤化疗失败的重要原因。耐药的肿瘤细胞通过与 ATP 结合的转运体［包括 P- 糖蛋白（P-glycoprotein）、多药耐药相关蛋白（MRP）和 MRP1］将化疗药从肿瘤细胞内转运至细胞外，使细胞内化疗药浓度降低，从而产生耐药性。肿瘤细胞对一种化疗药产生耐药性以后，往往对其他化疗药也产生耐药性，故又称多药耐药性（multidrug resistance，MDR）。

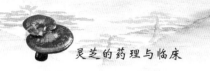

灵芝及其有效成分如多糖、三萜、甾醇等可逆转肿瘤细胞的多药耐药性，这可能是灵芝与化疗药协同作用的机制之一。

研究证明，灵芝多糖（GL-PS）对阿霉素（多柔比星，adriamycin）抑制体外培养的敏感人白血病细胞株 K562 细胞的半数抑制浓度（IC$_{50}$）无明显影响，但可明显降低阿霉素对多药耐药的人白血病细胞株 K562/ADM 细胞的 IC$_{50}$，加入 GL-PS 5 mg/L、10 mg/L、20 mg/L 和 40 mg/L 分别使 K562/ADM 细胞对阿霉素的敏感性增强 2.96、6.46、6.80 和 3.35 倍。可见 GL-PS 明显减轻或逆转 K562/ADM 细胞对抗肿瘤药阿霉素的耐药性，恢复其对阿霉素的敏感性。进一步的研究证明，GL-PS 减轻或逆转 K562/ADM 对多柔比星的耐药性与其下调肿瘤细胞的 P- 糖蛋白和多药耐药蛋白 MRP1 的表达相关[95]。灵芝提取物可减轻或逆转具有多药耐药的人小细胞肺癌细胞 VPA 对抗肿瘤药依托泊苷和多柔比星的耐药性[96]。从灵芝中提取的三萜类化合物 Ethyl lucidenates A（10 μM）可逆转白血病细胞 K562/A02 对长春新碱的耐药性达 7.59 倍。罗丹明（rhodamine）蓄积试验和细胞周期分析证明，Ethyl lucidenates A 不影响 P- 糖蛋白的表达，但可抑制 P- 糖蛋白介导的药物转运活性，减少长春新碱从细胞内外排，使 K562/A02 细胞内长春新碱蓄积，逆转 K562/A02 细胞的多药耐药性[97]。从灵芝孢子油中分离出麦角甾醇过氧化物（ergosterol peroxide）可以逆转体外培养的 miR-378 转染人胶质瘤细胞 U87 对阿糖胞苷和甲氨蝶呤的耐药性[98]。从小孢子灵芝（G. microsporum）提取出的真菌蛋白（GMI）增加多药耐药的人肺癌细胞（A549）内钙[Ca^{2+}]水平，抑制 Akt/S473 和 p70S6K/T389 磷酸化，阻断 Akt-mTOR-p70S6K 通路，诱导自噬和凋亡，抑制 MDR 细胞的生长[99]。

图 3-1 总结了灵芝抗肿瘤作用的药理学机制。

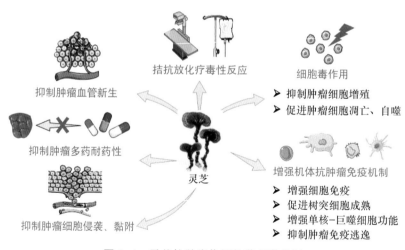

图 3-1　灵芝抗肿瘤作用的药理学机制

第二节　灵芝抗肿瘤作用的临床应用

灵芝制剂与化疗或放疗合用时，对多种实体肿瘤有辅助治疗效果。其疗效特点如下：减轻化疗和放疗引起的白细胞减少、血小板减少、食欲不振、恶心、呕吐、腹泻、肝肾功能损伤等严重不良反应；提高肿瘤患者的免疫功能，增强机体的抗感染免疫力与抗肿瘤免疫力；提高肿瘤患者的生活质量，延长患者的生存期。这些结果均表明，灵芝可作为肿瘤化疗或放疗的辅助治疗药，发挥增效减毒作用。

一、改善化疗或放疗不良反应

（一）灵芝代泡剂减轻化疗的胃肠道反应

一项研究纳入临床诊断为恶性肿瘤的中晚期患者 309 例，分为治疗组 155 例，对照组 154 例。两组患者入院时全身状态、白细胞总数、粒细胞计数、食欲状况相似，无显著差异。两组病例化疗方案及程序基本相同，并辅以止吐药和升白细胞药物。治疗组在化疗前 3 天开始泡饮灵芝代泡剂，每次 2～4 g，一日 2 次，连用 15～20 日。疗效指标：①恶心、呕吐分级：0 级为无恶心、呕吐，Ⅰ级为每日呕吐 1～2 次，Ⅱ级为每日呕吐 3～4 次，Ⅲ级为每日呕吐≥ 5 次。②进食情况分度：Ⅰ度为几乎不能进食或食量少于正常一半，Ⅱ度为食量为正常一半，Ⅲ度为正常进食。③周围血象变化：化疗前及化疗后每隔 3 日测一次，连测 3～4 次。结果：化疗后，治疗组呕吐反应分别为 0 级 59 例、Ⅰ级 77 例、Ⅱ级 16 例、Ⅲ级 3 例，而对照组分别为 31 例、92 例、25 例、6 例。治疗组进食量Ⅰ度 17 例、Ⅱ度 81 例、Ⅲ度 57 例，对照组分别为 39 例、74 例、41 例。治疗组较对照组白细胞总数下降例数有所减少。结果表明灵芝代泡剂能减轻化疗后呕吐反应，促进食欲，具有辅助治疗作用[100]。

（二）灵芝提取物胶囊改善化疗所致癌症患者的免疫功能低下

一项研究纳入经病理学、细胞学和 CT 检查确诊的癌症（胃癌、食管癌、肺癌、肝癌、宫颈癌、结肠癌和膀胱癌）患者 114 例，随机分为治疗组（66 例）和对照组（48 例）。对照组：选用 FAM（5- 氟尿嘧啶＋阿霉素＋丝裂霉素）6 周为 1 疗程。根据病情于 4～5 个月后再用 1 疗程加以巩固。治疗组：化疗方案同对照组，从化疗开始至化疗以后服灵芝（子实体）提取物胶囊，每次 4 粒，每日 4 次，40 天为 1 疗程。从表 3-1 结果可见，治疗前后化疗＋灵芝组的自然杀伤细胞（NK）活性和 CD3$^+$、CD4$^+$、CD8$^+$T 细胞亚型（%）均无显著改变，患者的中医临床症状、生活质量获得改善，而单纯化疗组治疗后 NK 活性和 CD3$^+$、CD4$^+$、CD8$^+$细胞亚型（%）均明显降低[101]。

表 3-1　灵芝＋化疗组与单纯化疗组 NK 及 T 细胞亚群变化情况，$\bar{x} \pm s$

组别		例数	CD3$^+$	CD4$^+$	CD8$^+$	NK
化疗＋灵芝组	治疗前	66	51.43±6.00	36.57±6.69	31.20±6.90	51.24±7.90
	治疗后		50.67±6.29	37.10±6.49	30.24±7.60	48.10±7.90
单纯化疗组	治疗前	48	50.99±6.52	37.75±7.40	30.99±6.69	51.40±6.62
	治疗后		43.38±6.39*	31.01±6.31*	26.42±7.15*	44.43±7.19*

* $P < 0.05$，组内治疗前后比较

（三）薄芝糖肽注射液预防宫颈癌患者的放化疗血液毒性

一项研究纳入宫颈癌术后接受同步放化疗的患者 28 例，依照临床病理分型及相关理化检查确定 I 期 7 例，II 期 13 例，III 期 8 例。宫颈鳞状细胞癌 21 例，腺癌 6 例，小细胞未分化癌 1 例。28 例患者依照就诊的时间顺序平均分为薄芝组和对照组，每组 14 例，每组患者在年龄、病情分期、病理类型上无明显差异，具有可比性。对照组采用同步放化疗，放疗采用外照 DT40～44 Gy/20～22 f 然后缩小范围进行后程加速超分割治疗，每天 2 次，每次 1.5 Gy，间隔 4～6 h，至总剂量 DT64～70 Gy/36～40 f。化疗方案为顺铂 20 mg/m²，每周 1 次，共 4 周。薄芝组在对照组的治疗方案基础上加用薄芝（薄树芝，*G. capense*）糖肽注射液 4 ml 溶入 0.9% 氯化钠注射液或 5% 葡萄糖注射液 250 ml 中，静脉滴注，每日 1 次，4 周为 1 疗程。疗效评价：检测治疗前、治疗中每周及疗程结束后的外周血细胞计数数据，参照 WHO 血液毒性分级标准进行判断、统计，将放化疗后患者血液毒性分为 4 级，并观察临床症状及肝功能变化。表 3-2 结果指出，薄芝组治疗前后血象无明显变化，血液毒性 I～III 级 3 例，未因同步化疗出现毒副作用。而对照组同步放化疗后白细胞、红细胞、血红蛋白、血小板均显著降低，血液毒性 I～III 级 10 例，12 例患者存在明显的神疲、乏力、食欲减退、恶心、呕吐等症状及肝功能异常。结果说明薄芝糖肽能保护骨髓，减轻放化疗血液毒性，改善临床症状并有保肝作用[102]。

表 3-2　薄芝组和对照组患者治疗前后血象变化，$\bar{x} \pm s$

组别		WBC（10⁹/L）	RBC（10¹²/L）	Hb（g/L）	PLT（10⁹/L）
薄芝组	治疗前	8.11±0.61	4.59±0.14	114.12±5.1	211.08±14
	治疗后	7.99±0.70*	5.40±0.11*	120.07±4.9*	204.30±18*
对照组	治疗前	8.26±0.73	4.67±0.10	119.13±5.4	209.89±12
	治疗后	3.46±0.46	2.11±0.09	65.21±3.2	99.08±10

* $P < 0.05$，与对照组治疗后比较

（四）灵芝孢子粉对乳腺癌患者的癌相关性疲劳的改善作用

一项研究纳入 48 例进行内分泌治疗伴有癌相关性疲劳症状的乳腺癌患者，随机分为灵芝孢子粉组和对照组。灵芝孢子粉组患者口服灵芝孢子粉每次 1 g，一日 3 次，共治疗 4 周。对照组服用安慰剂治疗。治疗前后，患者进行癌症治疗相关疲劳功能评估表（FACIT-F）、焦虑及抑郁量表（HADS）、生活质量问卷表（EORTC QLQ-C30）的评估，并检测血液中的 TNF-α 和 IL-6 水平和肝肾功能。应用配对检验及回归分析对结果进行统计学分析。FACIT-F 评估结果显示，灵芝孢子粉组患者治疗后身体状况评分及疲劳程度评分均较对照组明显升高。HADS 及 EORTC QLQ-C30 结果显示，灵芝孢子粉组患者的焦虑及抑郁程度较对照组显著降低，睡眠障碍、食欲不振、疲劳较对照组显著改善。灵芝孢子粉组患者用药后血液中癌相关性疲劳的标志物 TNF-α 和 IL-6 均显著降低，对照组则无明显变化（图 3-2）。服用灵芝孢子粉过程中无严重不良反应发生[103]。

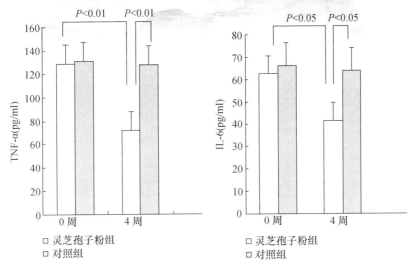

图 3-2　灵芝孢子粉组和对照组给药前和给药后 4 周 TNF-α 和 IL-6 血浓度

二、与放化疗的协同作用

（一）灵芝口服液配合化疗治疗中晚期非小细胞肺癌

馬本魁等进行的一项研究纳入 56 例患者经胸片和肺部计算机断层成像（CT）以及病理组织学或细胞学检查，确诊为原发性非小细胞肺癌患者，不能或不愿手术或术后肺内复发、播散。通过影像学检查如 X 线摄片、CT 或磁共振成像（MRI）测量病灶大小，供客观评价。56 例均为 Ⅱ～Ⅳ 期肺癌患者，其中肺腺癌 32 例、鳞癌 15 例、鳞腺癌 7 例、大细胞癌 2 例。将患者随机分为治疗组（灵芝口服液＋化疗）35 例，对照组（单用化疗）21 例。治疗前，治疗组和对照组平均 Karnofsky 生活质量评分为 60.5 分和 70 分，两组患者病情无显著性差异。对照组应用顺铂（DDP）加长春地辛（VDS）化疗方案。治疗组于化疗同时口服灵芝口服液，每次 20 ml，一日 3 次，1 个月为 1 疗程。疗效判断：①近期疗效：连续用药 2 个疗程后，参考 WHO 实体瘤疗效评定标准：完全缓解（CR）为肿瘤完全消退 4 周以上，无新的病灶出现；部分缓解（PR）为肿瘤消退＞50%，4 周以上且无新的病灶出现；稳定（SD）为肿瘤消退＜50% 或增大＜25%；病变进展（PD）为肿瘤增大。缓解率（RR）为 CR%＋PR%。②生活质量：按 Karnofsky 生活质量评分标准，用药 2 个疗程后，增加＞10 分者为改善，无变化为稳定，减少＞10 分为下降。并观察红细胞（RBC）、白细胞（WBC）、血红蛋白（HGB）、血小板（PLT）、T 淋巴细胞及其亚群（T3、T4、T8）的变化。所统计患者必须完成 2 个疗程治疗，未完成治疗的或者中途中止或死亡的都判为无效（PD）。

结果显示，治疗 2 个疗程后，治疗组 35 例中，CR 2 例（5.7%）、PR 21 例（60%）、SD 9 例（25.71%）、PD 3 例（8.57%）、CR＋PR 23 例（65.71%）；对照组 21 例中 CR 1 例（4.76%）、PR 8 例（38.14%）、SD 10 例（47.62%）、PD 2 例（9.52%）、CR＋PR 9 例（42.85%），两组 RR 有显著性差异。

治疗组 Karnofsky 生活质量评分增加 24 例（68.57%），稳定 7 例（20%），下降 4 例

（11.43%）；对照组增加 9 例（42.85%），稳定 8 例（38.10%），下降 4 例（19.05%），治疗组生活质量改善率（68.57%）与对照组（42.85%）比较有显著性差异。治疗组治疗前后的各血象指标无明显变化，治疗后 T3、T4 和 T8 均有不同程度的升高，与治疗前相比差异显著。而对照组治疗后 RBC、WBC、HGB、PLT 均有明显下降，治疗前后相比差异显著，T3、T4 和 T8 也都有不同程度的降低（表 3-3，表 3-4）。表明灵芝口服液能减轻化学治疗对骨髓造血功能的抑制，增强肿瘤患者的细胞免疫功能[104]。

表 3-3 治疗前后两组患者血象变化（$\bar{x} \pm s$）

分组		RBC（$\times 10^{12}$/L）	WBC（$\times 10^{9}$/L）	HGB（g/L）	PLT（$\times 10^{9}$/L）
治疗组	治疗前	4.50±0.62	6.24±1.31	125±4	221±32
	治疗后	4.44±0.65	6.10±1.32	125±4	220±33
对照组	治疗前	4.51±0.50	6.79±1.46	128±6	217±46
	治疗后	3.77±0.61*	5.13±2.16*	108±9*	183±67*

治疗前后比较，* $P < 0.05$

表 3-4 治疗前后两组患者 T 淋巴细胞及其亚群的变化（$\bar{x} \pm s$）

分组		T3（%）	T4（%）	T8（%）	T4/T8
治疗组	治疗前	37.9±6.5	32.4±7.4	23.5±6.3	1.33±0.57
	治疗后	42.9±5.8*	37.1±6.5*	26.2±5.7*	1.41±0.38
对照组	治疗前	36.8±5.6	33.2±6.2	23.9±5.9	1.38±0.61
	治疗后	35.2±5.0	31.6±5.7	22.1±5.0	1.42±0.56

治疗前后比较，* $P < 0.05$

（二）复方灵芝孢子胶囊联合化疗治疗非小细胞肺癌

王静等进行的一项研究将 134 例非小细胞肺癌（NSCLC）患者随机分为观察组与对照组，每组各 67 例。对照组采用紫杉醇＋顺铂（TP）化疗方案，连续治疗 4 个疗程，在化疗前后辅以保肝、止吐及抗过敏等常规治疗。观察组在此基础上联合服用复方灵芝孢子胶囊（由灵芝孢子粉、女贞子组成的复方），每次 4 粒，一日 3 次；对照组同时服用与该药外观一致的安慰剂。观察两组临床疗效及免疫功能改变。结果，观察组 CR1 例、PR21 例、SD34 例、PD11 例；对照组 CR0 例、PR10 例、SD32 例、PD25 例。观察组显效（CR＋PR）率 32.84% 和总有效（CR＋PR＋SD）率 83.58%，均明显高于对照组的 14.93% 和62.69%。而骨髓抑制、胃肠道反应发生率均明显低于对照组（表 3-5）；治疗后观察组 CD3+、CD4+、CD8+、CD4+/CD8+ 均有明显改善，且改善情况显著优于对照组（表 3-6）。结果指出，化疗联合复方灵芝孢子胶囊治疗 NSCLC 患者，能够有效提高临床疗效，减轻化疗所引起的不良反应，并能够明显改善患者的免疫功能[105]。

（三）薄芝糖肽注射液联合伽马刀治疗晚期肺癌

崔屹等进行的一项研究纳入 84 例晚期肺癌患者（男性 53 例、女性 31 例），平均年龄

表 3-5　两组不良反应情况　例数（%）

组别	病例数	骨髓抑制	胃肠道反应	肝功能异常	肾功能异常
观察组	67	32（47.76）*	16（23.88）*	4（5.97）	8（11.94）
对照组	67	48（71.64）	31（46.27）	9（13.43）	15（22.39）

与对照组相比，*$P < 0.05$

表 3-6　治疗前后两组免疫指标水平比较（$\bar{x} \pm s$）

组别		例数	CD3$^+$/%	CD4$^+$/%	CD8$^+$/%	CD4$^+$/CD8$^+$
观察组	治疗前	67	64.72±7.48	37.06±6.45	32.85±8.14	1.33±0.35
	治疗后		71.79±8.52*△	47.58±7.31*△	22.16±7.32*△	2.49±0.28*△
对照组	治疗前	67	65.13±8.26	36.79±7.82	32.26±7.9	31.32±0.37
	治疗后		59.47±7.21*	34.28±6.89*	34.69±8.09*	1.03±0.41*

与治疗前相比，*$P < 0.05$；与对照组相比，△$P < 0.05$

57.3 岁，有转移者 53 例。其中鳞状细胞癌 38 例，腺癌 16 例，小细胞癌 22 例，大细胞癌 8 例。患者血常规均正常，Karnofsky 生活质量评分 > 60 分，肿物直径 0.8 ～ 13.4 cm，不宜行手术切除。将 84 例随机分为联合组（伽马刀治疗加薄芝糖肽注射液）和对照组（单纯伽马刀治疗），每组 42 例。两组患者在年龄、性别、病灶大小、临床症状和实验室检测指标等方面的差异均无统计学意义，具有可比性。联合药物组于伽马刀治疗前 3 天给予静脉输注薄芝糖肽注射液，每天 6 ml，每 3 周为 1 个疗程，共 3 个疗程。对照组单纯进行伽马刀治疗。分别于伽马刀治疗前后测定患者的外周 WBC、癌胚抗原（CEA）水平，比较患者治疗前后 Karnofsky 生活质量评分，以 VAS 法评定疼痛标准。在治疗 6 个月复查胸部 CT 扫描，评估疗效参考 WHO 实体瘤疗效评定标准（见前文）。根据急性放射反应分级标准记录患者住院治疗期间发生的不良反应。

治疗 6 个月后，复查患者肺部 CT 扫描评估疗效。联合组患者 CR3 例、PR23 例、SD9 例、PD6 例；对照组患者 CR1 例、PR15 例、SD12 例、PD10 例，联合组的疗效显著优于对照组。表 3-7 结果显示，两组患者治疗后均有明显 WBC 降低，但联合组显著轻于对照组。两组患者治疗后 VAS 评分降低和 Karnofsky 生活质量评分增高，联合组也明显优于对照组。两组 CEA 虽均有降低，但无显著差异。两组患者出现非血液系统不良反应以胸腔积液增加和呼吸道反应（咳嗽、咳痰、咯血等）为主，联合组发生率为 23.8% 和 21.4%，对照组为

表 3-7　两组患者 WBC、CEA、Karnofsky 生活质量评分、VAS 评分比较（$\bar{x} \pm s$）

组别	例数	WBC（×10⁹/L）		CEA	Karnofsky 评分	VAS 评分
对照组	42	治疗前	4.87±2.52	41.6±40.8	63.54±15.33	4.55±1.64
		治疗后	3.16±1.74*	38.7±36.8	65.47±10.45*	3.07±1.33*
联合组	42	治疗前	4.65±2.65	43.7±39.7	60.85±17.54	4.58±1.95
		治疗后	4.08±2.14*#	32.5±35.4	77.45±19.35*#	2.33±1.21*#

*$P < 0.05$，与治疗前比较；#$P < 0.05$，与对照组治疗后比较

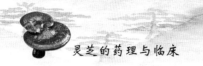

灵芝的药理与临床

45.2% 和 35.7%，联合组发生率显著低于对照组。结果显示，伽马刀联合薄芝糖肽注射液治疗晚期肺癌效果确切，能增强伽马刀的疗效，减轻伽马刀治疗的副作用[106]。

（四）灵芝孢子粉辅助化疗治疗消化系统肿瘤

齐元富等进行的一项研究中，纳入的住院肿瘤患者 200 例均经细胞学或病理学确诊（肝癌为临床诊断）。全部病例 Karnofsky 生活质量评分＞60 分，本次治疗前 1 个月内未经过抗癌治疗，且无心、肝、肾、脑功能异常和骨髓造血功能障碍。试验组 100 例患者中，胃癌 34 例、食管癌 25 例、肝癌 21 例、大肠癌 13 例、其他（胰腺癌、胆囊癌、胆管癌、胃恶性淋巴瘤）7 例；男性 61 例、女性 39 例，平均年龄 54.4 岁；肿瘤 TNM 分期：Ⅲ期 36 例、Ⅳ期 64 例；病程 0.2～18 个月，平均 2.3 个月。对照组 100 例，其中胃癌 32 例、食管癌 28 例、肝癌 26 例、大肠癌 9 例、其他（胰腺癌、胆囊癌、壶腹周围癌）5 例；男性 68 例、女性 32 例；平均年龄 58.3 岁；肿瘤 TNM 分期：Ⅲ期 32 例、Ⅳ期 68 例；病程 0.2～21 个月，平均 2.7 个月。试验组口服灵芝孢子粉胶囊（每粒 0.25 g），每次 4 粒，每日 3 次。对照组口服贞芪扶正冲剂（每包 15 g），每次 1 包，每日 3 次。两组病例均服药 4 周为 1 个疗程，每例用药不少于 2 个疗程。两组患者均在每疗程开始当日行常规化疗。胃癌、肝癌及大肠癌等用 5- 氟尿嘧啶＋多柔比星＋丝裂霉素（FAM 方案），食管癌用卡铂＋ 5- 氟尿嘧啶＋平阳霉素（CFP 方案）4 周为 1 个周期，连续应用 2 个周期。疗程结束后判定疗效。治疗过程中，除化疗期间适当给予静脉营养支持外，均未给予升白细胞、升血小板及止吐药物。

治疗结果如下：

（1）近期客观疗效：按 WHO 疗效标准评定，试验组有效率（CR＋PR）为 43%，其中 CR 3 例、PR 40 例、SD 45 例、PD 12 例；对照组有效率为 33%，其中 CR 2 例、PR 31 例、SD 48 例、PD19 例。两组间有显著差异。

（2）生活质量变化：采用 Karnofsky 评分法（见前文）评定生活质量，试验组生活质量评分上升 66 例、稳定 23 例、下降 11 例；对照组生活质量评分上升 49 例、稳定 19 例、下降 32 例。两组比较有显著差异。

（3）体重变化：试验组体重上升（体重增加≥1.5 kg）68 例、稳定（体重上、下波动在 1.5 kg 以内）21 例、下降（体重减少＞1.5 kg）11 例；对照组体重上升 45 例、稳定 26 例、下降 29 例。两组比较有显著差异。

（4）外周血象变化：试验组治疗末白细胞恢复正常者 89 例，低于正常者 11 例；对照组恢复正常者 93 例，低于正常者 7 例。两组比较无显著差异。试验组血小板恢复正常者 92 例，低于正常者 8 例；对照组恢复正常者 95 例，低于正常者 5 例。两组比较无显著差异。

（5）免疫功能变化：治疗后与治疗前比较，试验组 $CD3^+$（%）从 55.35 ± 7.30 增至 67.23 ± 6.61，$CD4^+/CD8^+$ 从 1.35 ± 0.67 增至 1.58 ± 0.44，T 淋巴细胞转化率（%）从 60.19 ± 8.05 增至 65.02 ± 9.64；对照组上述免疫指标治疗前后均无显著变化，而试验组治疗后与对照组治疗后比较，上述细胞免疫学指标的改善均有显著差异。

试验组服药期间未见明显不良反应。以上结果表明，灵芝孢子粉胶囊可作为肿瘤化疗的辅助治疗用药，具有增效、减毒作用[107]。

（五）灵芝孢子粉联合化疗对原发性肝癌手术后复发的影响

甄作均等采用完全随机对照的前瞻性研究，将60例根治性肝癌切除术后患者随机分为术后常规治疗组和灵芝孢子粉治疗组。两组患者年龄、性别构成比、肿瘤大小以及术前血清甲胎蛋白（AFP > 20 ng/ml）、微血管侵犯、肿瘤卫星结节、乙肝感染和肝硬化患者比例均无明显差异，术后抗病毒治疗患者比例以及术中输血、住院时间比较，也无明显差异。研究起点为肝癌切除术后第1天，研究主要终点为肝癌术后复发，次要终点为术后死亡。随访时间2年，同时记录相关治疗的不良反应。无瘤生存期（DFS）为肝癌根治性切除术后至肿瘤复发时间；总生存期（OS）为肝癌切除术后至患者术后死亡或随访结束的时间。肝癌根治性切除术后病理诊断均为肝细胞肝癌。常规治疗组术后给予放化疗，加服其他免疫调节药物，根据病情给予护肝或抗病毒等常规治疗。灵芝孢子粉治疗组在常规治疗的基础上加用灵芝孢子粉，每次口服5粒（每粒0.3 g），每日3次，连续服用半年。治疗过程中如出现肝癌复发或转移，仍继续服用至规定疗程。患者术后严密随访，每3个月复查一次，复发诊断标准为CT或MRI诊断为肝癌复发，或肝穿刺活检病理诊断为肝癌。

结果：常规治疗组和灵芝孢子粉治疗组全部病例完成随访，灵芝孢子粉治疗组无退出治疗的病例。两组患者在肿瘤复发前均未接受其他抗肿瘤治疗与免疫治疗。2年无瘤生存率常规治疗组为53.3%，灵芝孢子粉治疗组为70.0%，两组有显著性差异。常规治疗组的平均复发时间为8.7个月，灵芝孢子粉治疗组为13.4个月，两组有显著性差异。2年随访期中，常规治疗组肿瘤术后复发14例，灵芝孢子粉治疗组复发9例。2年总体生存率常规治疗组患者为60.0%，灵芝孢子粉治疗组为83.3%，常规治疗组患者2年总体生存率显著低于灵芝孢子粉治疗组。术后两组患者的并发症和药物不良反应发生率无显著差异。结果证明，灵芝孢子粉可以减少肝癌根治术后复发，延长患者无瘤生存率和总体生存率，安全有效[108]。

（六）灵芝孢子粉对原发性肝癌术后肝功能的影响

甄作均等进行的研究中将80例原发性肝癌切除术后的患者随机分为对照组和治疗组，每组各40例。对照组采用复方甘草酸苷注射液＋极化液进行常规护肝治疗。治疗组在常规护肝的基础上，加服灵芝孢子粉（每粒0.3 g），每次5粒，一日3次。术后1、3、7日检测谷丙转氨酶（ALT）、谷草转氨酶（AST）、胆红素（TBIL）、白蛋白（ALB）和凝血酶原时间（PT）的变化（结果见表3-8）。两组术后第1天均出现较为明显的肝功能损害；术后第3天治疗组较对照组肝功能损害明显好转；术后7天，治疗组肝功能基本恢复正常，而对照组仍有较明显的肝功能损害。对照组术后出现2例肝功能不全，经人工肝和进一步对症治疗后好转，治疗组无肝功能不全和肝衰竭发生，治疗组较对照组肝癌术后的肝功能、胆红素水平和血浆白蛋白水平均明显改善，两组术后凝血功能无明显差异[109]。

（七）灵芝孢子粉对肝细胞肝癌患者术后细胞免疫功能的影响

甄作均等采用计算机随机数字表法将70例肝癌患者随机分为常规护肝治疗组（35例）

表 3-8　原发性肝癌切除术后不同护肝治疗组肝功能指标的比较

组别	ALT（U/L）	AST（U/L）	TBIL（μmol/L）	ALB（g/L）	PT（s）
对照组术后 1 日	501±122	436±117	39±8	26±3	15.7±3.3
术后 3 日	398±87	325±91	27±9	28±2	13.4±2.9
术后 7 日	125±43	105±38	21±4	30±4	10.8±1.6
治疗组术后 1 日	518±103	421±123	38±9	25±4	16.1±3.6
术后 3 日	137±94	109±62	21±6	34±4	11.6±2.4
术后 7 日	35±9	28±7	12±6	38±5	10.7±1.5

和灵芝孢子粉治疗组（35 例）。另选择 35 例健康体检者作为健康对照组。常规护肝组术后 1 天开始给予复方甘草酸苷注射液＋极化液；灵芝孢子粉组在常规护肝治疗的基础上，术后 1 天开始口服灵芝孢子粉（每粒 0.3 g），每次 5 粒，一日 3 次。分别于术前（或入组时）及术后 1、7、28 天检测外周血 T 淋巴细胞亚群（CD4$^+$、CD8$^+$）和自然杀伤（NK）细胞。CD4$^+$、CD8$^+$、NK 细胞占淋巴细胞百分率的比较采用 t 检验。

结果显示，肝癌患者 CD4$^+$细胞百分率（34%±7%）和 NK 细胞百分率（13%±4%）较健康对照组［（43%±7%）和（19%±5%）］明显降低；肝癌患者 CD8$^+$细胞百分率（30%±3%）较健康对照组（27%±3%）明显升高。常规护肝组肝癌患者术前的 CD4$^+$、CD8$^+$及 NK 细胞百分率与灵芝孢子粉治疗组患者术前比较无显著差异。与术前相比，两组肝癌患者术后 1 天的 CD4$^+$、CD8$^+$及 NK 细胞百分率均显著降低。灵芝孢子粉治疗组术后 7、28 天的 CD4$^+$细胞百分率和 NK 百分率（37%±4%、42%±7% 和 17%±3%、18%±4%）与常规护肝组（33%±5%、38%±6% 和 15%±3%、16%± 4%）比较明显升高，灵芝孢子粉治疗组术后 7、28 天的 CD8$^+$细胞百分率（29%±3%、27%±3%）较常规护肝组（33%±5%、29%±3%）明显降低。可见肝癌患者术前及术后早期细胞免疫功能受到抑制，术后早期应用灵芝孢子粉可改善患者的细胞免疫抑制状态，对患者术后的恢复及预后有益[110]。

（林志彬）

参考文献

［1］林志彬.灵芝的现代研究.4 版.北京：北京大学医学出版社，2015.

［2］张群豪，於东晖，林志彬.用血清药理学方法研究灵芝浸膏 GLGE 的抗肿瘤作用机制.北京医科大学学报，2000，32（3）：210-213.

［3］张群豪，林志彬.灵芝多糖 GL-B 的抑瘤作用和机制研究.中国中西医结合杂志，1999，19（9）：544-547.

［4］Zhang QH，Lin ZB. Theantitumoractivityof *Ganoderma Lucidum*（Curt.：Fr）P. Karst.（Ling-Zhi）（Aphyllophormycetideae）polysaccharides is related to tumor necrosis factor-α and interferon-γ. Int J Med

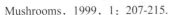

Mushrooms，1999，1：207-215.

[5] 胡映辉，林志彬.灵芝菌丝体多糖对 HL-60 细胞凋亡的影响.药学学报，1999，34：264-268.

[6] Cao QZ，Lin ZB. Antitumor and anti-angiogenic activity of *Ganoderma lucidum* polysaccharides peptide. Acta Pharmacol Sin，2004，25（6）：833-838.

[7] Wang PY，Zhu XL，Lin ZB. Antitumor and immunomodulatory effects of polysaccharides from broken-spore of Ganoderma lucidum. Fron Pharmacol，2012，3：135.

[8] Yue GG，Fung KP，Tse GM，et al. Comparative studies of various Ganoderma species and their different parts with regard to their antitumor and immunomodulating activities in vitro. J Atern Complement Med，2006，12（8）：77-89.

[9] Xie JT，Wang CZ，Wicks S，et al. *Ganoderma lucidum* extract inhibits proliferation of SW480 human colorectal cancer cells. Exp Oncol，2006，28（1）：25-29.

[10] Zhang J，Chen JM，Wang XX，et al. Inhibitor or promoter？ The performance of polysaccharides from *Ganoderma lucidum* on human tumor cells with different p53 statuses. Food Funct，2016，7（4）：1872-1875.

[11] Jiang D，Wang L，Zhao T，et al. Restoration of the tumor-suppressor function to mutant p53 by *Ganoderma lucidum* polysaccharides in colorectal cancer cells. Oncol Rep，2017，37（1）：594-600.

[12] Gao JJ，Nakamura N，Ahn EM，et al. Triterpenes from the spores of *Ganoderma lucidum* and their cytoxicity against meth-A and LLC tumor cells. Chem Pharm Bull（Tokyo），2000，48（7）：1026-1033.

[13] Su HJ，FannYF，Chung MI，et al. New lanostanoids of *Ganoderma tsugae*. J Nat Prod，2000，63（4）：514-516.

[14] Toth JO，Luu B，Ourision G. Les acides gadoderiques U a Z：triterpenes cytotoxiques de *Ganoderma lucidum*（polyporacee）. Tetrahedron Lett，1983，24，1081-1084.

[15] Muller CI，Kumagai T，O'Kelly J，et al. *Ganoderma lucidum* causes apoptosis in leukemia，lymphokma and multiplemyeloma cells. Leukemia Research，2006，30：841-848.

[16] Ruan WM，Popovich DG. *Ganoderma lucidum* triterpenoid extract induces apoptosis in human colon Carcinoma cells（Caco-2）. Biomedicine& Preventive Nutrition，2012，2：203-209.

[17] Ruan W，Wei Y，Popovich DG. Distinct responses of cytotoxic *Ganoderma lucidum* triterpenoids in human carcinoma cells. Phytother Res，2015，29（11）：1744-1752.

[18] Dai J，Miller MA，Everetts NJ，et al. Elimination of quiescent slow-cycling cells via reducing quiescence depth by natural compounds purified from *Ganoderma lucidum*. Oncotarget，2017，8（8）：13770-13781.

[19] Liang Feng，LingYuan，Meng Du，et al. Anti-lung cancer activity through enhancement of immunomodulation and induction of cell apoptosis of total triterpenes extracted from *Ganoderma luncidum*（Leyss ex Fr）Karst. Molecules，2013，18：9966-9981.

[20] 张群豪，林志彬.灵芝多糖（GL-B）对肿瘤坏死因子和干扰素产生及其 mRNA 表达的影响.北京医科大学学报，1999，31：179-182.

[21] 胡映辉，林志彬，何云庆，等.灵芝菌丝体多糖通过增强小鼠巨噬细胞功能诱导 HL-60 细胞凋亡.中国药理学通报，1999，15：27-30.

[22] Wang PY，Zhu XL，Lin ZB. Antitumor and immunomodulatory effects of polysaccharides from broken-spore of *Ganoderma lucidum*. Front Pharmacol，2012，3：135.

[23] Cao LZ，Lin ZB. Regulation on maturation and function of dendritic cells by *Ganoderma lucidum* polysaccharides. Immunol Lett，2002，83：163-169.

[24] Cao LZ，Lin ZB. Regulatory effect of *Ganoderma lucidum* polysaccharides on cytotoxic T lymphocytes induced by dendritic cells in vitro. Acta Pharmacol Sin，2003，24（4）：321-326.

［25］Lin YL，Liang YC，Lee SS，et al. Polysaccharide purified from *Ganoderma lucidum* induced activation and maturation of human monocyte-derived dendritic cells by the NF-κB and P38 mitogen-activated protein kinase pathways. J Leukoc Biol，2005，78：533-543.

［26］Yoshida H，Suzuki M，Sakaguchi R，et al. Preferential induction of Th17 cells in vitro and in vivo by Fucogalactan from *Ganoderma lucidum*（Reishi）. Biochem Biophys Res Commun，2012，422（1）：174-180.

［27］Lin YL，Liang YC，Tseng YS，et al. An immunomodulatory protein，Ling Zhi-8，induced activation and maturation of human monocyte-derived dendritic cells by the NF-kappaB and MAPK pathways. J Leukoc Biol，2009，86（4）：877-889.

［28］Yue GG，Chan BC，Han XQ，et al. Immunomodulatory activities of *Ganoderma sinense* polysaccharides in human immune cells. Nutr Cancer，2013，65（5）：765-774.

［29］林志彬，张志玲，阮元，等. 灵芝的药理研究Ⅵ、子实体不同部分对鼠腹腔巨噬细胞吞噬活力的影响. 食用菌，1980，3：5-6.

［30］高斌，杨贵贞. 树舌多糖的免疫调节效应与其抑瘤作用. 中国免疫学杂志，1989，5：363-366.

［31］顾立刚，周勇，严宣左，等. 薄盖灵芝对小鼠腹腔巨噬细胞的作用. 上海免疫学杂志，1990，10：205-207.

［32］Cao LZ，Lin ZB. Comparison of the effects of polysaccharides from wood-cultured and bag-cultured *Ganoderma lucidum* on murine spleen lymphocyte proliferation in vitro. Acta Pharm Sin，2003，38：92-97.

［33］唐庆九，张劲松，潘迎捷，等. 灵芝孢子粉碱提多糖对小鼠巨噬细胞的免疫调节作用. 细胞与分子免疫学杂志，2004，20：142-144.

［34］Wei MT，K. F. Hua，J Hsu，et al. The interaction of lipopolysaccharide with membrane receptors on macrophages pretreated with extract of Reishi polysaccharides measured by optical tweezers. Opt. Express，2007，15：11020-11032.

［35］Zhang J，Tang Q，Zhou C，et al. GLIS，a bioactive proteoglycan fraction from *Ganoderma lucidum*，displaysanti-tumour activity by increasing both humoral and cellular immune response. Life Sci，2010，87（19-22）：628-637.

［36］Zhang S，Nie S，Huang D，et al. Immunomodulatory effect of *Ganoderma atrum* polysaccharide on CT26 tumor-bearing mice. Food Chem，2013，136（3-4）：1213-1219.

［37］Hsu MJ，Lee SS，Lee ST，et al. Signaling mechanisms of enhanced neutrophil phagocytosis and chemotaxis by the polysaccharide purified from *Ganoderma lucidum*. Br J Pharmacol，2003，139：289-298.

［38］Hsu MJ，Lee SS，Lin WW. Polysaccharide purified from *Ganoderma lucidum* inhibits spontaneous and Fas-mediated apoptosis in human neutrophils through activation of the phosphatidylinositol 3 kinase/Akt signaling pathway. J Leukocyte Biol，2002，72：207-216.

［39］李明春，雷林生，梁东升，等. 灵芝多糖对小鼠腹腔巨噬细胞胞浆游离 Ca^{2+} 浓度的影响. 中国药学杂志，1999，34：805-807.

［40］李明春，雷林生，梁东升，等. 灵芝多糖对小鼠腹腔巨噬细胞蛋白激酶 C 活性的影响. 中国药理学通报，2000，16（1）：36-38.

［41］You YH，Lin ZB. Protective effects of *Ganoderma lucidum* polysaccharides peptide on injury of macrophages induced by reactive oxygen species. Acta Pharmacologica Sinica，2002，23：787-791.

［42］游育红，林志彬. 灵芝多糖肽对小鼠巨噬细胞自由基的清除作用. 中国临床药理学与治疗学，2004，9：52-55.

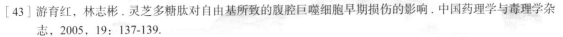
［43］游育红，林志彬 . 灵芝多糖肽对自由基所致的腹腔巨噬细胞早期损伤的影响 . 中国药理学与毒理学杂志，2005，19：137-139.

［44］Won SJ，Lee SS，Ke YH，et al. Enhancement of splenic NK cytotoxic activity by extracts of *Ganoderma lucidum* mycelium in mice. J Biomed Lab Sci，1989，2：201-213.

［45］Won SJ，Lin MT，Wu WL. *Ganoderma tsugae* mycelium enhances splenic natural killer cell activity and serum interferon production in mice. Jpn J Pharmacol，1992，59：171-176.

［46］宁安红，曹婧，黄敏，等 . 灵芝多糖对荷瘤小鼠肿瘤免疫系统的影响 . 中国微生态学杂志，2004，16：13-14.

［47］Zhu XL，Chen AF，Lin ZB. *Ganoderma lucidum* polysaccharides enhance the function of immunological effector cells in immunosuppressed mice. J Ethnopharmacol，2007，111（2）：219-226.

［48］Tsai CC，Yang FL，Huang ZY，et al. Oligosaccharide and peptidoglycan of *Ganoderma lucidum* activate the immuneresponse in human mononuclear cells. J Agric Food Chem，2012，60（11）：2830-7.

［49］Zhu XL，Lin ZB. Effects of *Ganoderma lucidum* polysaccharides on proliferation and cytotoxicity of cytokine-induced killer cells. Acta Pharmacol Sin，2005，26（9）：1130-1137.

［50］Zhu XL，Lin ZB. Modulation of cytokines production，granzyme B and perforin in murine CIK cells by *Ganoderma lucidum* polysaccharides. Carbohydr Polym，2006，63：188-197.

［51］Sun LX，Lin ZB，Duan XS，et al. Enhanced MHC class I and costimulatory molecules on B16F10 cells by *Ganoderma lucidum* polysaccharides. J Drug Target，2012，20（7）：582-592.

［52］Sun LX，Lin ZB，Li XJ，et al. Promoting effects of *Ganoderma lucidum* polysaccharides on B16F10 cells to activate lymphocytes. Basic Clin Pharmacol Toxicol，2011，108（3）：149-154.

［53］Sun LX，Lin ZB，Duan XS，et al. Suppression of the Production of Transforming Growth Factor β1，Interleukin-10，and Vascular Endothelial Growth Factor in the B16F10 Cells by *Ganoderma lucidum* Polysaccharides. J Interferon Cytokine Res，2014，34（9）：667-675.

［54］Sun LX，Lin ZB，Duan XS，et al. *Ganoderma lucidum* polysaccharides antagonize the suppression on lymphocytes induced by culture supernatants of B16F10 melanoma cells. J Pharm Pharmacol，2011，63（5）：725-735.

［55］Sun LX，Lin ZB，Duan XS，et al. *Ganoderma lucidum* polysaccharides counteract inhibition on CD71 and FasL expression by culture supernatant of B16F10 cells upon lymphocyte activation. Exp Ther Med，2013，5（4）：1117-1122.

［56］Sun LX，Li WD，Lin ZB，et al. Cytokine production suppression by culture supernatant of B16F10 cells and amelioration by *Ganoderma lucidum* polysaccharides in activated lymphocytes. Cell Tissue Res，2015，60：379-389.

［57］Lu J，Sun LX，Lin ZB，et al. Antagonism by *Ganoderma lucidum* Polysaccharides Against the Suppression by Culture Supernatants of B16F10 Melanoma Cells on Macrophage. Phytother Res，2014，28：200-206.

［58］Wu QP，XieYZ，Li SZ，et al. Tumour cell adhesion and integrin expression affected by *Ganoderma lucidum*. Enzyme and Microbial Technology，2006，40：32-41.

［59］Sliva D，Sedlak M，Slivova V，et al. Biologic activity of spores and dried powder from *Ganoderma lucidum* for the inhibition of highly invasive human breast and prostate cancer cells. J Altern Complement Med，2003，9（4）：491-497.

［60］Sliva D，Labarrere C，Slivova V，et al. *Ganoderma lucidum* suppresses motility of highly invasive Breast and prostate cancer cells. Biochem Biophys Res Commun，2002，298：603-612.

［61］赵素芬，罗标，程建新 . 灵芝孢子粉对人卵巢癌细胞侵袭和转移能力的影响 . 中国中医基础医学杂志，2010，16（6）：524-526.

［62］曹琦珍，林树钱，王赛贞，等 . 灵芝多糖肽对人肺癌细胞侵袭的影响 . 北京大学学报（医学版），2007，39（6）：653-656.

［63］Barbieri A，Quagliariello V，Del Vecchio V，et al. Anticancer and anti-inflammatory properties of *Ganoderma lucidum* extract effects on melanoma and triple-negative breast cancer treatment. Nutrients，2017，9（3）：210.

［64］Wu G S，Song Y L，Yin Z Q，et al. Ganoderiol A-enriched extract suppresses migration and adhesion of MDA-MB-231 cells by inhibiting FAK-SRC-paxillin cascade pathway. PLoS One，2013，8（10）：e76620.

［65］Lin TY，Hsu HY. Ling Zhi-8 reduces lung cancer mobility and metastasis through disruption of focal adhesion and induction of MDM2-mediated Slug degradation. Cancer Lett，2016，375（2）：340-348.

［66］Cao QZ，Lin ZB. *Ganoderma lucidum* polysaccharides peptide inhibits the growth of vascular endothelial cell and the induction of VEGF in human lung cancer cell. Life Sci，2006，78：1457-1463.

［67］KimuraY，Taniguchi M，Baba K. Antitumor and antimetastatic effects on liver of triterpenoid fractions of *Ganoderma lucidum*：mechanism of action and isolation of an active substance. Anticancer Res，2002，22：3309-3318.

［68］Yun SS，Kim SH，SaJ H，et al. Antiangiogenic and inhibitory activity on inducible nitric oxide production of the mushroom *Ganoderma lucidum*. J Ethnopharmacol，2004，90：17-20.

［69］张晓春，陈赣玲，马兵，等 . 灵芝多糖抑制鸡胚尿囊膜模型中的血管生成及细胞黏附 . 基础医学与临床，2005，25（9）：825-828.

［70］王筱婧，徐江平，程玉芳 . 灵芝孢子粉对裸鼠移植性人肝肿瘤血管生成的抑制作用 . 徐州医学院学报，2006，26（2）：115-119.

［71］Hsu S C，Ou C C，Chuang T C，et al. *Ganoderma tsugae* extract inhibits expression of epidermal growth factor receptor and angiogenesis in human epidermoid carcinoma cells：In vitro and in vivo. Cancer Letters，2009，281：108-116.

［72］郭鹏荣，盛玉文，刘奔，等 . 灵芝多糖对顺铂抑制荷膀胱癌 T24 细胞裸鼠肿瘤生长及血管生成作用的影响 . 解放军医学杂志，2014，39（6）：470-474.

［73］Zhu HS，Yang XL，Wang LB，et al. Effects of extracts from sporoderm-broken spores of *Ganoderma lucidum* on HeLa cells. Cell Biol Toxicol，2000，16（3）：201-206.

［74］Lin SB，Li CH，LeeSS，et al. Triterpene-enriched extracts from *Ganoderma lucidum* inhibit growth of hepatoma cells via suppressing protein kinase C，activating mitogen-activated protein kinases and G2-phase cell cycle arrest. Life Sci，2003，72（21）：2381-2390.

［75］Chang UM，Li CH，Lin LI，et al. Ganoderiol F，a Ganoderma triterpene，induces senescence in hepatoma Hep-2 cells. Life Sci，2006，79：1129-1139.

［76］Gonul O，Aydin HH，Kalmis E，et al. Effects of *Ganoderma lucidum*（higher basidiomycetes）extracts on the miRNA profile and telomerase activity of the MCF-7 breast cancer cell line. Int J Med Mushrooms，2015，17（3）：231-239.

［77］Thyagarajan A，Jedinak A，Nguyen H，et al. Triterpenes from *Ganoderma lucidum* induce autophagy in colon cancer through the inhibition of p38 mitogen-activated kinase（p38 MAPK）. Nutr Cancer，2010，62（5）：630-640.

［78］Reis FS，Lima RT，Morales P，et al. Methanolic extract of *Ganoderma lucidum* induces autophagy of AGS human gastric tumor cells. Molecules，2015，20（10）：17872-17882.

［79］Hseu YC，Shen YC，Kao MC，et al. *Ganoderma tsugae* induced ROS-independent apoptosis and cytoprotective autophagy in human chronic myeloid leukemia cells. Food Chem Toxicol，2019，124：

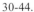
30-44.

［80］Li CH，Chen PY，Chang UM. Ganoderic acid X，a lanostanoid triterpene，inhibits topoisomerases and induces apoptosis of cancer cells. Life Sci，2005，77：252-265.

［81］Das A，Alshareef M，Henderson F，et al. Ganoderic acid A/DM-induced NDRG2 over-expression suppresses high-grade meningioma growth. Clin Transl Radiat Oncol，2020，22：1138-1145.

［82］Tang C，Zhao R，Ni H，et al. Molecule mechanisms of *Ganoderma lucidum* treated hepatocellular carcinoma based on the transcriptional profiles and miRNA-target network. Biomed Pharmacother，2020，125：110028.

［83］林志彬，张志玲，刘慧，等. 灵芝抗放射作用的初步研究. 科学通报，1980，25：178-179.

［84］Hsu HY，Lian SL，LinCC. Radioprotectiv effect of *Ganoderma lucidum*（Leyss. Ex. Fr）Karst After X-ray irradiation in mice. Am J Chin Med，1990，18：61-69.

［85］Chen WC，Hau DM，Lee SS. Effects of *Ganoderma lucidum* and krestin on cellular immunocompetence in gamma-ray-irradiated mice. Am J Chin Med，1995，23：71-80.

［86］余素清，吴树勋，刘京生，等. 灵芝孢子粉对小鼠免疫功能的影响及抗 ^{60}Co γ 辐射效应. 中国中药杂志，1997，22：625-626.

［87］Zhao W，Jiang X，Deng W，et al. Antioxidant activities of *Ganoderma lucidum* polysaccharides and their role on DNA damage in mice induced by cobalt-60 gamma-irradiation. Food Chem Toxicol，2012，50（2）：303-309.

［88］江红梅，葛长勋，孙青，等. 灵芝孢子油对辐射损伤老龄小鼠的保护作用. 中国老年学杂志，2014，34（8）：2187-2189.

［89］Kubo N，Myojin Y，Shimamoto F，et al. Protective effects of a water-soluble extract from cultured medium of *Ganoderma lucidum*（Rei-shi）mycelia and Agaricus blazei murill against X-irradiation in B6C3F1 mice：Increased small intestinal crypt survival and prolongation of average time to animal death. Int J Mol Cell Med，2005，15（3）：401-406.

［90］季修庆，吴士良，周迎会，等. 灵芝多糖对 γ 射线照射后 NIH3T3 成纤维细胞细胞周期及细胞增殖的影响. 苏州医学院学报，2001，21（4）：379-380.

［91］王丹花，翁新楚. 灵芝抗癌活性及放化疗对 HL27702 细胞的保护作用. 中国中药杂志，2006，31（19）：1618-1621.

［92］陈丽华，肖新宇，曾惠琅，等. 灵芝多糖对甲氨蝶呤诱导的小鼠肠道损伤的保护作用. 中国临床药理学与治疗学，2009，14（10）：1110-1113.

［93］Yu Q，Nie S P，Wang J Q，et al. Chemoprotective effects of *Ganoderma atrum* polysaccharide in cyclophosphamide-induced mice. Int J Biol Macromol，2014，64：395-401.

［94］Wang CZ，Basila D，Aung HH，et al. Effects of *Ganoderma lucidum* extract on chemotherapy-induced nausea and vomiting in a rat model. Am J Chin Med，2005，33（5）：807-815.

［95］Li WD，Zhang BD，Wei R，et al. Reversal effect of *Ganoderma lucidum* polysaccharide on multidrug resistance in K562/ADM cell line1. Acta Pharmacol Sin，2008，29（5）：620-627.

［96］Sadava D，Still DW，Mudry RR，et al. Effect of Ganoderma on drug-sensitive and multidrug-resistant small-cell lung carcinoma cells. Cancer Lett，2009，277：182-189.

［97］Li P，Chen S，Shen S，et al. Ethyl lucidenates A reverses P-glycoprotein mediated vincristine resistance in K562/A02 cells. Nat Prod Res，2019，33（5）：732-735.

［98］Wu QP，Xie YZ，Deng Z，et al. Ergosterol peroxide isolated from *Ganoderma lucidum* abolishes microRNA miR-378-mediated tumor cells on chemoresistance. PloS one，2012，7（8）：e44579.

［99］Chiu LY，Hu ME，Yang TY，et al. Immunomodulatory protein from *Ganoderma microsporum* induces pro-death autophagy through Akt-mTOR-p70S6K pathway inhibition in multidrug resistant lung cancer cells. PLoS One，2015，10（5）：e0125774.

［100］周建，邹祥新，周建春.灵芝代泡剂在肿瘤辅助治疗中的临床观察.江西中医药，2001，32（3）：30-32.

［101］林能俤，苏晋南，高益槐，等.灵芝提取物配合化疗治疗癌症 66 例分析.实用中医内科杂志，2004，18（5）：457-458.

［102］张迁.薄芝糖肽联合同步放化疗治疗Ⅰ～Ⅲ期宫颈癌的临床疗效观察.医学信息，2011，（2）：430-431.

［103］Zhao H，Zhang Q，Zhao L，et al. Spore powder of *Ganoderma lucidum* improves cancer-related fatigue in breast cancer patients undergoing endocrine therapy：a pilot clinical trial. Evid Based Complement Alternat Med，2012，2012：809614.

［104］焉本魁，魏延菊，李育强.灵芝口服液配合化疗治疗中晚期非小细胞性肺癌临床观察.中药新药与临床药理，1998，9（2）：78-80.

［105］王静，陈张琴，李瑛，等.复方灵芝孢子胶囊联合化疗治疗非小细胞肺癌的临床疗效及对免疫功能的影响.现代中西医结合杂志，2016，21（24）：2673-2675.

［106］崔屹，张明巍，吴蕾，等.伽马刀联合薄芝糖肽注射液治疗局部晚期肺癌疗效观察.武警后勤学院学报（医学版），2012，21（9）：682-684.

［107］齐元富，李秀荣，阎明，等.灵芝孢子粉辅助化疗治疗消化系统肿瘤的临床观察.中国中西医结合杂志，1999，19（9）：554-555.

［108］甄作均，陈应军，计勇，等.灵芝孢子对原发性肝癌术后复发影响的研究.消化肿瘤杂志（电子版），2012，4（1）：40-43.

［109］甄作均，王峰杰，计勇，等.灵芝孢子对原发性肝癌术后肝功能影响的研究.中华普通外科学文献（电子版），2012，6（3）：219-222.

［110］甄作均，王峰杰，范国勇，等.灵芝孢子粉对肝细胞肝癌患者术后细胞免疫功能的影响.中华肝脏外科手术学电子杂志，2013，2（3）：171-174.

第四章

灵芝对神经系统的药理作用及临床应用

提要：本章介绍灵芝对神经系统的药理作用，包括镇静催眠作用、镇痛作用、抗抑郁作用、脑保护作用、改善学习记忆作用、促进神经再生作用、抗脑缺血作用和抗癫痫作用及其作用机制。本章还介绍灵芝防治神经衰弱、阿尔茨海默病、癫痫、抑郁症等的临床应用。

目前，世界上越来越多的人正在经受神经系统疾病困扰，其中包括常见的神经衰弱、阿尔茨海默病和帕金森病等退行性疾病，以及卒中、脊髓损伤和癫痫等损伤性疾病。灵芝作为一种传统中药，在神经系统疾病的治疗中发挥出良好的药效。药理学研究发现，灵芝具有镇静催眠、抗抑郁、神经保护和促进神经再生等作用，并可通过抗炎、抗氧化机制等对阿尔茨海默病、帕金森病、缺血性卒中、癫痫和脊髓损伤等疾病模型起到防治作用。

第一节　灵芝对神经系统的药理作用

一、镇静催眠

早在20世纪70年代，利用现代药理学实验方法研究发现，小鼠腹腔注射灵芝酊（5 g/kg）、灵芝发酵浓缩液（10 ml/kg）或菌丝液（5 g/kg），1～2 min后可观察到镇静作用，表现为自发活动明显减少，肌张力降低。小鼠腹腔注射灵芝恒温渗滤液或灵芝浓缩液，均可抑制小鼠自发性活动，作用能持续3～6天[1]。给小鼠灌胃灵芝浓缩液，能显著增强戊巴比妥钠的催眠作用，显著降低戊巴比妥钠麻醉作用的半数有效量（ED_{50}），灵芝液组戊巴比妥钠的ED_{50}为25.4 mg/kg，而对照组为35.0 mg/kg，二组间有显著差别[2-3]。薄盖灵芝（*G. capense*）发酵液腹腔注射亦可使小鼠自发性活动减少，并可加强氯丙嗪、利血平的镇静作用，拮抗苯丙胺的兴奋作用[4]。后续其他研究发现灵芝孢子粉[5]、灵芝提取物[6]、灵芝颗粒剂[7]均有缩短戊巴比妥钠致小鼠睡眠潜伏期，延长戊巴比妥钠致小鼠睡眠时间的作用，也有报道赤灵芝对小鼠的镇静催眠作用，与增加脑内促眠的神经递质GABA（γ-氨基丁酸）和5-HT（五羟色胺），减少兴奋性神经递质Glu（谷氨酸）和Gln（谷氨酰胺）的含量有关[8]。上述研究进一步证实了灵芝及其提取物的镇静催眠作用，并对作用机制进行了初步探索。

药物对实验动物的镇静催眠作用研究，多以与巴比妥类的协同作用体现，有一定局限性。通过实时记录动物脑电波，可更细致地研究灵芝各成分对睡眠结构的影响。研究发现，灵芝（*G. lucidum*）提取物对正常大鼠的睡眠结构没有影响。但在戊巴比妥（45 mg/kg）治疗的大鼠中，灵芝提取物的施用不仅缩短了睡眠潜伏期，而且延长了总睡眠时间、非快速动眼（NREM）期睡眠时间，其中主要延长的是浅睡眠时间。灵芝的上述作用均可被苯二氮䓬类受体拮抗药氟马西尼（flumazenil）（3.5 mg/kg，腹腔注射）拮抗，提示灵芝提取物至少部分通过影响苯二氮䓬受体发挥作用[9]。

结合灵芝的免疫调节作用以及免疫对睡眠调节作用的研究发现，脑室注射肿瘤坏死因子α（TNF-α）可以增强灵芝提取物的催眠作用，而脑室注射TNF-α的可溶性抗体，可以抑制灵芝提取物的催眠活性，同时，NREM睡眠期的Delta波活动度（反映睡眠深度）也发生相应改变，表明灵芝提取物可以影响睡眠质量。TNF-α与灵芝提取物共同给药可显著增加NREM睡眠期间的δ波活动度，并且这可以被TNF-α抗体抑制[10]。这些结果提示灵芝可能通过影响免疫调节而发挥催眠作用。

二、镇痛

疼痛有主观感觉的成分，在镇痛药理学研究中，多通过测试动物对伤害刺激（nociception）的反应进行评估，如热刺激或醋酸化学刺激等。Koyama的研究发现，灵芝的二氯甲烷（CH_2Cl_2）提取物中的灵芝酸（ganoderic acid）A、B、G、H可明显减少醋酸引起的小鼠扭体次数，显示出镇痛作用[11]。紫芝（*G. sinense*）可延长小鼠尾对热烫反应的时间，减少10 min内醋酸所致扭体反应的次数，显示出镇痛作用，510 mg/kg剂量的紫芝提取物，与10 mg/kg剂量的吲哚美辛（消炎痛）作用相当[12]。最近研究发现，赤芝子实体提取物中新发现的萜类化合物赤芝酮D可显著减少醋酸所致的小鼠扭体次数，其中80 mg/kg剂量赤芝酮D的作用与40 mg/kg的阿司匹林相当[13]。由于小鼠醋酸扭体试验是一种炎症性疼痛模型，推测灵芝的镇痛作用可能与其抗炎作用有关[1]。但有关灵芝镇痛作用的详细机制尚不清楚，有待进一步研究。

三、抗抑郁

抑郁症是最常见的精神障碍之一，是指各种原因引起的以显著而持久的心境低落为主要临床特征的一类心境障碍，其特征是长时间情绪低落，临床症状表现为思维缓慢，认知能力下降，以及自主神经功能改变，包括睡眠障碍等。灵芝菌丝体（MAK）培养基的水溶性提取物MAK（1 g/kg，口服）可减少大鼠在强迫游泳试验中的不动时间，具有抗抑郁的潜力[14]。其他研究用灵芝菌丝体提取物在强迫游泳试验[15]和悬尾试验[16]中得到类似结果。进一步分析表明，这种抗抑郁作用可能与阻断$5\text{-}HT_{2A}$受体有关[14]。

四、脑保护

大量研究表明，灵芝对脑内异常蛋白、毒素、神经炎症或氧化应激等造成的神经细胞变性、凋亡等都具有防治作用。本部分特别关注灵芝对常见神经退行性疾病阿尔茨海默病（Alzheimer's disease，AD）和帕金森病（Parkinson's disease，PD）的药理作用。

大鼠脑室内注射链脲佐菌素（STZ）致大鼠海马的氧化应激损伤和线粒体功能障碍，产生类似AD的认知记忆障碍，海马中ATP、细胞色素氧化酶、谷胱甘肽还原酶及谷胱甘肽含量明显下降，丙二醛（MDA）水平明显上升，海马神经元严重受损，学习记忆能力下降。而预先服用灵芝孢子粉可显著逆转这些异常[17]。脑中β淀粉样蛋白（Aβ）的聚集和沉积是AD的潜在致病因素之一。有研究报道，灵芝多糖（GLP）可逆转大鼠海马显微注射Aβ所致的海马神经元细胞增生、聚集、核边聚、碎裂、肿胀，内质网池扩张，星形胶质细胞增生肥大等超微结构改变[18]。用灵芝多糖预处理BV2细胞，可抑制LPS或Aβ诱导的小胶质细胞的活化，下调促炎细胞因子IL-1β、IL-6和诱导型一氧化氮合酶（iNOS）表达，并上调抗炎性细胞因子TGF-β表达[19]。小胶质细胞的活化可释放促炎因子和神经毒性介质，引起神经炎症，灵芝通过抗炎作用从而保护神经元，产生抗AD作用，有报道灵芝多糖可影响与LPS刺激相关的小胶质细胞迁移、吞噬功能，以及形态变化，包括细胞体积、周长和 Feret 直径。灵芝提取物[20]和灵芝孢子粉[21]也有类似作用，可有效保护神经元免受小胶质细胞活化造成的炎症损伤。研究发现 GLP 可显著减少 AD 大鼠关键脑区海马中GFAP（星形胶质细胞标志物）阳性细胞的数量，减轻海马的病理改变[18]。对 AD 大鼠海马中细胞因子的检测也显示，GLP 治疗可以抑制早期炎症反应并减少 IL-6 的释放，促进脑组织中慢性炎症的恢复[22]。在 AD 大鼠中，灵芝多糖[23]、灵芝多糖肽[24]、灵芝三萜[25-26]等均可降低大鼠脑中丙二醛（MDA）含量，增加超氧化物歧化酶（SOD）活性，提高 AD 大鼠的抗氧化能力，减少自由基对大脑神经元造成的退行性损伤，促进胆碱能神经系统功能恢复。Fas 是迄今为止发现的最重要的促凋亡基因之一。研究发现灵芝多糖可降低 Aβ 诱导的 AD 模型大鼠海马中 caspase3 和 FasL 的表达[27]。此外，即刻早期基因（immediate early gene，IEG）参与 Aβ 诱导的细胞凋亡的调控，IEG 的过表达与 Aβ 诱导的细胞凋亡的敏感性密切相关。最近的研究发现，AD 患者的大脑皮质和海马中的 c-fos 过表达，并且推测持续表达的 c-fos 基因与细胞凋亡有关，灵芝多糖可显著下调 AD 大鼠海马中 c-fos 基因的表达，改善 AD 样症状[28]（图 4-1）。

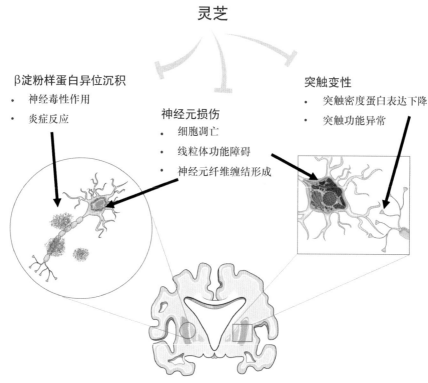

图 4-1　灵芝对阿尔茨海默病患者的保护作用

帕金森病（PD）是另一种复杂的神经退行性疾病，主要特征是黑质致密部（SNpc）中的多巴胺能神经元选择性丢失，导致基底神经节运动调控功能失调，致运动异常，如静息性震颤、肌强直、行动迟缓和姿势平衡障碍等。该病在药理学上的重大突破是发现化学物质 1- 甲基 -4- 苯基 -1,2,3,6- 四氢吡啶（MPTP，活性形式是 MPP+）可选择性地破坏多巴胺能神经核团，包括黑质，诱发实验动物的帕金森病样症状，成为重要的研究工具，以筛选潜在有效的化合物。

向大鼠皮下注射 MPTP（30 mg/kg）连续 6 天，形成大鼠帕金森病模型。连续 8 天鼻饲灵芝孢子油（1.5 g/kg）可显著减轻 MPTP 引起的大鼠前肢不自主震颤和其他行为，增加纹状体多巴胺及其代谢产物的含量，减少黑质多巴胺能神经元的损伤[29]。这种保护作用的机制可能与炎症和酪氨酸羟化酶（TH）相关。灵芝孢子油能明显抑制 MPTP 诱发的黑质神经炎症反应，减少 TNF-α 和 IL-1β 的表达，保护多巴胺能神经元[30-31]。TH 是一种在体内催化酪氨酸形成多巴胺的限速酶，药物治疗组的大鼠中 TH 阳性细胞增多，说明灵芝孢子油可通过影响该酶从而调节多巴胺的含量[29]。鱼藤酮是一种神经毒素，可以通过类似于 MPP$^+$的机制破坏多巴胺能神经元。MPP$^+$与鱼藤酮都是线粒体呼吸链中复合物 I 活性的强效抑制剂，能够降低线粒体膜电位，诱导帕金森病样症状。灵芝多糖具有抗氧化活性，可通过抑制原代中脑多巴胺能神经细胞的氧化应激来发挥抗 MPP$^+$和鱼藤酮的神经保护作用。用灵芝多糖处理能以剂量依赖的方式减少原代中脑神经细胞中 MPP$^+$和鱼藤酮诱导的凋亡细胞的数目，增加线粒体膜电位，减少 ROS 的形成。此外，无论是否用神经毒素处理，灵芝多糖均可提高 TH 阳性细胞的存活率，增加多巴胺能神经元的轴突长度[32]。

灵芝子实体的低温甲醇提取物（GLE）（400 mg/kg，腹腔注射）也可通过调节线粒体功能、自噬和凋亡以保护多巴胺能神经元免受氧化应激损伤[33]。研究发现，GLE 给药能显著改善小鼠运动能力，并增加 TH 的表达（图 4-2）。体外实验显示，将 MPP$^+$（1 mmol/L）加入神经母细胞瘤 neuro-2a 细胞会导致线粒体膜电位崩塌、ROS 积累、ATP 耗竭。GLE 可缓解 MPP$^+$导致的损伤。GLE 对原代中脑神经元的线粒体功能也有保护作用。这些结果提示灵芝可通过减轻线粒体功能障碍来保护多巴胺能神经元。

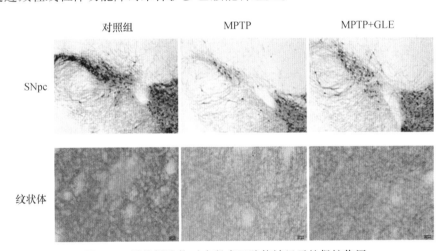

图 4-2　灵芝提取物对小鼠多巴胺能神经元的保护作用

定量不同组之间纹状体中 TH 阳性纤维的光密度值（IOD）。SNpc（上）和纹状体（下）中的具有代表性的 TH 标记免疫组化图像。免疫组化结果显示 GLE 可以增加 SNpc 和纹状体中 TH 的表达[33]

此外，还有人用 6-羟基多巴胺（6-OHDA）脑内定位注射来建立帕金森病模型，发现灵芝孢子粉可以显著降低 MDA 含量，增加 SOD 活性和谷胱甘肽含量，减轻氧化应激损伤[31]，减少黑质神经元的凋亡[34]。

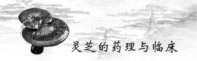

除了抵抗氧化应激损伤，灵芝还可影响凋亡相关基因的表达。灵芝孢子粉能够下调 caspase-3 的表达[35]，灵芝孢子油可抑制 Bax 的表达，上调抗凋亡基因 Bcl-2[33]，有效减少多巴胺能神经元凋亡。

五、改善学习记忆

灵芝具有改善学习记忆功能。在小鼠饮食中补充灵芝，将 6 月龄快速衰老小鼠（SAMP8）分为对照组、0.3%、0.6% 和 1.8% 灵芝组。实验期间检测体重、食物摄取、衰老评分、旷野实验及活动穿梭实验[36]。测定红细胞、脑、肝中的超氧化物歧化酶（SOD）、谷胱甘肽过氧化物酶（GPx）、谷胱甘肽还原酶（GSHRd），以及脑淀粉样物质。结果显示，4 组动物的体重、食物摄取和运动无显著差异；0.6% 和 1.8% 灵芝组衰老程度评分明显低于对照组；在实验第 4 天，雌性动物组中，0.3%、0.6%、1.8% 灵芝组的逃避反应明显好于对照组，但雄性动物组则无明显差别；灵芝组 SOD、GPx、GSHRd 均较对照组高，而脑淀粉样物质低于对照组，表明灵芝能改善老年人学习与记忆能力。

除自然衰老所致的学习记忆障碍，还有研究报道，灵芝多糖（GLP）可逆转大鼠海马显微注射 Aβ 所致的学习记忆功能障碍[18]。用 Y- 型迷宫法测试小鼠空间分辨能力的结果显示，连续每日灌胃给予灵芝提取物（2.5 g/kg）7 天，能显著减少东莨菪碱对记忆的损害，明显增强小鼠的学习能力[37]。在腹腔注射 3- 硝基丙酸（3-NP，20 mg/kg）诱导的拟亨廷顿病大鼠模型中，灵芝孢子粉（4 g/kg，腹腔注射）治疗可减轻纹状体损伤，降低细胞凋亡率，维持纹状体脑源性神经营养因子（BDNF）阳性神经细胞的表达，改善大鼠的记忆和行为[38]。

六、促进神经再生

灵芝对外周和中枢神经再生都有一定的促进作用。对大鼠单侧坐骨神经切断再吻合后给予灵芝孢子粉灌胃 [2 g/（kg·d）、4 g/（kg·d）、8 g/（kg·d）]，观察灵孢子粉对坐骨神经再生轴突的动作电位潜伏期及峰值的恢复率，结果显示灵芝孢子粉能促进大鼠坐骨神经切断再吻合后的脊髓受损伤运动神经元轴突的再生，增加大鼠脊髓受损伤运动神经元的存活率，并且灵芝孢子粉组的大鼠腓肠肌萎缩程度也轻于对照组[39]。应用蛋白组学技术，研究人员发现灵芝孢子粉 [8 g/（kg·d），腹腔注射] 治疗组塌陷反应介导蛋白 2（CRMP-2）、异柠檬酸脱氢酶 β（IDH-β）、腺苷三磷酸酶（ATPase）和谷草转氨酶 1（GOT1）的表达高于模型组，而纤维型肌动蛋白加帽蛋白 β（FCP-β）和丙酮酸激酶 -M2（M2-PK）的表达低于模型组。其中 CRMP-2 和 FCB-β 是与轴突再生密切相关的两种蛋白质。CRMP-2 通过调节神经元微管的生成促进轴突生长，而 FCB-β 通过给增长中的微管"加帽"，从而使其不再延长。IDH-β 是线粒体三羧酸循环中的限速酶之一，ATPase 是线粒体内膜电子传递链中合成 ATP 的最终蛋白质，GOT1 是苹果酸天冬氨酸穿梭过程中的关键酶，控制细胞液中的还原性烟酰胺腺嘌呤二核苷酸（辅酶Ⅰ）进入线粒体内参与 ATP 的合成。灵芝孢子粉通过提高这些酶的表达水平促进受损伤脊髓运动神经元线粒体的三羧酸循环，增加其

ATP 合成。M2-PK 是糖无氧酵解的限速酶之一，其表达降低可以减少糖的无氧酵解，从而使糖原获得高效的利用。灵芝孢子粉通过调控上述酶的表达水平影响受损伤脊髓运动神经元的能量代谢，从而促进该神经元的存活及其轴突再生[40]。

在脊髓半横断模型中，应用灵芝孢子对受损伤的脊髓背核神经元和脑干红核神经元存活及其轴突的再生有促进作用。同时还发现灵芝孢子和一氧化氮合酶（NOS）抑制剂 N- 硝基左旋精氨酸甲酯（L-NNA）能提高受损伤的脊髓背核线粒体细胞色素氧化酶的活性[41]，两者联合应用对脊髓半横断损伤的修复有协同作用[42]。

七、抗脑缺血

缺血性卒中是由于栓塞或出血导致流向动脉的血流量暂时或永久性减少所致，是世界第三大死亡原因和主要的致残原因。在脑缺血期间，大脑的葡萄糖和氧气供应减少，导致大脑，尤其是海马组织出现氧化应激、炎症、血脑屏障功能障碍等，最终导致神经元死亡。

连续 7 天灌胃灵芝甾醇［50、100 mg/（kg·d）］可减缓大鼠大脑皮质神经元所受的缺氧 / 复氧损伤，减少大鼠脑梗死面积、脑水肿和神经行为学评分。对大鼠脑组织进一步检测发现，灵芝甾醇可抑制 MDA 的产生，增加锰超氧化物歧化酶（Mn-SOD）的活性，但不影响 Cu/Zn-SOD 的活性，还可抑制核因子 κ B 抑制因子 a（Iκ Ba）降解并阻止 NF-κ B 的转运，提示灵芝甾醇可能通过改变细胞氧化还原平衡来增强抗氧化能力，从而抵抗缺氧 / 复氧的氧化应激损伤[43-44]。灵芝水提物也可在缺血再灌注脑损伤模型中发挥类似的抗氧化应激保护作用[45-46]。

除了抗氧化应激，灵芝还可通过改善线粒体功能减少神经元凋亡，抵抗缺氧 / 复氧损伤。在脑缺血期间，由于能量消耗，细胞膜上依赖能量的离子泵被破坏，导致细胞内 Ca^{2+} 超载。线粒体可吸收 Ca^{2+}，充当胞内缓冲液。氧化应激和高线粒体基质 Ca^{2+} 会诱导线粒体通透性转变（mitochondrial permeability transition，MPT）。MPT 引起细胞色素 C 从线粒体内释放入胞质，这是诱导细胞凋亡的关键环节。大鼠连续 14 天灌胃灵芝粗制剂（生药 1 g/100 g）可提高线粒体跨膜电位（$\triangle \Psi m$），防止 $\triangle \Psi m$ 的耗散，有效稳定线粒体膜结构，调节细胞能量代谢，减少过氧化物的积累，降低大鼠脑组织的细胞凋亡率，对大鼠脑缺血再灌注损伤发挥保护作用[47]。

灵芝还可直接影响凋亡相关基因表达。水溶性灵芝多糖的体内（100 mg/kg、200 mg/kg、400 mg/kg）与体外（0.1 μg/ml、1 μg/ml、10 μg/ml）实验均证实，其可通过抑制 caspase-3 的激活和调节 Bcl-2/Bax 比率，减少脑缺血再灌注损伤中神经元的凋亡率，减少脑梗死面积，对神经元功能起保护作用[48]。灵芝菌丝体也有类似作用。研究发现灵芝菌丝体培养基的水溶性提取物（MAK，0.3 g/kg，1 g/kg）可防止缺氧 / 缺血损伤诱导的脑细胞的凋亡和坏死。用 MAK 预处理 1 周可显著降低缺氧 / 缺血损伤导致的神经功能障碍和脑梗死体积（图 4-3）。进一步组织化学分析则显示，MAK 抑制了缺血再灌注中的超氧化物生成、神经元细胞死亡和空泡形成，并显著降低了凋亡细胞数量和细胞坏死关键蛋白——受体相互作用蛋白激酶 3（RIP3）的 mRNA 与蛋白表达[49]。

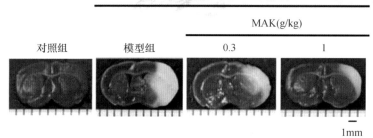

图 4-3　MAK 预处理对缺血性脑卒中的作用

小鼠缺血再灌注处理后复氧 24 h 的冠状脑切片氯化三苯四唑（TTC）染色。结果显示 MAK 预处理 1 周可显著降低缺氧/缺血损伤导致的脑梗死体积[49]

八、抗癫痫

癫痫是大脑中神经元突然异常放电导致短暂性脑功能障碍的一种慢性病。癫痫可用药物控制，但是大部分的药物都有副作用，例如情绪变化、神经认知功能下降或抑制正常活动等。研究表明，灵芝在体外和体内实验中均有抗癫痫药理学作用。

大鼠持续腹腔注射戊四氮（PTZ，35 mg/kg）28 天，诱导动物癫痫发作，灵芝多糖［150 mg/（kg·d）］给药可使大鼠癫痫发作潜伏期延长，发作时间缩短[50]。灵芝在其中发挥作用时所涉及的病理机制包括减轻线粒体障碍和离子通道功能障碍，抑制免疫炎症和减少神经递质异常等。谷氨酸是脑内主要的兴奋性神经递质，在维持中枢兴奋性方面起重要作用，过量的谷氨酸可导致神经元功能活动障碍，诱发癫痫发作。细胞外谷氨酸的清除主要取决于高亲和性兴奋性氨基酸转运蛋白（EAAT）。在腹腔注射 PTZ（35 mg/kg）诱导的大鼠癫痫模型中，灵芝多糖（150 mg/kg，腹腔注射）给药可提高脑中兴奋性谷氨酸转运蛋白 GLAST（EAAT1）、GLT1（EAAT2）和 EAAC1（EAAT3）的表达，加速细胞外谷氨酸的清除速率，减少神经元的过度兴奋导致的神经系统损伤[50]。

谷氨酸的受体众多，其中离子型谷氨酸受体（NMDAR）是一种介导兴奋性氨基酸作用的受体，兴奋时 Ca^{2+} 内流，增加神经元兴奋性，与癫痫易感性密切相关。这是一种由 4 个亚单位组成的四聚体，NMDAR1 亚单位是它的功能单元，研究发现，连续灌胃灵芝孢子粉［150 mg/（kg·d）］28 天可显著降低大鼠大脑皮质和海马中 NMDAR1 的表达，减弱神经元的过度兴奋，抑制癫痫发作[51]。除了影响受体的数量，还可以通过影响受体的功能，如钙离子的流入来发挥抗癫痫作用。有研究表明，在培养的海马神经元中加入灵芝多糖（0.375 mg/ml），其 Ca^{2+} 的荧光强度明显降低，表明灵芝多糖可以抑制无 Mg^{2+} 培养基引起的神经元细胞质中 Ca^{2+} 的积累。Ca^{2+}/钙调蛋白依赖性蛋白激酶 II（CaMK II）可以结合 Ca^{2+} 并形成 Ca^{2+}/CaM 复合物，对神经元中的 Ca^{2+} 转移起重要作用，其活性降低会导致癫痫发作。灵芝多糖可增加癫痫海马神经元中 CaMK II 的表达，在预防或治疗癫痫中具有有益作用[52]。

除此之外，神经营养因子也对癫痫有保护作用，可以促进蛋白质合成和神经元发育，促进神经元的正常存活、生长和分化，维持神经系统的正常功能。脑源性神经营养因子（BDNF）是癫痫发作中出现较早、含量变化最大、持续时间最长的神经营养素，有着营养和保护神经元，促进神经发育的作用。在 PTZ（35 mg/kg）诱导的大鼠癫痫模型中，灵芝孢子粉（150 mg/kg）可明显促进脑中 BDNF 的表达，保护神经元并促进受损神经元的恢复[53]。神经营养素 -4（NT-4）也是神经营养因子家族的成员，在大脑中广泛表达。长期使用 NT-4 可抑制海马神经元死亡。N- 钙黏蛋白是钙黏着蛋白家族的成员，在靶向轴突的生长和正确的突触连接构建中发挥重要作用。在癫痫样放电原代海马神经元模型中，灵芝孢子粉可通过促进 NT-4 的表达，抑制 N- 钙黏蛋白的表达来保护海马神经元免受无 Mg^{2+} 培养基诱导的自发性癫痫样放电。灵芝孢子粉治疗后，正常海马神经元数量增加，形态保留良好[54]。

癫痫长期反复发作可导致脑损伤，激活炎症反应，增加神经兴奋性，破坏血脑屏障。在 PTZ 所致大鼠癫痫模型中，每日灌胃灵芝孢子粉（300 mg/kg），从第 17 天开始可延长癫痫发作的潜伏期，作用机制涉及抑制脑 NF-κB 蛋白质表达和增强胰岛素样生长因子 -1（IGF-1）的作用，与促进神经细胞存活和抑制细胞凋亡相关[55]。此外，在 PTZ 所致癫痫大鼠模型[56]或杏仁核点燃癫痫大鼠模型[57]中，灵芝孢子粉均可通过抑制炎症因子 IL-6、TNF-α 等的表达，发挥抗癫痫作用。

九、视网膜保护

灵芝孢子油能抑制 N- 甲基亚硝基脲（N-methyl-N-nitrosourea，MNU）引起的视网膜感光细胞凋亡，保护视网膜的功能。60 只 50 日龄 Sprague-Dawley 大鼠随机分为 5 组，用于实验。4 组动物灌胃给予不同剂量的灵芝孢子油（GSL，0.5 g/kg、1 g/kg、2 g/kg 和 4 g/kg），另一组不给药作为对照。5 组大鼠均用 MNU 诱发视网膜感光细胞损伤。注射前和注射后 3日，检测大鼠视网膜电图（ERG）A 波和 B 波的变化。注射 MNU 前和后 1、3、7、10 日获取视网膜组织样品，RT-PCR 和荧光免疫试验检测 Bax、Bcl-xl 和 caspase-3 表达，脱氧核糖核酸末端转移酶介导的缺口末端标记法（TUNEL）检测视网膜感光细胞凋亡。ERG 检测结果可见，GSL 剂量依赖性地拮抗 MNU 损伤大鼠 ERG 的 A 波和 B 波波幅的降低，改善视网膜功能。RT-PCR 检测证明，与注射 MNU 前比较，注射后 1 日，对照组和所有 GSL 给药组的 Bax、Bcl-xl 和 caspase-3 转录水平和 Bax/Bcl-xl 比值均显著上调，至 3 日达峰值。与对照组比较，在注射 MNU 后 1、3、7 和 10 日，GSL 处理显著减少 Bax mRNA 和 caspase-3 mRNA 表达水平，Bcl-xl mRNA 表达水平显著增加，Bax/Bcl-xl 比值降低。荧光免疫试验结果显示，GSL 减少视网膜 Bax 和 caspase-3 阳性染色，增加 Bcl-xl 阳性染色。于注射 MNU第 3 日，视网膜外核层 TUNEL 阳性细胞（凋亡细胞）增加达峰值，GSL 使之显著减少，并显著降低凋亡指数（AI）。结果指出，GSL 可能通过调节 Bax、Bcl-xl 和 caspases-3 表达，抑制 MNU 诱导的视网膜感光细胞凋亡，保护视网膜功能[58]。

第二节　灵芝在神经系统疾病中的临床应用

灵芝的成分复杂，药理作用众多，各种作用之间可能会产生交叉和协同，如在脑保护作用与抗脑缺血作用中，抗炎、抗氧化应激、促神经营养因子生成等都起到一定作用；又如

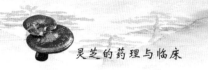

脑保护作用、改善学习记忆作用，可协同改善 AD 的症状。需要指出的是，尽管已报道的灵芝相关神经系统药理研究众多，但在临床上获得批准，作为常规使用的治疗尚不多，更多的尚处于临床探索阶段。

一、神经衰弱

神经衰弱（neurasthenia）是一类以精神容易兴奋和容易疲乏，常有情绪烦恼和心理生理症状的神经症性障碍，病前可存在持久的情绪紧张和精神压力。病因可能为神经功能过度紧张、长期心理冲突和精神创伤引起的负性情感体验、作息规律和睡眠习惯被破坏等。值得注意的是，美国《精神障碍诊断与统计手册》从第 3 版（DSM- Ⅲ，1980）开始，已取消此疾病单元，也不再有相关研究，随后患者将根据其症状特点，分别诊断为抑郁症、焦虑症等其他疾病[59]。考虑到国内还有部分医生做出神经衰弱的诊断，并有大量的研究报道，在此仍对此病症进行介绍。

已有关于灵芝治疗失眠症的报道，以灵芝颗粒每次 2 g，每天 3 次，连续 4 周治疗，取得良好疗效[60]。使用复方灵芝胶囊治疗神经衰弱失眠患者的研究发现其不仅对失眠本身有较好的疗效，还能解除或减轻患者对催眠药物的依赖性[61]。另有报道采用灵芝片治疗神经衰弱患者，用药 2 周后观察，有明显疗效，表现为睡眠改善、食欲、体重增加、心悸、头痛、头晕减轻或消失，精神振奋，记忆力增强，体力增强，其他合并症状也有不同程度的改善[62]。有研究观察灵芝治疗 100 例神经衰弱与神经衰弱症候群的临床疗效[63]，入组 100 例中，神经衰弱 50 例，精神分裂症恢复期残余神经衰弱症候群者 50 例。灵芝（糖衣）片系由液体发酵所获赤芝粉加工制成，每片含赤芝粉 0.25 g。每次口服 4 片，每日 3 次。少数人每次口服 4～5 片，每日 2 次。疗程均在 1 个月以上，最长者 6 个月。疗效评定标准为，主要症状消失或基本消失者定为显著好转，部分症状好转者定为好转，治疗 1 个月症状无变化者定为无效。结果显示，经过 1 个月以上治疗，显著好转者占 61%；好转者 35 例，占 35%；无效者 4 例，占 4%；总效率为 96%。

另外，Tang 等采用随机、双盲、空白对照的方法研究灵芝多糖提取物对中国人神经衰弱的治疗作用，选择 132 例神经衰弱患者作为研究对象，随机接受灵芝多糖提取物或对照剂治疗，连续 8 周，用临床整体印象严重度量表和对疲劳感和健康状况的视觉模拟评分法进行疗效评价。结果发现，灵芝多糖组临床整体印象严重度和疲劳感得分较低，分别比基础值降低了 15.5% 和 28.3%，对照组分别降低了 4.9% 和 20.1%；灵芝多糖组健康状况评分比基础值提高了 38.7%，而对照组仅提高了 29.7%。这些结果表明灵芝多糖对神经衰弱患者临床症状的改善有较好的作用[64]。

二、阿尔茨海默病

2018 年，一项初步研究探索了灵芝孢子粉治疗阿尔茨海默病的安全性和可行性。该研究招募了 42 名符合入组标准的患者，接受为期 6 周的灵芝孢子粉（每粒 250 mg，每次 4 粒，每天 3 次）治疗。主要结果通过阿尔茨海默病认知评估量表（ADAS-cog）进行测量。

次要结果由世界卫生组织生活质量问卷（WHOQOL-BREF）和神经精神病学指数（NPI）测量。同时记录了治疗期间的不良事件。然而，治疗结束时，在症状改善方面并没有表现出很好的结果。研究人员推测这可能与灵芝孢子粉干预时间相对较短有关，未来还需要更大样本量、更长疗程的临床试验来验证灵芝孢子粉在人类 AD 患者中的治疗效果[65]。

三、癫痫

2018 年，一项灵芝孢子粉（GLSP）治疗癫痫患者的可行性和安全性回顾性研究[66]纳入 18 位受试者，均接受 GLSP 治疗，每次 1000 mg，每天 3 次，连续 8 周，结果显示，GLPS 可以显著降低癫痫发作频率，而癫痫持续时间和患者生活质量没有显著改善。

四、抑郁症

在一项灵芝对乳腺癌患者情绪影响的临床研究中，使用灵芝孢子粉（每次 1 g，每天 3次）治疗 4 周，患者抑郁量表评分降低，显示出对抑郁症的疗效[67]。

灵芝对神经系统疾病的药理作用及临床应用总结为图 4-4。

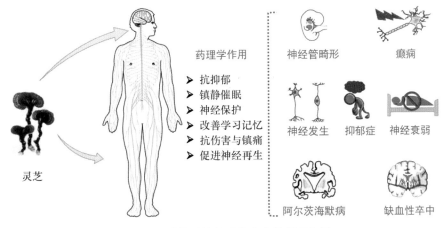

图 4-4　灵芝对神经系统疾病的药理作用

（全亚竹　崔翔宇　杨宝学）

参考文献

[1] 林志彬.灵芝的现代研究.4 版.北京：北京大学医学出版社，2015.

[2] 北京医学院基础部药理教研组.灵芝的药理研究Ⅰ.灵芝子实体制剂的药理研究.北京医学院学报，1974，4：246-254.

[3] 北京医学院基础部药理教研组.灵芝的药理研究Ⅱ.灵芝发酵浓缩液及菌丝体乙醇提取液的药理研究.北京医学院学报，1975（1）：16-22.

[4] 北京医学院基础部药理教研组.灵芝的药理研究Ⅴ.*Ganoderma sp.*发酵液的药理研究.北京医学院学报，1978，4：216-221.

[5] 孙兰，乔艳玲，隋自洁，等.灵芝孢子粉改善睡眠的实验研究.中国实用医药，2013，30（8）：250-251.

［6］江海涛，任源浩，虞蔚岩，等.灵芝提取物及复合制剂改善睡眠和免疫调节的作用.食用菌，2009，3：64-66.

［7］寿文虹，龚彬荣，方远书.灵芝颗粒剂对小鼠镇静催眠和免疫功能的影响.中国药业，2003，12：42-43.

［8］陈春玲，姜思羽，吴迪生，等.赤灵芝对小鼠镇静催眠作用的研究及机制分析.时珍国医国药，2019，30（4）：769-770.

［9］Chu QP，Wang LE，Cui XY，et al. Extract of *Ganoderma lucidum* potentiates pentobarbital-induced sleep via a GABAergic mechanism. Pharmacol Biochem Behav，2007，86（4）：693-698.

［10］Cui XY，Cui SY，Zhang J，et al. Extract of *Ganoderma lucidum* prolongs sleep time in rats. J Ethnopharmacol，2012，139（3）：796-800.

［11］Koyama K，Imaizumi T，Akiba M，et al. Antinociceptive components of *Ganoderma lucidum*. Planta Med，1997，63（3）：224-227.

［12］万阜昌，黄道斋.人工紫芝的抗炎镇痛作用研究.中国中药杂志，1992，17（10）：619-622.

［13］Feng X，Wang Y. Anti-inflammatory，anti-nociceptive and sedative-hypnotic activities of lucidone D extracted from *Ganoderma lucidum*. Cell Mol Biol（Noisy-le-grand），2019，65（4）：37-42.

［14］Matsuzaki H，Shimizu Y，Iwata N，et al. Antidepressant-like effects of a water-soluble extract from the culture medium of *Ganoderma lucidum* mycelia in rats. BMC Complement Altern Med，2013，13：370.

［15］Socala K，Nieoczym D，Grzywnowicz K，et al. Evaluation of Anticonvulsant，Antidepressant-，and Anxiolytic-like Effects of an Aqueous Extract from Cultured Mycelia of the Lingzhi or Reishi Medicinal Mushroom *Ganoderma lucidum*（Higher Basidiomycetes）in Mice. 2015，17（3）：209-218.

［16］Zhao C，Zhang C，Xing Z，et al. Pharmacological effects of natural *Ganoderma* and its extracts on neurological diseases：A comprehensive review. Int J Biol Macromol，2019，121：1160-1178.

［17］Zhou Y，Qu ZQ，Zeng YS，et al. Neuroprotective effect of preadministration with *Ganoderma lucidum* spore on rat hippocampus. Exp Toxicol Pathol，2012，64（7-8）：673-680.

［18］郭燕君，袁华，甘胜伟，等.灵芝多糖对 Aβ 25-35 诱导阿尔茨海默病模型大鼠脑组织的保护作用.中国组织化学与细胞化学杂志，2006，4：89-93.

［19］Cai Q，Li Y，Pei G. Polysaccharides from *Ganoderma lucidum* attenuate microglia-mediated neuroinflammation and modulate microglial phagocytosis and behavioural response. J Neuroinflammation，2017，14（1）：63.

［20］Zhang R，Xu S，Cai Y，et al. *Ganoderma lucidum* protects dopaminergic neuron degeneration through inhibition of microglial activation. Evid Based Complement Alternat Med，2011，2011：156810.

［21］杨海华，徐评议，刘焯霖，等.灵芝孢子粉对脂多糖诱导多巴胺能神经元变性的影响.中国神经精神疾病杂志，2006，32（3）：262-264.

［22］汪保华，袁华，吕志华，等.灵芝多糖对模拟 AD 学习记忆障碍大鼠海马白细胞介素 -6 表达的影响.卒中与神经疾病，2007，14（4）：206-209.

［23］郭燕君，袁华，张俐娜，等.灵芝多糖对阿尔茨海默病大鼠海马组织形态学及抗氧化能力的影响.解剖学报，2006，37（5）：509-513.

［24］杨红梅，王黎，陈洁，等.灵芝多糖肽对 Alzheimer 样大鼠海马超微结构和抗氧化能力的影响.中国老年学杂志，2009，29（18）：2351-2353.

［25］黄勇攀，刘丙进，喻南慧，等.灵芝三萜类化合物对 AD 模型大鼠脑组织保护作用的研究.贵州医科大学学报，2008，33（6）：662-664.

［26］喻南慧，黄勇攀，罗俊.灵芝三萜类化合物对 AD 模型大鼠脑组织中 CAT、ACHE、SOD、MDA 的影响.贵阳医学院学报，2008，（6）：80-82，91.

［27］张跃平，袁华，黎莉，等.灵芝多糖对 AD 模型大鼠海马组织 Caspase-3 和 FasL 表达的影响.中国组

织化学与细胞化学杂志，2008，5：86-91.

[28] 李光，袁华，黎莉，等.灵芝多糖对 AD 大鼠海马组织 c-fos 基因表达的影响.中国组织化学与细胞化学杂志，2007，6：109-114.

[29] 朱蔚文，刘焯霖，徐浩文，等.灵芝孢子油干预治疗 6- 羟多巴帕金森病大鼠模型的实验研究.中山大学学报（医学科学版），2005，26（4）：417-420.

[30] 朱蔚文，刘焯霖，徐浩文，等.MPTP 所致帕金森病模型黑质区 TNF-α、IL-1β 的表达及灵芝孢子油的调控作用.国际神经病学神经外科学杂志，2007，34（3）：201-204.

[31] 鲍琛，灵芝孢子粉对帕金森病大鼠氧化应激反应和神经炎症反应的影响.实用药物与临床，2014，17（4）：402-404.

[32] Guo SS，Cui XL，Rausch WD. *Ganoderma lucidum* polysaccharides protect against MPP（＋）and rotenone-induced apoptosis in primary dopaminergic cell cultures through inhibiting oxidative stress. Am J Neurodegener Dis，2016，5（2）：131-44.

[33] Ren ZL，Wang CD，Wang T，et al. *Ganoderma lucidum* extract ameliorates MPTP-induced parkinsonism and protects dopaminergic neurons from oxidative stress via regulating mitochondrial function，autophagy，and apoptosis. Acta Pharmacol Sin，2018，0：1-10.

[34] 谢安木，刘焯霖，陈玲，等.实验性帕金森病黑质的超微结构变化及灵芝孢子粉的影响研究.中国神经精神疾病杂志，2004，30（1）：11-13.

[35] 谢安木，薛莉，刘焯霖.灵芝孢子粉对帕金森病黑质神经细胞 caspase-3 影响的实验研究.中国临床神经科学，2008，16（6）：601-605.

[36] Wang MF，Chan YC，Wu CL，et al. Effects of *Ganoderma* on aging and learning and memory ability in senescence accelerated mice. International Congress，2004，1260（03）：399-404.

[37] 邵邻相，徐丽珊，王丹.灵芝对小鼠学习记忆和单胺类神经递质的影响.时珍国医国药，2002，13（2）：68-69.

[38] 王金莉，灵芝孢子粉对拟亨廷顿病大鼠行为及纹状体脑源性神经营养因子的影响.2006，中山大学.http：//www.wanfangdata.com.cn/details/detail.do？type＝degreeaid＝Y923405.

[39] 张伟，曾园山，陈穗君.灵芝孢子对大鼠脊神经腹根切断后脊髓运动神经元存活及其 NT-3、NOS 表达的影响.解剖学报，2005，5：471-476.

[40] 张伟，曾园山，汪洋，等.灵芝孢子促进大鼠受损伤脊髓运动神经元存活及其轴突再生相关蛋白质组学的初步研究.中西医结合学报，2006，4（3）：298-302.

[41] 马钦桃，曾园山，张伟，等.灵芝孢子和一氧化氮合酶抑制剂对大鼠脊髓损伤后背核、红核神经元存活及轴突再生的影响.解剖学报，2005，36（6）：597-603.

[42] 马钦桃，曾园山，张伟，等.灵芝孢子和 L-NNA 对脊髓损伤后背核线粒体细胞色素氧化酶活性的影响.中国组织化学与细胞化学杂志，2005，4：41-45.

[43] Zhao HB，Wang SZ，He QH，et al. *Ganoderma* total sterol（GS）and GS1 protect rat cerebral cortical neurons from hypoxia/reoxygenation injury. Life Sci，2005，76（9）：1027-1037.

[44] 赵洪波，矫黎东，王赛贞，等.灵芝甾醇对大鼠局灶性脑缺血再灌注损伤的保护作用.中国神经免疫学和神经病学杂志，2005，12（2）：114-117.

[45] Zhang W，Zhang Q，Deng W，et al. Neuroprotective effect of pretreatment with *Ganoderma lucidum* in cerebral ischemia/reperfusion injury in rat hippocampus. Neural Regen Res，2014，9（15）：1446-1452.

[46] Zhao HB，Lin SQ，Liu JH，et al. Polysaccharide extract isolated from *Ganoderma lucidum* protects rat cerebral cortical neurons from hypoxia/reoxygenation injury. J Pharmacol Sci，2004，95（2）：294-298.

[47] 王晓哲，李金国，王海英，等.灵芝对大鼠脑缺血再灌注后神经细胞凋亡率及线粒体跨膜电位的影响.中国医学创新，2009，20：21-24.

［48］Zhou ZY, Tang YP, Xiang J, et al. Neuroprotective effects of water-soluble *Ganoderma lucidum* polysaccharides on cerebral ischemic injury in rats. J Ethnopharmacol, 2010, 131（1）: 154-164.

［49］Xuan M, Okazaki M, Iwata N, et al. Chronic treatment with a water-soluble extract from the culture medium of *Ganoderma lucidum* mycelia prevents apoptosis and necroptosis in hypoxia/ischemia-induced injury of type 2 diabetic mouse brain. Evid Based Complement Alternat Med, 2015, 2015: 865986.

［50］朱孔利, 谢莉莉, 刘辉. 灵芝多糖对癫痫大鼠脑中谷氨酸转运体的影响. 长春中医药大学学报, 2015, 000（6）: 1104-1106.

［51］王欢, 王淑秋. 灵芝孢子粉对癫痫大鼠皮质和海马区 NMDAR1 免疫反应影响的研究. 黑龙江医药科学, 2006, 29（1）: 11-13.

［52］Wang SQ, Li XJ, Qiu HB, et al. Anti-epileptic effect of *Ganoderma lucidum* polysaccharides by inhibition of intracellular calcium accumulation and stimulation of expression of CaMKII alpha in epileptic hippocampal neurons. PLoS One, 2014, 9（7）: e102161.

［53］王欢, 王淑秋. 灵芝孢子粉对戊四氮致痫大鼠脑组织 BDNF 表达的影响. 黑龙江医药科学, 2006, 2: 5-7.

［54］Wang SQ, Li XJ, Zhou S, et al. Intervention effects of *Ganoderma lucidum* spores on epileptiform discharge hippocampal neurons and expression of neurotrophin-4 and N-cadherin. PLoS One, 2013, 8（4）: e61687.

［55］赵爽, 康玉明, 张胜昌, 等. 灵芝孢子粉对癫痫大鼠脑 IGF-1、NF-κB 表达及神经细胞凋亡的影响. 中国病理生理杂志, 2007, 23（6）: 1153-1156.

［56］王伟群, 王淑秋, 王柏欣, 等. 灵芝孢子粉对癫痫大鼠脑组织细胞因子 IL-6 的影响. 黑龙江医药科学, 2005, 28（4）: 48-49.

［57］张继国, 王艺, 张静. 灵芝孢子粉对杏仁核点燃模型大鼠神经元的功能性保护作用及机制. 中国生化药物杂志, 2012, 2: 53-55.

［58］Yang G, Xin-guo D, Qian-na S, et al. *Ganoderma* spore lipid inhibits N-methyl-N-nitrosourea-induced retinal photoreceptor apoptosis in vivo. Experimental Eye Research, 2010, 90（3）: 397-404.

［59］Kleinman A. 美国精神病学界关于抑郁症、躯体化障碍及神经衰弱的近代观点. 国外医学, 1980, 4: 211-213.

［60］周法根, 徐红, 叶远玲. 灵芝颗粒治疗失眠症 100 例临床观察. 中国中医药科技, 2004, 11（5）: 309-311.

［61］陈文备. 复方灵芝胶囊治疗神经衰弱失眠症疗效观察. 浙江中西医结合杂志, 1997, 7（5）: 322-323.

［62］仇萍. 灵芝片治疗神经衰弱 60 例临床观察. 湖南中医杂志, 1999, 15（2）: 5-6.

［63］北京医学院附属第三医院精神科中西医结合小组. 100 例神经衰弱与神经衰弱症候群灵芝治疗临床疗效观察. 北京医学院学报, 1977, 2: 85-88.

［64］Tang W, Gao Y, Chen G, et al. A randomized, double-blind and placebo-controlled study of a *Ganoderma lucidum* polysaccharide extract in neurasthenia. J Med Food, 2005, 8（1）: 53-58.

［65］Wang GH, Wang LH, Wang C, et al. Spore powder of *Ganoderma lucidum* for the treatment of Alzheimer disease: A pilot study. Medicine（Baltimore）, 2018, 97（19）: e0636.

［66］Wang GH, Li X, Cao WH, et al. A retrospective study of *Ganoderma lucidum* Spore Powder for patients with epilepsy. Medicine（Baltimore）, 2018, 97（23）: e10941.

［67］Zhao H, Zhang Q, Zhao L, et al. Spore powder of *Ganoderma lucidum* improves cancer-related fatigue in breast cancer patients undergoing endocrine therapy: a pilot clinical trial. Evid Based Complement Alternat Med, 2012, 2012: 809614.

第五章

灵芝对呼吸系统的药理作用及临床应用

　　提要： 本章介绍灵芝的止咳、祛痰、平喘、抗炎、抗组胺和抗过敏作用以及对过敏性鼻炎、慢性支气管炎、过敏性气管肺泡炎和气道高反应性动物模型的实验治疗作用。临床上灵芝已用于治疗慢性支气管炎、支气管哮喘、反复呼吸道感染和慢性阻塞性肺疾病。

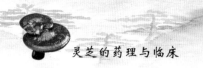

呼吸系统疾病常见咳嗽、咳痰、喘息和过敏等症状，对症治疗多采用止咳、祛痰、平喘和抗过敏的药物处理。药理实验研究发现，灵芝除具有止咳、祛痰、平喘作用外，还可通过免疫调节、抗过敏和抗炎作用对过敏性鼻炎、慢性支气管炎、过敏性气管肺泡炎和气道高反应性动物模型有治疗作用。临床上用于防治感冒、慢性支气管炎、支气管哮喘、反复呼吸道感染有效。

第一节　灵芝对呼吸系统的药理作用

一、药理作用

（一）镇咳作用

灵芝（*G. lucidum*）子实体、菌丝提取物和浓缩发酵液及 *G. sp* 发酵液均有明显的镇咳作用，可使小白鼠氨水引起咳嗽的潜伏期延长，咳嗽次数显著减少。灵芝提取物和发酵液还能显著延长二氧化硫诱发的小鼠咳嗽潜伏期，并显著抑制小鼠咳嗽次数，有明显的镇咳作用[1-2]。

（二）祛痰作用

小白鼠酚红法祛痰实验中，上述灵芝制剂可使小鼠气管冲洗液中酚红含量增加，即有增加气管分泌的作用[1-2]。

（三）抗组胺和抗过敏作用

体外试验中，灵芝酊、灵芝液、灵芝菌丝体乙醇提取液及浓缩发酵液对组胺引起的豚鼠离体气管平滑肌收缩有抑制作用，且此作用与所用药物浓度成正比。*G. sp* 发酵液除拮抗组胺外，尚能拮抗乙酰胆碱和氯化钡引起的豚鼠离体气管平滑肌收缩。预先腹腔注射灵芝子实体提取液、菌丝体乙醇提取液及灵芝发酵浓缩液，可抑制组胺喷雾诱发的豚鼠"喘息"（呼吸困难、抽搐直至翻倒）发作，或使"喘息"发作的潜伏期显著延长。灵芝发酵浓缩液能显著地抑制卵蛋白及破伤风类毒素主动致敏豚鼠肺组织释放组胺及过敏的慢反应物质（SRS-A，现已知为白三烯类），且其作用强度与所用药物浓度成正比。从灵芝发酵浓缩液中提出的灵芝酸性物Ⅰ和Ⅱ可能是这一作用的有效组分，灵芝酸性物Ⅰ和Ⅱ在浓度分别为 $2×10^{-4}$g/ml 和 $4×10^{-4}$g/ml 时，对破伤风类毒素主动致敏豚鼠肺组织释放组胺的抑制率分别为 60.7%±27.4% 和 92.2%±37.4%。*G. sp* 发酵液也能显著地抑制卵蛋白主动致敏豚鼠肺组织释放组胺。这些实验结果指出，灵芝具有抗组胺和抗过敏作用[1]。

（四）抗炎症作用

在人气道上皮细胞（16 HBE）体外培养中，加入灵芝孢子粉（0.5 g/L、1 g/L、2 g/L）预培养 24 h 后，给予 LPS（1 μg/ml）刺激 6 h 后，用 3-（4,5-二甲基噻唑 -2）-2,5- 二苯基四氮唑溴盐（MTT）法检测气道上皮细胞活性，同时检测细胞上清液中的超氧化物歧化酶（SOD）、丙二醛（MDA）、肿瘤坏死因子 -α（TNF-α）和白介素 -6（IL-6）。采用 Western

78

印迹检测细胞内核因子（NF-κB）蛋白表达。结果 LPS 显著抑制 16 HBE 细胞活力，灵芝孢子粉可明显提高被 LPS 抑制的 16 HBE 细胞的活力，显著降低细胞培养上清液中 MDA、TNF-α、IL-6 水平；显著提高 SOD 的含量，并显著降低细胞内 NF-κB 蛋白表达，说明灵芝孢子粉对 LPS 诱导的 16 HBE 细胞炎症损伤有保护作用[3]。

二、对呼吸系统疾病模型的防治作用

（一）过敏性鼻炎

豚鼠每周经鼻吸入一次日本柳杉（Japanese cedar）花粉致敏，从第二周开始，连续经鼻吸入抗原攻击，共 11 周（次）。同时，每天口服灵芝粉（GL，含 7.5% 甲壳素和 40% β-葡聚糖）100 mg/kg、1000 mg/kg，共 8 周。GL 剂量依赖性地抑制第 5～9 次抗原攻击所致的反应性鼻塞的早期（0～3 h）和晚期（3～10 h）气道特异性阻力（sRaw）。此外，GL 还抑制白三烯 D_4 攻击引起的鼻高反应性，但对 Cry j1-特异性 IgE 抗体产生无影响[4]。

（二）慢性气管炎

小鼠或大鼠连续用烟熏可以形成慢性支气管炎模型，组织病理学表现为小支气管黏膜增厚，皱襞增多，气管、支气管黏膜下有少量淋巴细胞浸润，腔内有黏液和脱落的上皮细胞，纤毛倒伏、溶解，肺泡壁充血水肿，灵芝制剂可明显减轻上述病理改变[1-2]。

在杂木锯末和烟丝燃烟熏 4 周形成的大鼠慢性气管炎模型中，给予复方灵芝（内含灵芝菌丝体和银耳孢子）治疗，大鼠气管的纤毛柱状上皮再生修复快而完全，气管软骨变性恢复也较快，多在给药后 1～2 周恢复正常，而对照组则需 4 周方可完全恢复。杯状细胞增生和炎症渗出均较对照组轻[1]。灵芝发酵全液、乙醇及正丁醇提取物可明显减少慢性气管炎模型小鼠的气管、支气管黏膜下炎症细胞浸润，腔内仅有少量分泌物和脱落的上皮细胞，纤毛活动正常，肺泡组织无明显病变[2]。

（三）哮喘和气道高反应性

豚鼠腹腔注射 10% 卵蛋白（OVA）致敏后，第 15 天至第 30 天每天将豚鼠放入雾化箱雾化吸入 1%OVA10～30 min，以豚鼠出现呼吸急促、腹肌收缩、口唇发绀等作为成功的哮喘动物模型。灵芝孢子（灌胃，1 g/kg，从第一次抗原攻击开始给药，共 15 天）显示止喘效果如下：与哮喘对照组比较，①引喘潜伏期明显延长，呼气相气道阻力（Re）显著降低。②支气管肺泡灌洗液（BALF）细胞总数、嗜酸性粒细胞比例显著降低，肺组织炎症也显著减轻。③气道黏膜下，肺泡间隔及血管周围的类胰蛋白酶染色阳性的肥大细胞计数显著减少[5]。

在卵蛋白致敏并攻击诱发哮喘大鼠，灵芝多糖（800 mg/kg 腹腔注射）干预组和地塞米松（DXM，1 mg/kg 腹腔注射）干预组 BALF 中细胞总数计数显著低于哮喘组（表 5-1），肺组织炎性病理改变较哮喘组显著减轻。哮喘大鼠 BALF 中肺泡巨噬细胞糖皮质激素诱导的肿瘤坏死因子受体（GITR）及其配体（GITRL）的 mRNA 和蛋白的表达水平显著高于正常对照组（表 5-2）；灵芝多糖干预组和地塞米松干预组 GITR/GITRL mRNA 和蛋白的表达水平显著低于哮喘组，但灵芝多糖干预组 GITR/GITRL 蛋白的表达水平仍较 DXM 组高，但两组间 GITR/GITRL mRNA 的表达水平无显著差异（表 5-3）。结果指出，灵芝多糖下调哮喘大鼠肺泡巨噬细胞 GITR/GITRL 信号系统的表达、降低 BALF 中细胞总数计数、减轻肺组织炎性病理改变，可治疗实验性哮喘，但其作用弱于 DXM [6]。

表 5-1　支气管肺泡灌洗液（BALF）中细胞总数计数 [6]

组别	细胞总数（×10⁷/L）
对照组	35.90±7.28
哮喘组	83.10±7.37 △△
DXM 干预组	49.50±4.65**
灵芝多糖干预组	52.80±6.32**

每组 $n = 10$，$\bar{x}±s$，与对照组比较，$^{△△}P < 0.01$；与哮喘组比较，$**P < 0.01$

表 5-2　BALF 中肺泡巨噬细胞 GITR/GITRL mRNA 的表达 [6]

组别	△ CT 值	
	GITR mRNA	GIRL mRNA
对照组	13.31±0.62	12.95±0.58
哮喘组	10.06±0.28 △△	9.59±0.32 △△
DXM 干预组	12.79±0.40*	12.31±0.40**
灵芝多糖干预组	11.80±0.42*	10.97±0.17*

每组 $n = 10$，$\bar{x}±s$，：与对照组比较，$^{△△}P < 0.01$；与哮喘组比较，$*P < 0.05$，$**P < 0.01$

表 5-3　BALF 中肺泡巨噬细胞 GITR/GITRL 蛋白的光密度（OD）值 [6]

组别	OD 值	
	GITR mRNA	GITRL mRNA
对照组	0.37±0.03	0.36±0.02
哮喘组	0.63±0.03 △△	0.64±0.03 △△
DXM 干预组	0.41±0.02*	0.42±0.01*
灵芝多糖干预组	0.54±0.01*▲	0.52±0.02*▲

每组 $n = 10$，$\bar{x}±s$，：与对照组比较，$^{△△}P < 0.01$；与哮喘组比较，$*P < 0.05$；与 DXM 干预组比较，$^{▲}P < 0.05$

小鼠腹腔注射重组屋尘表皮螨（dermatophagoides pteronyssinus group 2，rDp2）免疫。随后，每日鼻内给予天然的屋尘表皮螨（Dp2 NT）1.8 mg/6 ml 或口服灵芝（LZ），1 mg/100 μl；或二者并用。在免疫后 28 天和 35 天，用 rDp2 气管内攻击。在第二次攻击后 30 min 和 24 h，检测对氨甲胆碱诱发的气道高反应性。在免疫后 37 天检测末梢血中 CD4 细胞以及支气管肺泡灌洗液中 IFN-γ 的浓度。Dp2 NT 和 LZ 均可减少气道中的炎症细胞渗出，正常对照组、模型对照组、Dp2 NT 组、Dp2 NT ＋ LZ 组、LZ 组和地塞米松组（阳性对照）支气管肺泡灌洗液中炎症渗出细胞数（×10^{-4}细胞）分别为 12.3±0.3、102.5±3.4、63.2±3.4、73.6±5.7、44.0±1.6 和 51.5±4.0；嗜酸性细胞百分比（%）分别为 0、31.0±2.6、9.4±2.4、8.2±1.3、8.0±0.7 和 4.8±0.8。Dp2 NT 使 IL-5/$CD4^+$细胞减少，IFN-γ/$CD4^+$细胞增加。LZ 可增加 IL-5/$CD4^+$细胞和 IFN-γ/$CD4^+$细胞。Dp2 NT 对血清 IgG_1 和 IgG_{2a} 产生均无明显影响，而 LZ 则可使血清 IgG1 产生明显减少，使 IgG2a 产生明显增加。肺功能检测可见，Dp2 NT 明显抑制氨甲胆碱诱发的早期气道高反应性，但对晚期气道高反应性无显著抑制。LZ 与 Dp2 NT 合用时，则对晚期气道高反应性有显著的抑制作用。结果指出，Dp2 NT 对 Dp2 引起的小鼠气道高反应性模型可能有治疗作用，而 LZ 可协同 Dp2 NT 的治疗作用[7]。

一项研究中，6 周龄小鼠（幼龄）和 6、12 和 18 月龄 BALB/c 小鼠（老年）分别在卵清蛋白致敏和气管内攻击之前和期间，给予 ASHMI（灵芝、苦参、甘草按 20：9：3 组成的复方提取物）（10 mg/kg 腹腔注射，共 4 周）。结果显示，与同月龄的对照卵清蛋白攻击小鼠比较，6 周龄和 6、12 和 18 个月龄给予 ASHMI 的卵清蛋白攻击小鼠的乙酰胆碱激发后气道压力峰值（APTI，反映气道高反应性）均显著降低，支气管肺泡灌洗液总细胞数和嗜酸性粒细胞数均显著减少；苏木精-伊红染色检测，肺部炎症和气道黏液细胞显著减少；肺和脾细胞培养中，卵清蛋白特异性 IgE 和 Th2 细胞因子白细胞介素 4（IL-4）、IL-5 和 IL-13 水平降低，干扰素分泌增加；肺组织中产生气道黏液 MUC5AC 基因的 mRNA 表达显著减少，并减少肺中胶原的合成。该研究结果指出，ASHMI 可用于防治抗原致敏和抗原攻击老年小鼠所致哮喘[8]。

对中药复方 ASHMI 的组方合理性拆方研究结果发现，ASHMI 以及灵芝、苦参、甘草的水提取物均可抑制过敏性哮喘小鼠的 TH2 记忆淋巴细胞分泌 Th2 细胞因子 IL-4 和 IL-5，抑制人成纤维细胞（HLF-1）分泌嗜酸性粒细胞趋化因子，其 25% 抑制浓度（IC_{25}）分别为 30.9 mg/ml、79.4 mg/ml、123 mg/ml 和 64.6 mg/ml（IL-4）；30.2 mg/ml、263 mg/ml、123.2 mg/ml 和 100 mg/ml（IL-5）；13.2 mg/ml、16.2 mg/ml、30.2 mg/ml 和 25.1 mg/ml（嗜酸性粒细胞趋化因子），ASHMI 作用最强，表明灵芝、苦参、甘草三药相加具有显著协同作用[9]。从 ASHMI 组方的主要成分灵芝中提取的三萜酸 C1（ganoderic acid C1，GAC1）显著抑制小鼠巨噬细胞（RAW 264.7 细胞）和哮喘患者外周血单核细胞（PBMC）TNF-α 的生成。GAC1 抑制 LPS 刺激巨噬细胞和哮喘患者 PBMC 的 TNF-α 生成与抑制 NF-κB 生成有关，也和部分抑制 AP-1、MAPK 信号通路有关[10]。进一步发现，从 ASHMI 组方成分之一的甘草中提取的异甘草素（Isoliquiritigenin），7,4′- 二羟基黄酮（7,4′-DHF）和甘草苷元以剂量依赖的方式显著抑制 IL-4 和 IL-5 的产生，7,4′-DHF 作用最强。7,4′-DHF 还抑制 D10 细胞增殖、抑制 GATA 结合蛋白 3 抗体（GATA-3）及 IL-4 mRNA 表达，但无细胞毒性。在卵清蛋白致敏并攻击的哮喘模型小鼠，抗原攻击后给予 7,4′-DHF（6 μg，腹腔注射，每日 2 次，）不仅能显著降低肺部嗜酸性炎症，血中 IgE、IL-4 和 IL-13 水平，还增加抗原刺激肺细胞培养中 IFN-γ 的生成[11]。

（四）气管肺泡炎

松杉灵芝（*G. tsugae*）热水提取物 YK01（2.0 g/kg、4.0 g/kg）和 YK07（3.3 g/kg、6.6 g/kg）

给药5周后，可减少卵清蛋白（OVA）致敏并攻击的气管肺泡炎小鼠支气管肺泡灌洗液（BALF）中渗出白细胞总数和淋巴细胞百分数，显著减少BALF中炎症介质，包括组胺（histamine）、前列腺素E2（PGE2）、嗜酸细胞活化趋化因子（eotaxin）和蛋白的水平，然而，BALF中前炎症因子IL-1和IL-6无明显变化。结果指出，YK01和YK07可减轻炎症细胞渗出及减少炎症介质分泌，防止它们进入肺的局部组织和气道，从而减轻支气管肺泡炎症[12]。富含三萜的松杉灵芝（G. tsugae）提取物TRE（纯度为38%，含灵芝酸A、B、C、C_5、C_6、D、E、G和灵芝烯酸D）或泼尼松龙（prednisolone）给药2周，可显著降低卵清蛋白（OVA）致敏并攻击小鼠的气道阻力，抑制气道高反应性（AHR），减少支气管肺泡灌洗液中总浸润性白细胞和嗜酸性粒细胞数量，降低炎症介质IL-4、IL-5和嗜酸性粒细胞趋化因子（eotaxin）的水平。肺组织学也显示出较少的细胞募集和肺损伤。TRE能抑制OVA刺激的脾细胞分泌IL-5，但不影响脾细胞的数量，泼尼松龙则能减少脾细胞的数量。虽然TRE和泼尼松龙对OVA特异性免疫球蛋白E（IgE）水平无明显影响，但TRE和泼尼松龙均可降低另一种与Th2相关的OVA特异性免疫球蛋白G_1（IgG_1）[13]。从深层发酵培养的台湾灵芝（G. formosanum）中提取的多糖PS-F2对OVA致敏小鼠气道高反应性、OVA特异性IgE和IgG_1以及Th2反应也有类似的抑制作用[14]。

第二节　灵芝治疗呼吸系统疾病的临床应用

一、慢性支气管炎

从20世纪70年代迄今，大量研究证明灵芝制剂治疗慢性支气管炎有效，其疗效特点如下：

1. 统计的11个医疗机构1810例灵芝制剂治疗慢性支气管炎的疗效因诊断标准、疗效指标、制剂及剂量的差异，疗效百分数有较大不同。总有效率97.6%～60.0%，平均80%左右。显效率（包括临床控制和近期治愈）75.0%～20.0%。对喘息型病例的疗效较对单纯型者为高。

2. 疗效出现慢，多在用药后1～2周生效，稍延长疗程可使灵芝的疗效提高。

3. 对慢性支气管炎的咳、痰、喘三种症状均有一定疗效，但对喘息的疗效尤著。慢性支气管炎的急性发作期或合并严重感染时，疗效较差，应加用有效抗菌药物。

4. 对中医分型属于虚寒型及痰湿型患者疗效较好，此类患者多表现为体虚、畏寒、咳嗽、痰多、咳白色痰。用灵芝后有明显的扶正固本作用，患者的体力增强，耐寒能力增强，不易感冒，咳嗽、咳痰和喘息症状显著减轻。虚寒型患者肾上腺功能有所增强。痰湿型患者痰内IgA水平升高，提示灵芝能增强支气管黏膜局部防御功能。对肺热型及肺燥型患者疗效较差，此类患者呼吸道多有感染，咳嗽、有痰、咳黄色脓痰或干咳无痰。

5. 根据1810例使用灵芝制剂的慢性支气管炎患者的统计资料，在用药期间，灵芝制剂极少出现不良反应。临床检验也表明，灵芝对心、肝、肾等重要脏器无明显毒性作用。这与中医药学古籍所载灵芝"温平无毒"相符。极少数患者在服用灵芝后，可见头晕、口鼻及咽部干燥、鼻出血、胃不适、便秘等副作用。一般无需停药，多饮水，在用药过程中便可自行消失[1]。

二、哮喘

灵芝治疗哮喘疗效的临床观察发现，灵芝制剂对哮喘特别是儿童哮喘有较好疗效，如灵芝深层培养菌丝的乙醇提取物治疗儿童哮喘，有效率80%，显效及痊愈率达46.7%。用紫芝糖浆（每毫升含紫芝菌丝体1 g）治疗125例哮喘型支气管炎，3岁以内日服5 ml，4～9岁日服8 ml，10～15岁日服10～15 ml，15岁以上日服20 ml，疗程2个月，少数严重者服药两个疗程。治疗结果总有效率95%，痊愈率32%，显效率39%[1]。

在1期临床试验中，在证明ASHMI良好的安全性和耐受性的基础上[15]，采用双盲法安慰剂对照临床试验观察中药复方ASHMI胶囊对91例美国中度成年哮喘患者的疗效。45例受试者口服ASHMI胶囊（每粒含水提取物0.3 g，一次4粒，每日3次）和安慰剂片（ASHMI组），46例受试者接受口服泼尼松片（20 mg，早晨服）和安慰剂胶囊（泼尼松组），疗程4周。结果可见，两组治疗后肺功能均明显改善，表现为最大呼气量（FEV_1）和峰值呼气流量（PEF）显著升高。泼尼松组较ASHMI组升高显著。临床症状评分和β_2-支气管扩张剂使用量减少、血清IgE水平显著降低，且两组降低程度相似。两组Th_2细胞因子IL-5、IL-13水平显著降低，泼尼松组降低更明显。泼尼松组血清IFN-γ和皮质醇水平显著降低，而ASHMI组血清Th_1细胞因子IFN-γ和皮质醇水平显著升高。两组均未观察到严重的副作用。初步试验指出，ASHMI是治疗哮喘安全有效的替代药物。与泼尼松相比，ASHMI对肾上腺功能无不良影响，且有益于Th1和Th2平衡[16]。

选择符合哮喘诊断标准的患者552例，随机分为观察组277例和对照组275例观察中药煎剂灵芝补肺汤治疗哮喘慢性持续期"肺气亏虚、内有蕴热"患者的疗效及安全性。观察组采用常规治疗＋灵芝补肺汤（组方比例与ASHMI相似，每剂含灵芝20 g，苦参4 g，甘草3 g，水煎服），每日1剂；对照组采用常规治疗＋安慰剂，疗程12周。常规治疗：两组患者治疗期间均可按哮喘分级治疗标准使用吸入激素治疗。轻度持续患者，给予布地奈德干粉剂200 μg，每天2次；中度持续患者给予沙美特罗替卡松粉剂50/250 μg，每次1吸，每日2次。治疗前吸入激素剂量需要稳定一个月，治疗期间不再更改剂量。治疗期间按需使用β_2受体激动剂，禁用白三烯受体拮抗剂、抗组胺药、免疫调节剂及全身用激素。按以下指标进行疗效评价：①症状：气喘、咳嗽、咳黄痰、自汗、怕风、易感冒、气短声低、言语无力、鼻塞、打喷嚏、流涕等；②体征：肺部哮鸣音、舌象、脉象等；③理化检查：肺功能（FEV1%预计值、PEF）、血总IgE、血嗜酸性粒细胞百分比（EC%）；④记录治疗前后吸入激素用量。结果可见，观察组总有效率为95.7%，对照组为93.1%，但比较两组的临床控制率（分别为26.0%和18.9%）及无效率（分别为4.3%和6.9%），观察组明显优于对照组。治疗后两组患者症状评分，FEV1%预计值、PEF、IgE、EC%均有明显改善，治疗前后比较差异有统计学意义。观察组在症状评分、血总IgE以及EC%较对照组改善更显著，两组比较差异有统计学意义。观察组有12例、对照组有3例患者出现轻度腹胀、胃部

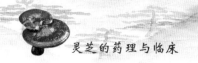

不适，经对症治疗后未影响观察。患者血常规、尿常规及肝／肾功能、心电图均无异常。结果指出，灵芝补肺汤对于哮喘"肺气亏虚，内有蕴热"证的治疗效果良好、安全性高，是哮喘慢性持续期良好的补充和辅助治疗[17]。

三、反复呼吸道感染

反复呼吸道感染多见于儿童，以反复发作为特点，其发病率约占呼吸道感染病例的30%。此病发病机制复杂，主要与体液及细胞免疫功能低下密切相关。儿童免疫系统结构和功能发育不完善，加之其呼吸系统生理功能不完善，故易患反复呼吸道感染。

灵芝可用于防治儿童反复呼吸道感染，特别是从人工培养的薄树芝（*G. capense*）菌丝体中提取的薄芝糖肽注射液对儿童反复呼吸道感染疗效较好。临床试验结果证明，治疗组（80例）肌内注射薄芝糖肽注射液每次2 ml，1次／日，10天一个疗程；同时给予抗感染及对症治疗。对照组（80例）仅给予抗感染及对症治疗。所有病例均随访半年。以治疗后发病次数明显减少，病程缩短，临床症状减轻为显效；发病次数无明显减少，但病程缩短，临床症状减轻为有效；发病次数、病程、临床症状三项指标均无明显改善为无效。结果如下：薄芝糖肽治疗组显效率50%，有效率42.5%，无效率7.5%，总有效率92.5%；对照组显效率17.5%，有效率25%，无效率57.5%，总有效率42.5%。两组比较有显著差异[18]。另一项研究发现，薄芝糖肽治疗组（50例），薄芝糖肽注射液1～2 ml用5%葡萄糖注射液50～100 ml稀释后静脉点滴，1次／日，10天一个疗程（疗程不足者，出院后继续每日一次肌内注射1～2 ml），同时给予抗感染及对症治疗。结果显效率56%，有效率38%，无效率6%，总有效率94%；单用抗感染及对症治疗的对照组（46例）显效率26.1%，有效率34.8%，无效率39.1%，总有效率60.9%，两组比较有显著差异。采用单向免疫扩散法测定两组用药前及治疗结束后静脉血的免疫球蛋白IgA、IgG、IgM水平亦显示，治疗后薄芝糖肽治疗组IgA、IgG、IgM水平显著增加，而对照组治疗前后无明显改变[19]。上述结果指出，薄芝糖肽注射液与抗感染等常规治疗联合应用，可增强反复呼吸道感染患者的免疫功能，提高常规治疗的疗效，缩短病程，减少发病次数。由于静脉滴注或肌内注射不便，加之已有回顾性分析统计薄芝糖肽注射液临床不良反应的文献报道[20]和此药引起过敏性休克的个例报告[21-22]，故对于非急性期患者，也可采用其他口服灵芝制剂。

另一项研究应用灵芝参术汤治疗反复呼吸道感染患儿，治疗组（50例）口服灵芝参术汤（3岁以下：灵芝3 g，太子参5 g，白术3 g；3～12岁：灵芝5 g，太子参10 g，白术5 g）每日1剂，水煎分2次服。对照组（50例），口服核酪口服液，3岁以下每日10 ml，3岁以上每日20 ml，分2次服。疗程均为3个月。结果：二组总有效率分别为92%和66%，治疗组疗效明显优于对照组；治疗组治疗后免疫球蛋白（IgG、IgA、IgM）、血红蛋白（Hb）明显升高，与对照组比较有显著差异[23]。

四、慢性阻塞性肺疾病

慢性阻塞性肺疾病（chronic obstructive pulmonary disease，COPD）是一种持续进展性

的气道疾病，特征为广泛气流受限和气道炎症。其病因和发病机制尚不清楚，一般认为慢性气道炎症、气道黏膜和肺实质中的 T 淋巴细胞浸润、肺泡壁 T 细胞数量增加与 COPD 发病机制相关。一项最新研究发现，稳定期中重度 COPD 患者 19 例，服用灵芝孢子粉胶囊（每次 3 粒，一日 3 次）6 个月后，与服药前比较，6 min 步行距离（6 MWT）延长，胸闷、咳嗽、咳痰、气喘等症状评分（CAT）改善，但 mMRC 呼吸困难等级评分无变化，肺功能有改善趋势（表 5-4）。外周血 CD4$^+$T 淋巴细胞比例显著增加，CD8$^+$和 CD4$^+$/CD8$^+$T 淋巴细胞亚群比例未见明显变化。结果指出，服用灵芝孢子粉 6 个月，中重度 COPD 患者症状明显改善，但肺功能改善不明显，其疗效可能与升高 CD4$^+$T 淋巴细胞比例有关[24]。

表 5-4　灵芝孢子粉对肺功能指标和 COPD 评估指标的影响

肺功能指标	肺活量的基线值		P
	服用灵芝孢子粉前	服用灵芝孢子粉后	
FEV$_1$/L	1.17±0.25	1.23±0.27	0.19
FVC/L	2.32±0.52	2.45±0.57	0.01
FEV$_1$：FVC/%	51.78±10.92	51.31±10.03	0.77
6 min 步行试验 /m	471.32±36.07	490.89±35.85	< 0.001
CAT/ 分	12.3±3.5	10.8±2.4	< 0.001
mMRC 呼吸困难等级评分	0.8±0.7	0.8±0.6	0.67

图 5-1 总结了灵芝防治呼吸系统疾病的可能作用机制。

药理学作用

灵芝
- 调节体液和细胞免疫功能
- 抗炎
- 抑制过敏反应介质释放
- 抑制嗜酸性粒细胞趋化因子分泌
- 抑制IL-4和IL-5分泌
- 抑制MUC5AC基因表达
- 抑制GITR及GITRL表达

慢性支气管炎

反复呼吸道感染

哮喘

慢性阻塞性肺疾病

图 5-1　灵芝防治呼吸系统疾病的可能作用机制

（林志彬）

参考文献

［1］林志彬 . 灵芝的现代研究 . 4 版 . 北京：北京大学医学出版社，2015.

［2］赵世光，王林 . 灵芝发酵液酸性醇提物抗慢性支气管炎疗效的研究 . 菌物学报，2009，28（6）：832-837.

［3］姚金福，赵婉军，杨波，等 . 灵芝孢子粉对脂多糖诱导的人气道上皮细胞损伤的保护作用 . 中国老年学杂志，2015，35：3546-3547.

［4］Mizutani N，Nabe T，Shimazu M，et al. Effect of *Ganoderma lucidum* on pollen-induced biphasic nasal blockage in a guinea pig model of allergic rhinitis. Phytother Res，2012，26（3）：325-332.

［5］石敦义，张桂蓉.灵芝孢子对支气管哮喘豚鼠引喘潜伏期及类胰蛋白酶释放的影响.中华哮喘杂志（电子版），2009，3（2）：120-125

［6］阮正英，周华斐，童夏生，等.灵芝多糖对哮喘大鼠肺泡巨噬细胞 GITR/GITRL 信号系统表达的影响.中国现代应用药学，2014，31（11）：1317-1321.

［7］Liu YH，Tsai CF，Kao MC，et al. Effectiveness of Dp2 nasal therapy for Dp2-induced airway inflammation in mice：using oral *Ganoderma lucidum* as an immunomodulator. J Microbiol Immunol Infect,2003,36（4）：236-242.

［8］Busse PJ，Schofield B，Birmingham N，et al. The traditional Chinese herbal formula ASHMI inhibits allergic lung inflammation in antigensensitized and antigen-challenged aged mice. Ann Allergy Asthma Immunol. 2010，104（3）：236-246. e2.

［9］Chen ML，Lin BF. Effects of triterpenoid-rich extracts of *Ganoderma tsugae* on airway hyperreactivity and Th2 responses in vivo. J Integr Med，2013，11（3）：195-205.

［10］Liu C，Yang N，Song Y，et al. Ganoderic acid C1 isolated from the Anti-asthma Formula，ASHMITM suppresses TNF-α production by mouse macrophages and peripheral blood mononuclear cells from asthma patients. Int Immunopharmacol，2015，27（2）：224-231.

［11］Yang N，Patil S，Zhuge J，et al. *Glycyrrhiza uralensis* flavonoids present in anti-asthma formula，ASHMI^{TM}，inhibit memory Th2 responses *in vitro* and *in vivo*. Phytother Res，2013，27（9）：1381-1391.

［12］Lin JY，Chen ML，Chiang BL，et al. *Ganoderma tsugae* supplementation alleviates bronchoalveolar inflammation in an airway sensitization and challenge mouse model. Int Immunopharmacol，2006，6：241-225.

［13］Chen ML，Lin BF. Effects of triterpenoid-rich extracts of *Ganoderma tsugae* on airway hyperreactivity and Th2 responses in vivo. Int Arch Allergy Immunol，2007，143：21-30.

［14］Pi CC，Wang HY，Lu CY，et al. *Ganoderma formosanum* polysaccharides attenuate Th2 inflammation and airway hyperresponsiveness in a murine model of allergic asthma. Springer Plus，2014，3（1）：297.

［15］Kelly-Pieper K，Patil SP，Busse P，et al. Safety and tolerability of an antiastma herbal formula（ASHMI^{TM}）in adult subjects with asthma：a randomized，double-blinded，placebo-controlled，dose-escalation phase I study. J Alter Compl Med，2009，15（7）：735-743.

［16］Wen MC，Wei CH，Hu ZQ，et al. Efficacy and tolerability of antiastma herbal medicine intervention in adult patients with moderate-severe allergic asthma. J Allergy Clin Immunol，2005，116（3）：517-524.

［17］温明春，魏春华，于农，等.中药灵芝补肺汤治疗支气管哮喘临床研究.中华哮喘杂志：电子版，2012，6（4）：257-260.

［18］廖红群，邱伟，王华彬.薄芝糖肽治疗儿童反复呼吸道感染的临床观察.当代医学，2008，9：143.

［19］宋惠凤，袁金凤，徐慧.薄芝糖肽注射液治疗反复呼吸道感染的临床观察.北方药学，2010，7（5）：22-23.

［20］李碧艳.薄芝糖肽注射液不良反应文献分析.海峡药学，2017，29（10）：279-280.

［21］林梅英，刘益峰.薄芝糖肽注射液致过敏性休克1例.人民军医，2017，60（9）：923-924.

［22］陶林，王振宁，徐星新，等.薄芝糖肽注射液致过敏性休克1例.中南药学，2017，15（8）：1183.

［23］刘卉，卞慧敏，溪治斌，等."灵芝参术汤"防治小儿反复呼吸道感染的临床疗效及免疫学观察.江苏中医药，2009，41（6）：20-21.

［24］冼慧仪，冯曙平，陈艳，等.灵芝孢子粉对中重度慢性阻塞性肺疾病的随访研究.广州医药，2020，51（2）：15-20.

第六章

灵芝对心血管系统的药理作用及临床应用

　　提要：本章重点概述灵芝在治疗心血管系统疾病方面发挥的药理作用和临床应用。灵芝可通过抑制交感神经、保护血管内皮细胞降低血压并缓解心脏过负荷导致的心肌肥厚；通过抑制胆固醇的合成、降低血浆胆固醇、甘油三酯及低密度胆固醇水平调节血脂异常；通过抗氧化清除自由基、改善心肌微循环，从而改善心脏缺血性损伤。

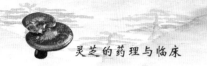

心血管系统疾病是目前全球的头号死因，每年导致 1790 万人死亡。心血管系统疾病包括多种心脏和血管疾患，如冠心病、周围动脉疾病、深静脉血栓和肺栓塞等。心血管系统疾病的病因涉及多个危险因素，比如高血压、高血脂、高血糖等[1]。近年来的药理学研究发现，灵芝可影响多种心血管系统标志性代谢物，如低密度脂蛋白（LDL）、高密度脂蛋白（HDL）、总胆固醇（TC）、活性氧等，提示其具有降低罹患心血管系统疾病风险的作用。并且，灵芝对心血管系统的药理作用在多种心血管疾病动物模型中得到验证，其具有明显的降血压、降血脂、保护内皮及预防心肌缺血损伤的药理活性[2]。

第一节　灵芝对心血管系统的药理作用

一、降血压

高血压是一种以动脉压升高为特征，伴有心脏、心脑血管、肾等器官功能性或器质性改变的全身性疾病。全世界估计共有 11.3 亿人患有高血压，造成了严重的经济、医疗压力。根据最新 2020 年国际高血压联盟（ISH）全球高血压实践指南，高血压的诊断标准为连续测量 2 ～ 3 次诊室血压 ≥ 140/90 mmHg。目前高血压常用的一线治疗药物为钙通道阻滞药（CCB）、血管紧张素转化酶抑制药（ACEI）、血管紧张素 II 受体阻滞药（ARB）、利尿药和 β 受体阻滞药。然而目前难治性高血压的治疗仍不理想，亟需开发副作用小、可长期使用的新型降压药物[3]。

研究发现，在自发性高血压大鼠的基础饮食中增加 5% 的灵芝（*G. lucidum*）子实体提取物，连续喂养 4 周后可有效降低自发性高血压大鼠的收缩压，同时血总胆固醇、总甘油三酯水平也显著下降。实验结果提示灵芝子实体提取物调节自发性高血压大鼠血胆固醇水平的机制可能是由于抑制了动物体内胆固醇合成和（或）加速了胆固醇代谢。但是灵芝子实体提取物的降血压效应的确切机制尚不清楚[4]。

灵芝菌丝体水提取物对心血管系统具有明显的药理活性。在麻醉家兔及大鼠的左股动脉和静脉插管测量基础动脉压，随后给予灵芝菌丝体水提取物。并在腹膜后暴露左肾，监测整合肾传出或传入神经活动的神经分支。结果发现，灵芝菌丝体水提取物对家兔或大鼠的心率没有影响，但是可呈剂量依赖性地降低血压。该结果表明，灵芝菌丝体的水提取物可通过抑制交感神经活性而影响中枢神经系统，起到降血压的作用[5]。

对 7 周龄卒中型自发性高血压大鼠（SHR-SP）每日灌胃调脂灵（调脂灵由主药赤芝辅以枸杞组成）300 mg/kg，对照组予以等量 1% 生理盐水，连续 6 周。实验结果表明，调脂灵虽然对 SHR-SP 大鼠的血压无显著影响，但对 SHR-SP 大鼠脑卒中有显著防护作用，实验组脑卒中发生率为对照组的 1/5，同时，调脂灵能有效缓解 SHR-SP 大鼠高血压所致的心、脑、肾肥厚表型。实验组大鼠的心重体重比、脑重体重比及肾重体重比相较对照组大鼠出现显著性降低。同时，透射电镜结果显示，调脂灵可有效保护动脉内皮细胞的完整性，减轻高血压对血管内皮的损害作用，维护心肌细胞及肌原纤维的排列正常（图 6-1）。该结果表明，调脂灵可能通过保护动脉内皮细胞的完整性从而减少脑卒中的发生，同时，调脂灵

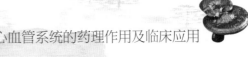

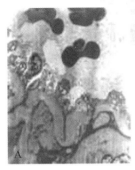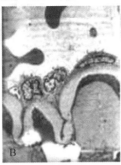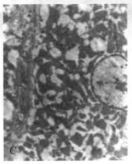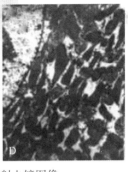

图6-1　SHR-SP大鼠服用调脂灵后脑基底动脉及心肌组织透射电镜图像

A. SHR-SP大鼠对照组脑基底动脉：血管内膜断裂、内皮细胞脱失，部分变圆且出现核皱缩。基底膜不连续、胶原纤维核弹力纤维断裂。**B**. 调脂灵组脑基底动脉：内皮细胞相对完整，胞核保持扁平椭圆形，且核膜清楚，基底膜完整。**C**. SHR-SP大鼠对照组心肌组织：心肌细胞及肌原纤维排列紊乱，线粒体肿胀、内嵴消失并伴随细胞核变形。**D**. 调脂灵组心肌组织：心肌细胞及肌原纤维排列整齐有序，线粒体形态基本正常，细胞核形态保持正常

对心、脑及肾具有保护作用，可降低其肥厚程度[6]。

　　高血压对靶器官的损害还包括左心室肥厚，超过30%的高血压患者可能合并左心室肥厚。左心室肥厚是一种心室壁增厚、心肌重量增加，同时伴发心肌重塑的病理改变，可显著增加高血压患者的冠状动脉粥样硬化性心脏病、心力衰竭、卒中和死亡风险[7]。近年来也有多项研究揭示灵芝对压力负荷诱导的心肌肥厚的预防作用。

　　主动脉弓缩窄（transverse aortic constriction，TAC）手术是经典的压力超负荷所致心肌肥厚动物模型，具有建模时间短、可重复性好等优点[8]。研究发现灵芝孢子油可有效改善TAC模型小鼠压力过度负荷诱导的心肌肥厚，具有潜在的逆转左心室肥厚作用。在该研究中，TAC小鼠每隔一天口服灵芝孢子油，同时设置阳性药对照组（β受体阻滞药），为期14天。实验终点通过经胸超声心动图和有创血流动力学评估发现TAC手术小鼠的射血分数相比假手术组小鼠显著下降，提示其心功能受损。阳性药对照组TAC小鼠射血分数接近正常范围，而给予灵芝孢子油治疗的TAC小鼠的射血分数也恢复到66%。此外，给予灵芝孢子油治疗的TAC小鼠的心脏缩短分数和心输出量恢复至正常范围内，有效改善小鼠的左心室肥厚水平及血管灌注。通过对小鼠心脏组织样本转录组高通量测序分析发现，灵芝孢子油对TAC诱导的心力衰竭的保护作用与一种新型环状RNA——circ-Foxo3的表达相关，灵芝孢子油可诱导TAC术后心脏circ-Foxo3高表达，从而减轻TAC诱导的心力衰竭损伤。在体外过氧化氢刺激小鼠心脏成纤维细胞模型研究中发现，灵芝孢子油可呈剂量和时间依赖性地下调心脏成纤维细胞对过氧化氢刺激的反应。与对照组相比，灵芝孢子油降低过氧化氢诱导的circ-Foxo3的表达[9]。

二、调节血脂

　　血脂异常是临床上常见的脂肪代谢及转运异常的代谢性疾病，是动脉粥样硬化性心血管疾病（ASCVD）发生发展中最主要的致病性危险因素之一，是冠心病、脑卒中、心肌梗死的独立危险因素。随着社会发展及人们生活水平的提高，我国血脂水平异常发生

率显著升高，严重危害人们的健康[10]。根据中国成人血脂异常防治指南（2016 年修订版），中国人群低密度脂蛋白胆固醇（low density lipoprotein cholesterol，LDL-C）的理想水平为低于 2.6 mmol/L（100 mg/dl）、非高密度脂蛋白胆固醇（non-high-density lipoprotein cholesterol，non-HDL-C）的理想水平为低于 3.4 mmol/L（130 mg/dl）[11]。

研究发现，灵芝提取物可有效降低多种体外、体内实验模型的胆固醇水平。灵芝子实体经过乙酸乙酯萃取后，真空蒸发得到的有机相，主要成分为灵芝三萜类化合物，其中灵芝酸（ganoderic acid）A、B 和 Y 含量最高。该灵芝提取物在体外可显著抑制 T9A4 肝细胞的胆固醇合成。在仓鼠的基础饮食中分别添加 2.5% 和 5% 的灵芝提取物，连续喂养 18 天后发现，2.5% 灵芝提取物添加组仓鼠的血总甘油三酯、低密度脂蛋白及高密度脂蛋白水平均未出现明显变化，但是 5% 灵芝提取物添加组仓鼠的总甘油三酯水平较正常饮食对照组相比降低 9.8%，高密度脂蛋白水平也降低了 11.2%，低密度脂蛋白水平未出现显著变化。在两组仓鼠的肝微粒体中发现，3- 羟基 -3- 甲基戊二酰基辅酶 A（HMG-CoA）还原酶的活性均显著降低，较正常饮食对照组分别降低 52.4% 和 33.3%。在小型猪的基础饮食中添加 2.5% 的灵芝提取物，喂养至第 14 天，血甘油三酯水平可显著降低 12.5%，喂养至 29 天，血甘油三酯水平可显著降低 20%，低密度脂蛋白水平可降低 27%，但是高密度脂蛋白水平也降低了 18%。同时，灵芝提取物可增加仓鼠和小型猪的粪便胆甾醇和粪甾醇，减少胆酸盐含量。推测灵芝提取物中的三萜成分可能通过减少胆固醇合成降低胆固醇水平。并且灵芝的纤维成分和葡聚糖可能通过影响胆固醇的吸收和胆汁酸循环从而有助于降低胆固醇水平[12]。

深层发酵培养的灵芝菌丝体的水提取物可缓解高脂饮食喂养大鼠的血脂异常，在高脂饮食饲喂 2 周诱导血脂异常后，连续 4 周灌胃给予灵芝菌丝体水提取物（100 mg/kg），虽然对体重、肝重无影响，但是灵芝提取物有效降低了高血脂大鼠的血浆总胆固醇及低密度脂蛋白胆固醇、甘油三酯和磷脂水平，增加了高密度脂蛋白胆固醇水平。同时灵芝提取物也显著降低了高血脂大鼠肝的总胆固醇、甘油三酯及磷脂水平[13]。

三、血管内皮保护

血管内皮细胞为衬贴于血管内腔面的单层扁平细胞，可分泌多种调节血管功能的活性物质，与心血管疾病有密切关系。目前已有多项研究试图通过干预治疗以恢复某些心血管疾病患者的内皮功能，改善预后，保护血管内皮细胞成为新型的心血管疾病治疗方法。其中血管内皮细胞可合成与释放内皮依赖性舒张因子，即一氧化氮（NO）。内皮源性一氧化氮对血管内皮功能完整性有重要作用，可保持血管内皮依赖性舒张活性、维持血管内膜的无血栓形成表面、维持血管内膜的非增殖状态[14]。目前已有很多研究提示灵芝提取物可通过保护内皮细胞从而保护心血管系统。

研究发现灵芝菌丝体培养物能够抑制巨噬细胞诱导型一氧化氮合酶的表达，减少巨噬细胞中 NO 的过量产生从而发挥保护内皮细胞、延缓动脉粥样硬化（AS）进展的作用。该研究在正常对照组小鼠和诱导型高胆固醇血症小鼠的基础饲料中分别添加 85%（G85）、50%（G50）或 10%（G10）的干燥灵芝菌丝体粉末，连续饲喂 12 周后，发现 G85 给药组小鼠的体重与 G50 及 G10 相比显著下降。不同剂量灵芝菌丝体粉末给药虽然未对血浆胆固醇水平造成影响，但是 G85 及 G50 给药可分别下调血浆低密度脂蛋白达 71%、98%，并显著上调高密度脂蛋白达 80%、86%。此外，G85 及 G50 给药也分别下调血浆甘油三酯水平达 32.5%、42%。G10 给药并不影响正常小鼠的血浆脂质指标，但可显著下调诱导型高胆固醇血症小鼠的血胆固醇水平。由于 G10 给药的诱导型高胆固醇血症小鼠的腹腔巨噬细胞产生的 NO 水平较低，于是研究者建立了脂多糖（LPS）诱导的人单核细胞（THP-1）来源的巨噬细胞体外模型，在 LPS 刺激 24 h 后，诱导型一氧化氮合酶（iNOS）的 mRNA 水平和 iNOS 活性均升高，导致 NO 产生显著增加，同时诱发大量超氧阴离子。在加入 100 μg/ml 的灵芝菌丝体培养物后，则可消除脂多糖诱导的 iNOS 的转录表达及活性[15]。

血管平滑肌细胞的炎症反应也是诱发动脉粥样硬化的重要因素，血管平滑肌细胞的异常增殖会促进斑块的形成，而白介素 -1（IL-1）家族细胞因子在调节免疫炎症反应中发挥关键作用[16]。研究发现，灵芝多糖（GLP）可在体外降低脂多糖诱导的人平滑肌细胞（HASMC）的 IL-1β 的表达，也可在体内抑制 LPS 诱导的小鼠胸主动脉中的 IL-1β 表达。机制研究发现，10 μg/ml GLP 预处理可降低 LPS 诱导的 HASMC 中细胞外调节蛋白激酶（ERK）、p38、c-Jun N 末端激酶（JNK）和蛋白激酶 B（Akt）的磷酸化水平。此外，LPS 诱导的 NF-κB p65 的磷酸化及核转位也受到有效抑制。实验发现 IL-1β 在 LPS 处理的小鼠胸主动脉存在高表达，口服 GLP［60 mg/（kg·d）］可降低小鼠胸主动脉 IL-1β 的表达。该研究表明，灵芝多糖可在体内体外有效抑制 IL-1β 的表达，其机制可能是通过抑制 ERK 的磷酸化和 NF-κB 的激活。提示灵芝多糖具有抗炎作用，可能用于预防血管疾病[17]。

血小板源性生成因子（PDGFs）水平升高是动脉粥样硬化和心血管疾病发生的重要危险因素之一，PDGF 受体 PDGFR-β 多在血管平滑肌细胞和内皮细胞中表达，PDGF 与其受体 PDGFR 的结合将磷酸化激活细胞内酪氨酸激酶，启动下游信号转导通路刺激细胞生长、分化、迁移等。动脉粥样硬化往往伴随发生动脉内膜损伤，诱发动脉血管壁内层的血管平滑肌细胞、血管内皮细胞和单核巨噬细胞释放大量 PDGF，促进炎症反应，加重动脉粥样硬化的内皮损伤[18]。灵芝多糖 GLP 可有效抑制 PDGF 刺激的平滑肌细胞的体外增殖效应，并呈剂量依赖性地抑制平滑肌细胞的 DNA 合成，GLP（10 μg/ml）可诱导平滑肌细胞的细胞周期停滞在 G0/G1 期，该过程涉及 GLP 对细胞周期蛋白 D1、细胞周期蛋白 E 表达的抑制，继而引起周期蛋白依赖激酶抑制剂 p27（Kip1）的表达上调，从而抑制 CDK2 和 CDK4 的表达，最终导致增殖核抗原（proliferating cell nuclear antigen，PCNA）水平降低，细胞增殖效应被抑制，其机制见图 6-2。GLP 与平滑肌细胞的共孵育可下调 PDGF 诱导的 JNK 的磷酸化，可能是 GLP 内皮保护作用的上游机制。

C57BL/6 小鼠股动脉内皮剥脱模拟内皮损伤模型的在体实验研究结果表明，每日喂食含有 100 mg/kg GLP 的饲料。造模后第 14 天，给予 GLP 饲喂的造模小鼠股动脉新生内膜中的细胞增殖水平及新生内膜与中膜面积较模型对照组均显著降低。因此，灵芝多糖可能通过干扰 JNK/MAPK 信号的活化，抑制平滑肌细胞进入细胞周期，减少新生内膜细胞增殖，抑制新生内膜区域，具有保护内皮、预防和治疗血管性增生性疾病的作用[19]。

高同型半胱氨酸血症（HHcy）是心血管疾病的独立危险因素，有效降低过高同型半胱

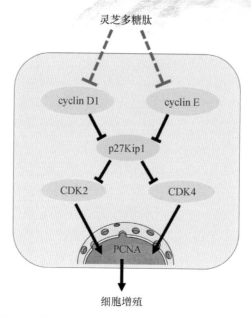

图 6-2　灵芝多糖抑制血小板衍生生长因子诱导平滑肌细胞增殖作用。

箭头或线表示两个分子之间的激活或抑制关系。GLP 处理可引起 PDGF 诱导的 HASMC 细胞周期阻滞，下调 cyclin D1、cyclin E、周期素依赖性激酶 2（CDK2）、周期素依赖性激酶 4（CDK4）的表达并表达上调 p27Kip1

氨酸水平，可保护心血管系统[20]。研究发现灵芝三萜化合物可通过降低氧化应激水平，下调经典 TGF-β/Smad 和非 Smad 依赖的信号通路，抑制 Smad 及 Snail 介导的基因转录，从而保护高同型半胱氨酸诱导的内皮细胞凋亡。该实验使用 800 mM Hcy 刺激牛主动脉内皮细胞（BAEC）48 h 后发现，与未处理细胞相比，BAEC 失去了原有的鹅卵石样外观，转换为细长的梭形形态。通过 Western blot 实验发现，HHcy 对 BAEC 中的 E-cadherin 表达呈剂量依赖性抑制。Hcy 通过激活 TGF-β/Smad、PI3-K/Akt 及 MAPK 促进 EMT 过程。体外给予 25 mg/ml 灵芝三萜（GT）预处理则可消除 Hcy 诱导的 BAEC 细胞中的 ROS 积累。较低浓度（6.25 mg/ml）的 GT 可有效提高 SOD 活性，较高浓度（25 mg/ml）的 GT 可以抑制 NADPH 氧化酶 4（Nox4）的表达。实验结果还发现 GT 可抑制 HHcy 诱导的氧化应激，可以逆转 HHcy 诱导的 BAEC 异常形态学改变，并降低 vimentin、纤溶酶原激活物抑制物 -1（PAI-1）、TGF-β1 的表达。25 mg/ml GT 预处理可显著下调 Smad2/3、ERK1/2 及 Akt 的磷酸化水平，并降低糖原合成激酶 3β（GSK-3β）及 Snail 蛋白的表达。结果提示 GT 可通过减轻氧化应激、下调经典 TGF-β/Smad 及非 Smad 依赖信号通路保护高同型半胱氨酸诱导的血管内皮损伤，详细药理机制如图 6-3 所示[21]。

　　综上所述，灵芝及其有效成分可提高小鼠内皮细胞的 NO 合酶活性，提高 NO 浓度，增强血管舒张；也可改善血管平滑肌细胞的炎症反应，减少主动脉 IL-1β 的表达，以及血小板源性生成因子对血管平滑肌细胞增殖的诱导作用，缓解动脉粥样硬化的发生；同时具有保护高同型半胱氨酸诱导的内皮细胞凋亡作用，即灵芝能够从多个方面保护内皮功能，起到心血管保护作用。

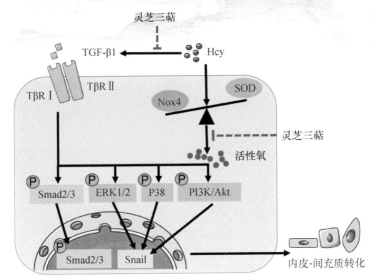

图6-3 灵芝三萜化合物对高同型半胱氨酸诱导的血管内皮的保护作用。

箭头或线表示两个分子之间的激活或抑制关系。GT 抑制 Hcy 诱导的氧化应激，并降低 Smad2/3、ERK1/2、AKT 的磷酸化水平，降低 GSK-3β 及 Snail 蛋白的表达

四、抗心肌缺血

急性心肌梗死（myocardial infarction，MI）是冠心病患者致死致残的主要因素之一，由于冠状动脉闭塞，血流中断，使部分心肌因严重持久性缺血而发生局部坏死。严重威胁人类的生命健康[22]。早期研究发现，给予家兔静脉注射灵芝子实体提取液（3 g/kg）对静脉注射垂体后叶素诱导的急性心肌缺血具有一定的预防作用，能够显著降低心电图 V_5 导联 T 波的升高。灵芝子实体提取物的心肌缺血保护作用在大鼠模型上也得到验证，其机制可能是扩张冠状动脉，增加冠状动脉血流量[23]。利用同位素 ^{86} 铷（^{86}Rb）示踪法测定灵芝制剂对小鼠毛细血管血流量影响的实验结果显示，心肌摄取 ^{86}Rb 的能力与心肌营养血流量成正比，可反映心肌开放的毛细血管数量及通透性。腹腔注射灵芝液、菌丝体乙醇提取液及灵芝发酵液均可显著增加小鼠心肌 ^{86}Rb 的摄取量，且呈现一定剂量效应关系，提示灵芝可能增加心肌营养性血流量，改善心肌微循环，增加心肌供氧从而保护心脏功能[24]。

异丙肾上腺素（ISO）可用于诱导动物发生心肌梗死，损伤尤其集中在左心室和室间的心内膜下区域隔膜。皮下注射 ISO 引起的心肌缺血损伤可以模拟临床上的心肌梗死，是一种常见的心肌损伤、心肌肥厚及心力衰竭模型。目前研究认为 ISO 主要通过增加循环中 cAMP 水平，导致心肌细胞内 Ca^{2+} 超载，大量消耗 ATP，心肌细胞的供氧与需氧平衡被打破，产生大量 ROS，从而损伤心肌细胞[25]。研究发现，在皮下注射 ISO［85 mg/（kg·d）］连续 2 天，建立大鼠急性心肌梗死模型前，治疗组连续 15 天预防性给予灵芝子实体乙醇提取物［100 mg/（kg·d）、250 mg/（kg·d），灌胃］。ISO 模型组大鼠血肌酸激酶（CK）和乳酸脱氢酶（LDH）活性显著升高，反映心肌严重受损，100 mg/kg 和 250 mg/kg 剂量的

灵芝乙醇提取物给药组大鼠的血浆 CK 活性和 LDH 活性则分别降低 50.5%、48.3% 和 18.8%、48.3%。同时发现，ISO 模型组大鼠心肌组织中 MnSOD 活性及 GPx 活性较对照组显著降低，脂质氧化产物 MDA 水平显著升高，预防给药 250 mg/kg 剂量灵芝子实体乙醇提取物可有效提高 MnSOD 和 GPx 活性，分别增加 1.18 倍和 1.24 倍，显著降低 MDA 水平至模型组的 50%，100 mg/kg 给药组的 MnSOD 和 GPx 活性虽高于 ISO 模型组，但未达到统计学显著性。另外，灵芝提取物预防性给药能够显著缓解 ISO 诱导的心肌线粒体膜电位的降低及线粒体呼吸复合物 Ⅰ、Ⅱ、Ⅲ 活性的降低，提示灵芝提取物可通过保护线粒体功能，减少氧化应激从而保护 ISO 对心肌细胞的损伤[26]。

灵芝孢子粉［75 mg/（kg·d）、150 mg/（kg·d）和 300 mg/（kg·d）］治疗组持续 7 周给药后，皮下注射 ISO 造模，造模过程为分别以 20 mg/kg、10 mg/kg 和 5 mg/kg 的 ISO 递减剂量注射 3 天，再以 3 mg/kg 的 ISO 剂量注射 2 天。结果发现具有抵抗心肌损伤功能的循环激素 apelin 的转录及表达水平在 ISO 模型组的血浆和心肌组织中显著降低，且心肌组织中 NO 含量明显降低。与 ISO 模型组比较，灵芝孢子粉治疗组大鼠血浆及心肌组织中 apelin 的转录及表达显著升高。心肌组织透射电镜结果显示，正常组大鼠心肌组织肌原纤维排列整齐，肌丝清晰，线粒体结构完整，糖原颗粒丰富，细胞核、核仁及闰盘形态良好。ISO 模型组大鼠的心肌组织肌原纤维排列紊乱，肌丝溶解，线粒体肿胀、分裂，出现大量空洞样变及内嵴的断裂，细胞核变形，核仁、闰盘破裂。高剂量灵芝孢子粉治疗组大鼠的心肌病理形态显著减轻，可见其肌丝肌小节较清楚，线粒体结构基本完整，仅有部分肿胀。该结果提示灵芝孢子粉可能通过上调心肌组织中 apelin 的转录及表达，缓解线粒体损伤，改善 ISO 导致的大鼠心肌缺血损伤[27]。

灵芝子实体中分离的灵芝三萜化合物可有效缓解 ISO 诱导的小鼠心肌损伤，该实验通过连续五天对 C57BL/6 小鼠皮下注射 ISO［100 mg/（kg·d）］进行造模，模型给药组（灵芝三萜治疗组）于每次注射 ISO 2 h 前灌胃给药灵芝总三萜［300 mg/（kg·d）］，实验终点病理检验发现，模型组小鼠心肌缺血梗死区域明显，并伴有大量纤维化。灵芝三萜治疗组小鼠的心脏病理改变则被有效抑制（图 6-4）。对 DNA 氧化损伤的标志物 8-OHdG 的免疫组化染色结果也显示 ISO 模型组小鼠心肌出现大量 DNA 氧化损伤，且可被灵芝三萜减轻。该研究后续使用 TUNEL 染色评价心肌细胞凋亡水平，灵芝三萜可显著降低心肌细胞的凋亡，减少 caspase-3 表达阳性的细胞比例，并下调人凋亡相关因子配体（FasL）和人凋亡相关因子 Fas 的表达。

在体外应用 200 μM 过氧化氢刺激大鼠心肌细胞（H9C2）30 min 模拟氧化应激损伤，从松杉灵芝（G. tsugae）中提取分离的灵芝酸（150 μg/ml）与 H9C2 细胞预孵育 4 h，经 annexin V/PI 流式细胞检测发现，灵芝酸预处理可有效抑制过氧化氢诱导的心肌细胞凋亡，缓解过氧化氢诱导的 ROS 产生，并降低模型组的 caspase-3 及 caspase-3 剪切体表达，同时抑制 p38 的磷酸化，因此灵芝酸的抗凋亡作用可能归因于其抗氧化活性[28]。

图 6-5 总结了灵芝对心血管系统的药理作用。

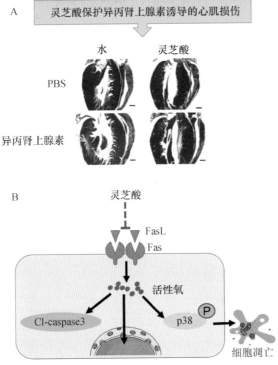

图 6-4　灵芝三萜（灵芝酸）对 ISO 诱导的小鼠心肌缺血的保护作用及机制

A. 对照组、对照给药组、模型组及模型给药的小鼠心脏纵切面的 HE 染色。**B**. 灵芝酸对过氧化氢诱导的氧化应激保护作用机制示意图。灵芝酸可下调 Fas 及 FasL，降低心肌细胞中的 ROS 水平，抑制 caspase-3 的剪切体表达水平及 p38 的磷酸化水平，减少 DNA 氧化应激损伤，从而抑制心肌细胞的凋亡。箭头或线表示两个分子之间的激活或抑制关系

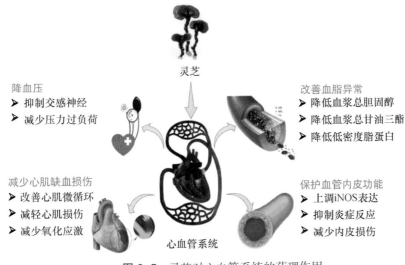

图 6-5　灵芝对心血管系统的药理作用

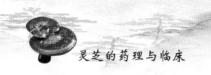

 ## 第二节 灵芝在心血管系统疾病中的临床应用

一、高血压

在 2011 年的一项随机、双盲、交叉临床试验中，共纳入 26 例高血压前期或 1 期高血压受试者，实验组连续 12 周内每天接受 1.44 g 灵芝提取物（等同于 13.2 g 新鲜灵芝），结果发现短期使用灵芝产品并未改善患者的身体质量指数或血压。

在 1999 年的一项中国临床队列研究中发现灵芝片（日本 WakanShoyaku 保健医学研究所提供）可用于辅助治疗难治性高血压。此项研究一共纳入 40 例 II 期原发性高血压患者，长期接受卡托普利（25 mg，每日 3 次）或尼莫地平（20 mg，每日 3 次）治疗无效，血压仍然保持在 120/90 mmHg 以上，因此被诊断为顽固性高血压。患者被随机分为治疗组（$n = 27$）和安慰剂组（$n = 13$），所有受试者均接受常规降压治疗，治疗组同时服用灵芝片作为辅助治疗。治疗组服用日本 Wakan Shoyaku 保健医学研究所提供的灵芝片（每片含灵芝提取物 55 mg，相当于 1.375 g 灵芝子实体，主要成分为灵芝多糖），每日三次，每次 2 片，每日总剂量为 330 mg，持续 3 个月。结果发现，（灵芝片）治疗组患者的动脉、小动脉及毛细血管血压均明显降低。同时，治疗组患者的血液黏稠度，特别是全血黏稠度得到显著改善。此外，治疗组患者血浆 NO_2^- 水平相较于对照组显著升高，而血浆 NO_2^- 水平可被视为 NO 浓度指标。因此该研究提示灵芝可辅助治疗难治性高血压，改善微循环，其机制可能与血浆 NO 浓度升高有关[29]。

二、高脂血症

在一项血浆胰岛素稳态模型试验中，实验组的胰岛素抵抗程度低于安慰剂组，并且血浆总甘油三酯水平下降，高密度胆固醇水平升高。该结果表示，短期服用灵芝产品可能有温和的降血糖作用，并可能改善糖尿病患者血脂异常情况[30]。

一项短期补充灵芝产品对冠心病风险和心血管疾病生物标志物影响的双盲、安慰剂对照、交叉干预研究，纳入 10 名健康志愿者，实验组连续 10 天，每天摄入 0.72 g 灵芝干粉后，其空腹血浆总甘油三酯水平显著下降[31]。

另一项前瞻性、双盲、随机、安慰剂对照临床试验，评估了灵芝治疗高血糖及代谢综合征相关的心血管风险的有效性和安全性。该研究纳入 84 名患有 2 型糖尿病和代谢综合征的参与者，随机分配到三个干预组：灵芝、灵芝＋冬虫夏草和安慰剂。灵芝的给药剂量为每天 3 g（含灵芝提取物 2240 mg ＋灵芝孢子粉 740 mg），持续给药 16 周。结果发现灵芝给药组相较安慰剂组，平均动脉压下降了 0.3 mmHg，甘油三酯下降了 0.1 mmol/L，C 反应蛋白下降了 0.7 mg/L，变化甚微，且 HDL 和 BMI 未出现差异。这项随机临床试验的结果并不支持使用灵芝治疗糖尿病或代谢综合征患者以降低心血管风险[32]。

160 例经饮食控制、运动及服用降脂药物后，血脂仍然超过正常标准的高脂血症患者应用调脂灵（由主药赤芝辅以枸杞组成）进行临床验证。入组患者每次口服调脂灵 50 ml，每日 2 次，1 个月为一疗程，多数服用两个疗程。治疗结果发现，160 例高脂血症患者，降低总胆固醇（TC）、低密度脂蛋白-胆固醇（LDL-C）和三酰甘油（TG）的总有效率分别为 71.4%、71.4% 和 48.4%，升高高密度脂蛋白-胆固醇（HDL-C）的总有效率为 82.5%。对其中 45 例临床随访发现，调脂灵可使血浆总胆固醇水平下降 0.98 mmol/L；低密度脂蛋白水平下降 0.62 mmol/L；三酰甘油水平下降 1 mmol/L，并使高密度脂蛋白水平上升 0.22 mmol/L。临床观察结果表明，调脂灵有很好的调整血脂作用，可用于协同治疗血脂异常[6]。

三、动脉粥样硬化

有研究表明，灵芝水溶性提取物可通过抑制血小板聚集保护内皮，从而抑制动脉粥样硬化的发展。该研究纳入 15 例健康志愿者和 33 例动脉粥样硬化性疾病患者，每次给予口服灵芝水提取物 1 g，每日 3 次，连续 2 周，检测受试者 ADP 诱导的血小板聚集。结果发现，灵芝水提取物可有效抑制体外血小板的第一阶段及第二阶段聚集，最大血小板聚集量、最小血小板聚集量及血小板的聚集速度均被抑制，且呈剂量依赖关系。灵芝水提取物除了影响血小板的数量和质量外，还可能干扰纤维蛋白原，但其具体机制仍有待进一步研究[33]。采用随机双盲研究，纳入 40 例健康志愿者，每次口服灵芝胶囊 1 粒（含 500 mg 灵芝活性提取物）或安慰剂，一日 3 次，连续四周。结果发现组间各项血液学检查和止血功能试验均无显著差异。因此推测，术前使用灵芝不会增加健康患者手术出血的风险[34]。

（孟佳　杨宝学）

参考文献

［1］Flora GD，Nayak MK. A brief review of cardiovascular diseases，associated risk factors and current treatment regimes. Curr Pharm Des，2019，25（38）：4063-4084.

［2］Meng J，Yang B. Protective effect of ganoderma（Lingzhi）on cardiovascular system. Adv Exp Med Biol，2019，1182：181-199.

［3］Erratum：Perrone RD，Mouksassi M-S，Romero K，et al. Total kidney volume is a prognostic biomarker of renal function decline and progression to end-stage renal disease in patients with autosomal dominant polycystic kidney disease. Kidney Int Rep，2018，3（4）：1015.

［4］Kabir Y，Kimura S，Tamura T. Dietary effect of *Ganoderma lucidum* mushroom on blood pressure and lipid levels in spontaneously hypertensive rats（SHR）. J Nutr Sci Vitaminol（Tokyo），1988，34（4）：433-438.

［5］Lee SY，Rhee HM. Cardiovascular effects of mycelium extract of *Ganoderma lucidum*：inhibition of sympathetic outflow as a mechanism of its hypotensive action. Chem Pharm Bull（Tokyo），1990，38（5）：1359-1364.

［6］邢家骝，惠汝太，边延涛，等 . 调脂灵治疗高脂血症的临床和实验研究 . 中国中医药信息杂志，2004，11：958-960.

［7］Shimizu I，Minamino T. Physiological and pathological cardiac hypertrophy. J Mol Cell Cardiol，2016，97：245-262.

［8］Rockman HA，Ross RS，Harris AN，et al. Segregation of atrial-specific and inducible expression of an atrial natriuretic factor transgene in an in vivo murine model of cardiac hypertrophy. Proc Natl Acad Sci U S A，1991，88（18）：8277-8281.

［9］Xie YZ，Yang F，Tan W，et al. The anti-cancer components of *Ganoderma lucidum* possesses cardiovascular protective effect by regulating circular RNA expression. Oncoscience，2016，3（7-8）：203-207.

［10］Tabas I，Garcia-Cardena G，Owens GK. Recent insights into the cellular biology of atherosclerosis. J Cell Biol，2015，209（1）：13-22.

［11］郭远林，李建军. 中国成人血脂异常防治指南（2016 年修订版）亮点解读. 中国医学前沿杂志（电子版），2017，9（6）：12-14.

［12］Berger A，Rein D，Kratky E，et al. Cholesterol-lowering properties of *Ganoderma lucidum* in vitro，ex vivo，and in hamsters and minipigs. Lipids Health Dis，2004，3：2.

［13］Yang BK，Jeong SC，Song CH. Hypolipidemic effect of exo- and endo-biopolymers produced from submerged mycelial culture of *Ganoderma lucidum* in rats. Journal of Microbiology & Biotechnology，2002，12（6）：872-877.

［14］Eelen G，de Zeeuw P，Simons M，et al. Endothelial cell metabolism in normal and diseased vasculature. Circ Res，2015，116（7）：1231-1244.

［15］Rosália，Rubel，Herta，et al. Hypolipidemic and antioxidant properties of *Ganoderma lucidum*（Leyss：Fr）Karst used as a dietary supplement. World Journal of Microbiology&Biotechnology，2011，27：1083-1089.

［16］Bennett MR，Sinha S，Owens GK. Vascular Smooth Muscle Cells in Atherosclerosis. Circ Res，2016，118（4）：692-702.

［17］Liang CJ，Lee CW，Sung HC，et al. *Ganoderma lucidum* Polysaccharides Reduce Lipopolysaccharide-Induced Interleukin-1β Expression in Cultured Smooth Muscle Cells and in Thoracic Aortas in Mice. Evid Based Complement Alternat Med，2014，2014（6）：305149.

［18］Hu W，Huang Y. Targeting the platelet-derived growth factor signalling in cardiovascular disease. Clinical and Experimental Pharmacology and Physiology，2015，42（12）：1221-1224.

［19］Wang SH，Liang CJ，Weng YW，et al. *Ganoderma lucidum* polysaccharides prevent platelet-derived growth factor-stimulated smooth muscle cell proliferation in vitro and neointimal hyperplasia in the endothelial-denuded artery in vivo. Journal of Cellular Physiology，2012，227（8）：3063-3071.

［20］Fu Y，Wang X，Kong W. Hyperhomocysteinaemia and vascular injury：advances in mechanisms and drug targets. Br J Pharmacol，2018，175（8）：1173-1189.

［21］He J，Sun Y，Jia Y，et al. *Ganoderma* triterpenes Protect Against Hyperhomocysteinemia Induced Endothelial-Mesenchymal Transition via TGF-beta Signaling Inhibition. Front Physiol，2019，10：192.

［22］Lu L，Liu M，Sun R，et al. Myocardial infarction：Symptoms and treatments. Cell Biochem Biophys，2015，72（3）：865-867.

［23］北京医学院基础部药理教研组. 灵芝的药理研究——Ⅱ、灵芝发酵浓缩液及菌丝体乙醇提取液的药理研究. 北京大学学报（医学版），1975，（1）：16-22.

［24］北京医学院基础部药理教研组. 灵芝的药理研究——Ⅲ. 灵芝制剂对小白鼠心肌摄取～（86）铷的影响. 北京大学学报（医学版），1976，（2）：183-192.

［25］Allawadhi P，Khurana A，Sayed N，et al. Isoproterenol-induced cardiac ischemia and fibrosis：Plant-based approaches for intervention. Phytother Res，2018，32（10）：1908-1932.

［26］Sudheesh NP，Ajith TA，Janardhanan KK. *Ganoderma lucidum* ameliorate mitochondrial damage in isoproterenol-induced myocardial infarction in rats by enhancing the activities of TCA cycle enzymes and

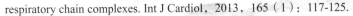
respiratory chain complexes. Int J Cardiol，2013，165（1）：117-125.

［27］林志彬 . 灵芝的现代研究 . 4 版 . 北京：北京大学医学出版社，2015.

［28］Kuok QY，Yeh CY，Su BC，et al. The triterpenoids of *Ganoderma tsugae* prevent stress-induced myocardial injury in mice. Mol Nutr Food Res，2013，57（10）：1892-1896.

［29］Wu TS，Shi LS，Kuo SC. Cytotoxicity of *Ganoderma lucidum* triterpenes. J Nat Prod，2001，64（8）：1121-1122.

［30］Chu TT，Benzie IF，Lam CW，et al. Study of potential cardioprotective effects of *Ganoderma lucidum*（Lingzhi）：results of a controlled human intervention trial. Br J Nutr，2012，107（7）：1017-1027.

［31］Wachtelgalor S，Szeto YT，Tomlinson B，et al. *Ganoderma lucidum*（"Lingzhi"）：acute and short-term biomarker response to supplementation. International Journal of Food Sciences and Nutrition，2004，55（1）：75-83.

［32］Klupp NL，Kiat H，Bensoussan A，et al. A double-blind，randomised，placebo-controlled trial of *Ganoderma lucidum* for the treatment of cardiovascular risk factors of metabolic syndrome. Sci Rep，2016，6：29540.

［33］Tao J，Feng KY. Experimental and clinical studies on inhibitory effect of *Ganoderma lucidum* on platelet aggregation. Journal of Tongji Medical University，1990，10（4）：240-243.

［34］Kwok Y，Ng KFJ，Li CCF，et al. A prospective，randomized，double-blind，placebo-controlled study of the platelet and global hemostatic effects of *Ganoderma lucidum*（Ling-Zhi）in Healthy Volunteers. Anesthesia & Analgesia，2005，101（2）：423-426.

第七章

灵芝对内分泌系统的药理作用及临床应用

提要：本章介绍灵芝对机体的内分泌（包括胰岛 β 细胞、甲状腺和性腺）和代谢功能的药理作用，对实验性糖尿病、Graves病和去势动物模型的治疗作用，以及临床上用于辅助治疗糖尿病及其并发症、甲状腺功能亢进和更年期综合征的初步结果。

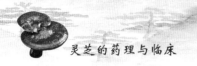
 # 第一节　灵芝对内分泌系统的药理作用

一、防治糖尿病及其并发症

糖尿病是一种内分泌系统疾病，主要表现为血糖升高、胰岛素分泌减少和胰岛素抵抗等，对症治疗多采用降低血糖、增加胰岛素分泌和提高胰岛素敏感性的药物处理。早在1970—1980 年，药理学研究即发现灵芝及其所含多糖有降低血糖的作用[1]，随后发现其还有改善胰岛损伤和增加胰岛素分泌等作用。临床上可用于辅助治疗糖尿病[1]。

（一）灵芝对糖尿病的药理作用

一系列药理研究证明，灵芝（G. lucidum）水提取物及其所含多糖（肽）对四氧嘧啶、链脲佐菌素（STZ）、高脂饮食联合 STZ 实验性糖尿病小鼠（大鼠）和肥胖性糖尿病（db/db）小鼠有治疗作用。此外，灵芝甲醇或乙醇提取物以及灵芝孢子粉等对实验性糖尿病模型亦有治疗作用。

1. 水提取物及其所含多糖的作用

在探讨灵芝多糖（Gl-PS）对胰岛损伤的保护作用时，对四氧嘧啶诱导的糖尿病小鼠模型预先分别给予 Gl-PS（50 mg/kg、100 mg/kg 和 200 mg/kg，灌胃）。实验发现，Gl-PS 可显著降低糖尿病小鼠的血糖，并升高血胰岛素水平。此外，糖尿病小鼠的脂质过氧化产物丙二醛（MDA）显著升高，而 Gl-PS 则可使其明显降低。在四氧嘧啶损伤下，胰岛 β 细胞会出现坏死、数目减少，而 Gl-PS 则能对其产生保护作用使其增加（图 7-1）。结果表明，Gl-PS 对四氧嘧啶诱发糖尿病的保护作用与其抗氧化、清除自由基有关。进一步实验还发现，Gl-PS（100 mg/kg 和 200 mg/kg）可显著抑制四氧嘧啶对核转录因子（NF-κB）的活化，推测这是 Gl-PS 对四氧嘧啶糖尿病保护作用的分子机制之一[2]。

在探讨 Gl-PS 对糖尿病大鼠血糖和胰岛素水平的影响时，利用 STZ 制备 SD 大鼠糖尿病模型，观察糖尿病大鼠在不同剂量 Gl-PS（100 mg/kg、200 mg/kg 和 400 mg/kg）治疗前

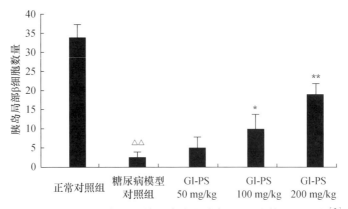

图 7-1　Gl-PS 对四氧嘧啶糖尿病小鼠胰岛 β 细胞数量的影响[2]

注：与正常对照组比较，$^{\triangle\triangle} P < 0.01$；与糖尿病模型对照组比较，$^* P < 0.05$，$^{**} P < 0.01$

后血中葡萄糖和胰岛素水平变化。结果发现，经灵芝多糖治疗后，实验组血糖水平显著低于对照组，并呈现一定的剂量效应关系。此外，STZ 诱发糖尿病大鼠的胰岛素水平在实验开始时较正常组明显降低。灵芝多糖灌胃治疗后，实验组胰岛素水平相较于对照组明显上升，提示灵芝多糖能促进糖尿病大鼠分泌胰岛素[3]。

葡萄糖转运蛋白（GLUT）是一类广泛分布于真核细胞上的膜蛋白，可介导葡萄糖的摄取。胰岛 β 细胞感受葡萄糖刺激-应答反应功能的前提是其表达 GLUT2。机体生理条件下，葡萄糖可通过 GLUT2 进入细胞内。此外，GLUT2 与葡萄糖激酶共同形成葡萄糖感受器，后者具有调节胰岛素合成与分泌的作用。相关研究指出，一定浓度的葡萄糖可经胰岛 β 细胞膜上 GLUT 进入胞内，并在胞内代谢产生 ATP，使得胞内 ATP/ADP 的比值增加，从而造成 K^+-ATP 通道关闭。因胞内 K^+ 逐渐升高导致细胞去极化，胞膜上电压依赖性 Ca^{2+} 通道开放，胞外 Ca^{2+} 内流从而诱发胰岛素的释放。该过程中，细胞外 Ca^{2+} 内流是启动胰岛素分泌的信号，其主要是通过 L2 型 Ca^{2+} 通道完成的。

在体外培养的大鼠胰岛细胞，Gl-PS 可直接促进胰岛 β 细胞分泌胰岛素。实验中，若预先加维拉帕米（L2 型 Ca^{2+} 通道阻滞药），由于 Ca^{2+} 内流被抑制从而导致胰岛素的分泌量明显抑制，Gl-PS 的促胰岛素分泌作用也会受到一定程度的抑制，尽管这种抑制作用并不是完全的。当联合应用 EGTA（Ca^{2+} 螯合剂）和维拉帕米，Gl-PS 的促胰岛素分泌作用则会被完全抑制。结果提示，葡萄糖浓度为 5.6 mmol/L 和 16.7 mmol/L 时，Gl-PS 可能是部分通过促进胰岛细胞外 Ca^{2+} 内流而发挥促胰岛素释放作用的。在 16.7 mmol/L 葡萄糖条件下，胰岛细胞 GLUT2 的表达水平明显高于 5.6 mmol/L 葡萄糖时，提示培养液内葡萄糖浓度可影响 GLUT2 的表达水平。在葡萄糖浓度为 5.6 mmol/L 和 16.7 mmol/L 时，Gl-PS 均可促进胰岛细胞 GLUT2 的表达，且 GLUT2 的表达水平与 Gl-PS 促进胰岛素释放的作用是一致的。推测 Gl-PS 通过促进胰岛 β 细胞 GLUT2 的表达，进而使得更多葡萄糖进入胞内，促进葡萄糖的代谢，引起胰岛细胞外 Ca^{2+} 内流，从而发挥促胰岛素释放的作用[4]。

在研究灵芝水提取物对非糖尿病（*db*/+）小鼠和肥胖糖尿病（*db*/*db*）小鼠的作用时，对照组和实验组小鼠给予不同剂量灵芝水提取物（0.003 g/kg、0.03 g/kg 和 0.3 g/kg，灌胃）4 周后，观察其血糖、胰岛素、脂蛋白-胆固醇、磷酸烯醇式丙酮酸羧激酶（PEPCK）和羟甲基戊二酰辅酶 A（HMG CoA）还原酶水平的变化。在给灵芝水提取物的第 1 周后，即观察到 *db*/*db* 小鼠的血糖降低，而 *db*/+ 小鼠在给灵芝水提取物第 4 周时，才观察到血糖降低。此外，发现 *db*/*db* 小鼠肝内 PEPCK 基因的表达明显增加，而灵芝水提取物可显著降低 *db*/*db* 小鼠 PEPCK 基因的表达水平。同样地，灵芝水提取物（0.3 g/kg）还可降低 *db*/+ 小鼠 PEPCK 基因的表达水平。值得注意的是，灵芝水提取物并没有改变血胰岛素的水平和 HMG CoA 还原酶蛋白的表达。这提示灵芝水提取物的降血糖作用是通过抑制肝内 PEPCK 基因表达而实现的[5]。

高脂饮食联合 STZ 诱发 2 型糖尿病大鼠，给予大鼠 Gl-PS（200 mg/kg、400 mg/kg 和 800 mg/kg，灌胃）10 周后，检测大鼠空腹血糖水平和胰腺中谷胱甘肽过氧化物酶（GSH-Px）、超氧化物歧化酶（SOD）、过氧化氢酶（CAT）活性以及一氧化氮（NO）、MDA 含量，并对胰岛的病理变化进行胰腺 HE 染色和胰岛素免疫组化分析。结果发现，Gl-PS 不仅可降

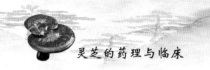

低糖尿病大鼠的空腹血糖水平以及 NO、MDA 含量，还可增强胰岛素的敏感性，提高胰腺中 GSH-Px、SOD 以及 CAT 的活性。胰腺 HE 染色等形态学检测显示，Gl-PS 可减轻大鼠胰岛萎缩，并增加胰岛 β 细胞的数目。这提示 Gl-PS 对 2 型糖尿病大鼠有降低血糖水平和改善胰岛损伤的作用，其机制可能与减轻氧化应激水平有关[6]。

建立高脂饮食和 STZ 制备 2 型糖尿病小鼠模型，给予灵芝多糖（GLP）以探讨其降糖作用及机制。将小鼠随机分为正常对照组、糖尿病对照组、GLP 低剂量治疗糖尿病组［50 mg/（kg·d）］和 GLP 高剂量治疗糖尿病组［100 mg/（kg·d）］，观察小鼠空腹血糖水平、胰岛素和体重的变化，并通过实时聚合酶链反应检测肝内糖原磷酸化酶（GP）、果糖 -1,6- 二磷酸酶（FBPase）、PEPCK 和葡萄糖 -6- 磷酸酶（G6Pase）基因的表达水平。结果表明，相较于糖尿病对照组，两种剂量的 GLP 均能显著降低空腹血糖、胰岛素和体重比值，且 GLP 高剂量组和低剂量组的空腹血糖水平也有显著差异。此外，GLP 治疗糖尿病组小鼠肝中 GP、FBPase、PEPCK 和 G6Pase 的基因表达水平均显著降低。这表明 GLP 可剂量依赖性地降低 2 型糖尿病小鼠的空腹血糖水平，其降糖机制可能与糖异生或糖原分解途径中几个关键葡萄糖调节酶的基因表达降低有关[7]。

同样地，给予高脂饮食和 STZ 诱导的 2 型糖尿病大鼠 GLP，通过观察 GLP 对肠道菌群组成和功能的影响，以探讨其抗糖尿病作用的潜在机制。结果发现，GLP 可缓解 2 型糖尿病大鼠消瘦、高血糖、高血脂和胰岛素抵抗等现象。16S rDNA 测序和 ¹H 核磁共振波谱分析发现，GLP 治疗糖尿病组大鼠的气球菌、乳球菌、棒状杆菌和变形杆菌丰度下降了，而布拉氏菌、脱卤菌和拟杆菌却增多了。此外，PICRUSt 分析发现，GLP 能够恢复 2 型糖尿病大鼠肠道菌群氨基酸、碳水化合物、炎症物质和核酸的代谢紊乱。这提示 GLP 能调节 2 型糖尿病大鼠紊乱的肠道微生物菌群和代谢产物以实现其抗糖尿病作用[8]。

给健康孕鼠一次性腹腔注射 STZ（40 mg/kg）制备妊娠期糖尿病大鼠模型，探讨灵芝多糖对妊娠期糖尿病大鼠的降糖作用及潜在机制。24 只孕期大鼠随机分为正常对照组、妊娠期糖尿病对照组和灵芝多糖治疗组，分别检测第 0、7、14 天时各组的空腹血糖水平（表 7-1）和胰岛素水平（表 7-2）。结果发现，与正常对照组比较，妊娠期糖尿病对照组第 0、7、14 天时的空腹血糖水平显著升高，而 GLP 治疗组则明显低于妊娠期糖尿病对照组。此外，妊娠期糖尿病对照组第 0、7、14 天时的胰岛素水平较正常对照组显著降低，而 GLP 治疗组则明显高于妊娠期糖尿病对照组。这提示灵芝多糖对妊娠期糖尿病大鼠有治疗作用，其机制可能与增加胰岛素水平以提高周围组织对葡萄糖的利用有关[9]。

表 7-1　各组大鼠空腹血糖的比较（$\bar{x}\pm s$, mmol/L）[9]

组别	n	0 天	7 天	14 天
正常对照组	8	5.5±1.0**	5.6±1.3**	5.6±1.5**
妊娠期糖尿病对照组	8	15.7±2.4	19.6±2.8	21.3±1.9
GLP 治疗组	8	14.2±2.3	10.4±1.2**	8.7±1.6**

注：与妊娠期糖尿病对照组比较，** $P < 0.01$

表 7-2　各组大鼠血浆胰岛素水平的比较（$\bar{x} \pm s$, mIo/L）[9]

组别	n	0 天	7 天	14 天
正常对照组	8	12.5±1.0**	13.6±1.3**	13.3±1.2**
妊娠期糖尿病对照组	8	5.7±1.1	4.6±1.8	4.8±1.0
GLP 治疗组	8	6.2±2.0	8.3±1.5**	9.7±1.3**

注：与妊娠期糖尿病对照组比较，** $P < 0.01$

2. 醇提取物的作用

给 Long-Evans 大鼠腹腔注射四氧嘧啶 150 mg/kg 诱发实验性糖尿病，随后糖尿病大鼠口服不同剂量的灵芝石油醚提取液（GL-PEE）和甲醇提取液（GL-ME），GL-PEE 和 GL-ME 不同剂量均为 200 mg/kg、400 mg/kg、600 mg/kg 和 800 mg/kg。同时，一组糖尿病大鼠口服二甲双胍（150 mg/kg）作为标准对照。结果表明，灵芝可剂量依赖性地降低糖尿病大鼠的空腹血糖水平。其中，GL-PEE（800 mg/kg）和 GL-ME（800 mg/kg）对空腹血糖的最大降低率分别为 55.57% 和 36.01%，而二甲双胍（150 mg/kg）对空腹血糖的降低率为 60.02%。此外，GL-PEE 和 GL-ME 还可增加糖尿病大鼠的胰岛素水平[10]。

在四氧嘧啶诱导糖尿病大鼠实验中，发现灵芝乙醇提取液可抑制四氧嘧啶对胰岛的破坏作用，从而起到促进胰岛 β 细胞产生胰岛素的作用[11]。

已知抑制 α-葡萄糖苷酶可延缓肠道对葡萄糖的吸收，从而起到控制血糖的作用。灵芝子实体氯仿提取物的中性组分在体外可抑制 α-葡萄糖苷酶的活性，其 IC_{50} 为 88.7 μg/ml，其抑酶活性明显强于阳性对照药阿卡波糖（acarbose），后者的 IC_{50} 为 336.7 μg/ml。从中性组分中进一步分离出的活性化合物灵芝醇 B 是一种强 α-葡萄糖苷酶抑制剂，其抑制 α-葡萄糖苷酶的 IC_{50} 为 48.5 μg/ml[12]。

3. 灵芝孢子粉的作用

在研究灵芝对糖尿病小鼠的防治作用时，发现灵芝孢子粉可显著降低四氧嘧啶诱发糖尿病小鼠的血糖，增强由葡萄糖刺激引起的胰岛素分泌。此外，灵芝孢子粉可拮抗肾上腺素和葡萄糖的升血糖作用，并减少糖尿病小鼠的饮水量，即灵芝孢子粉对糖尿病小鼠有明显的治疗作用[13]。

给 STZ 糖尿病大鼠每日灌胃破壁灵芝孢子粉（GLSP）1 g，连续给药 4 周。与 STZ 对照组比较，GLSP 组给药 2 周血糖水平开始显著降低，4 周时血甘油三酯（TG）、总胆固醇（TC）明显下降，高密度脂蛋白（HDL-C）明显升高。此外，与 STZ 对照组比较，GLSP 显著降低了 MDA 和活性氧（ROS），升高了 SOD 和 GSH-Px，减轻了糖尿病大鼠氧化应激反应。定量 RT-PCR 分析显示，与 STZ 对照组相比，GLSP 组脂质代谢相关基因（Acox1、ACC、Insig-1、Insig-2）和糖原合成相关基因（GS2、GYG1）表达上调。其他基因如 SREBP-1、Acly、Fas、Fads1、Gpam、Dgat1、PEPCK 和 G6PC1 表达无明显变化。结果表明，GLSP 通过促进糖原合成和抑制糖异生发挥降血糖作用。同时，GLSP 还可改善血脂的结构，调节 2 型糖尿病大鼠的体内胆固醇平衡[14]。

综上所述，灵芝多糖是抗糖尿病作用的主要有效成分，其降血糖的作用机制涉及：①促进胰岛素分泌；②减轻氧化应激对胰岛 β 细胞的损伤；③促进胰岛细胞 GLUT2 蛋白的表

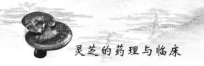

达，葡萄糖转运入 β 细胞增多；④促进葡萄糖的代谢，引起胰岛细胞外 Ca^{2+} 内流，促进胰岛素释放；⑤提高周围组织对葡萄糖的利用；⑥上调脂质代谢相关基因（包括 Acox1、ACC、Insig-1、Insig-2）和糖原合成相关基因（包括 GS2、GYG1）表达；⑦调节肠道微生物群和宿主的代谢产物；⑧抑制 α - 葡萄糖苷酶等（图 7-2）。

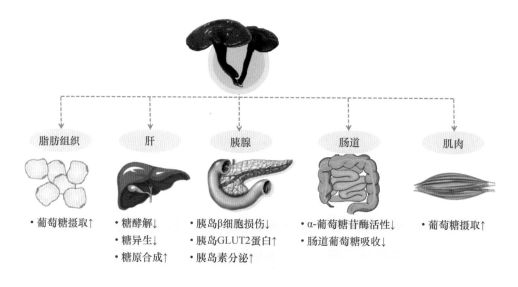

脂肪组织	肝	胰腺	肠道	肌肉
·葡萄糖摄取↑	·糖酵解↓ ·糖异生↓ ·糖原合成↑	·胰岛β细胞损伤↓ ·胰岛GLUT2蛋白↑ ·胰岛素分泌↑	·α-葡萄糖苷酶活性↓ ·肠道葡萄糖吸收↓	·葡萄糖摄取↑

图 7-2　灵芝降血糖作用的机制

（二）灵芝对糖尿病并发症的作用

糖尿病并发症常常是糖尿病致残致亡的主要因素，糖尿病在发病 10 年左右，30% ～ 40% 的患者会发生至少一种并发症，其中常见的糖尿病并发症包括肾病、足病、眼病、心血管并发症等。药理学研究发现，灵芝对实验性糖尿病鼠具有保护肾脏、心脏，改善伤口愈合等作用。

1. 糖尿病肾病

糖尿病肾病（diabetic kidney disease，DKD）是糖尿病主要慢性并发症之一，是导致肾衰竭的常见原因。

C57BL/6J 小鼠经 STZ 注射后，给予灵芝多糖（Gl-PS）（125 mg/kg 和 250 mg/kg）8 周。结果发现，Gl-PS 降低糖尿病鼠增高的血糖和三酰甘油水平的同时，剂量依赖性地显著降低血肌酐（Cr）、尿素氮水平及尿白蛋白排泄。肾组织形态学 HE 和 PAS 染色显示，与正常对照组比较，糖尿病模型组肾皮质大部分受累（约＞ 75%），部分肾小球萎缩变小，甚至消失，所属肾小管萎缩消失；部分肾小球代偿肥大，炎症细胞浸润明显，可见灶状出血，所属肾小管扩张，上皮细胞水肿，健存肾小球、肾小管排列紊乱，肾间质炎症细胞浸润（部分区域呈灶状，部分区域呈弥漫性）。给予 125 mg/kg Gl-PS 可使上述病变程度减轻，且范围变小；给予 250 mg/kg Gl-PS 可使病变显著改善，仅存在轻度的肾小球、肾小管改变。还发现 Gl-PS 显著降低糖尿病小鼠肾升高的 MDA 水平，升高降低的 SOD 活性，并降低糖尿病小鼠肾高表达的转化生长因子 - β1（TGF-β₁）。后者是目前公认的致纤维化因子，其表达水平上调会使肾小球基底膜的主要成分——Ⅳ型胶原（Col-Ⅳ）的合成及分泌增加，进而引起基底膜增厚、肾小球肥大和硬化，导致糖尿病肾病的发生和发展[15]。

相似研究结果也证明，STZ 诱发糖尿病大鼠肾皮质 TGF-β_1、Col-Ⅳ的蛋白质和 mRNA 表达较正常对照组明显升高；灌胃 GLP 可使糖尿病大鼠 TGF-β_1、Col-Ⅳ的蛋白质和 mRNA 表达显著降低。提示 GLP 可能通过下调糖尿病大鼠肾中 TGF-β_1 和 Col-Ⅳ的表达，减少细胞外基质积聚，起到对糖尿病大鼠肾的保护作用[16]。

已知基底膜增厚和系膜区细胞外基质（ECM）堆积是糖尿病肾病的主要病理特征，而基质金属蛋白酶（MMP）在降解 ECM 中起着主要作用。其中，肾小球的多种细胞均会表达 MMP-2，后者主要降解Ⅳ型胶原。而 MMP-2 活性受其特异性抑制因子——基质金属蛋白酶抑制因子 -2（TIMP-2）影响，MMP-2/TIMP-2 的平衡在调节 ECM 的降解中发挥重要作用。利用 STZ 诱发制备糖尿病大鼠模型，并给予灵芝多糖（100 mg/kg、200 mg/kg 和 400 mg/kg，灌胃）。结果发现，与正常对照组比较，糖尿病模型组大鼠肾小球 MMP-2 的表达水平明显减少，TIMP-2 明显升高；而灵芝多糖各治疗组较糖尿病模型组而言，其 MMP-2 表达水平升高，TIMP-2 减少。灵芝多糖可调节 MMP-2/TIMP-2 之间的平衡，从而减少细胞外基质积聚，发挥对糖尿病大鼠肾的保护作用[17]。

2. 糖尿病心肌病

糖尿病心肌病（diabetic cardiomyopathy，DCM）是一个独立于心脏大血管病变的特异性心肌疾病，是糖尿病患者致死的一个主要原因。其发病机制还不清楚，可能与高血糖和胰岛素分泌减少，导致胶原和晚期糖基化终产物（AGE）修饰的细胞外基质蛋白聚积、胰岛素抵抗、细胞因子异常以及代谢障碍有关。

在 STZ 联合高糖高脂饮食诱导的糖尿病大鼠模型中，测定心肌细胞凋亡基因（Bax）、抗凋亡基因（Bcl-2）蛋白质的表达。结果显示，糖尿病模型组大鼠心肌细胞中 Bax 表达增强，Bcl-2 表达减弱，Bcl-2/Bax 比值减小，与正常对照组相比差异有显著性，显示 DCM 时心肌细胞凋亡增加。每日灌胃灵芝孢子粉 250 mg/kg，共 10 周。心肌细胞中 Bax 表达减少，Bcl-2 表达增加，Bcl-2/Bax 比值增大，与模型组比较差异有显著性。结果提示，灵芝孢子粉可以通过抑制心肌细胞凋亡，对糖尿病心肌起到保护作用[18]。

利用高能量饮食加小剂量腹腔注射 STZ 的方法建立 2 型糖尿病大鼠模型，灌胃灵芝多糖（200 mg/kg、400 mg/kg 和 800 mg/kg）以及小檗碱（30 mg/kg）12 周后，测定各组糖尿病大鼠空腹血糖和血浆胰岛素水平，并用免疫组化和蛋白质印迹法检测心肌组织中 AGE、晚期糖基化终末产物受体（RAGE）含量的表达。相较于糖尿病对照组，灵芝多糖治疗组、小檗碱治疗组均能有效降低血糖、升高血浆胰岛素水平，并降低心肌组织中 AGE、RAGE 的表达。其中，灵芝多糖高剂量治疗组效果优于小檗碱治疗组。结果提示，灵芝多糖对糖尿病大鼠空腹血糖水平和血浆胰岛素水平具有显著的改善作用，并可能通过抑制心肌组织中 AGE、RAGE 的表达，发挥其对糖尿病大鼠心肌的保护作用[19]。

最近，一项研究报道高胆固醇联合 STZ 诱发糖尿病大鼠连续灌胃灵芝多糖肽（PsP，50 mg/kg、150 mg/kg 和 300 mg/kg）4 周。PsP 最适剂量（300 mg/kg）组和糖尿病模型组的内皮祖细胞（EPC）浓度、循环内皮细胞（CEC）浓度以及 EPC/CEC 比值分别为（941.00±227.84）

个细胞 / 毫升、（133.60±12.95）个细胞 / 毫升、6.97±1.26 以及（84.28±35.20）个细胞 / 毫升、（678.20±47.48）个细胞 / 毫升、0.44±0.26。与糖尿病模型组比较，PsP 可显著增加 EPC 浓度，降低 CEC 浓度，增加 EPC/CEC 的比值。PsP 还可降低糖尿病大鼠血 H_2O_2、TG、TC 水平，显著减轻胰岛素抵抗。结果指出，PsP 通过增加 EPC/CEC 的比值，减少风险因子和改善胰岛素抵抗，促进血管内皮修复过程[20]。

3. 糖尿病创伤愈合

在利用 STZ 得到 1 型糖尿病全层皮肤切除小鼠模型后，给予灵芝多糖（Gl-PS，10 mg/kg、50 mg/kg 和 250 mg/kg，灌胃）以研究 Gl-PS 对糖尿病伤口愈合的保护作用及其机制。结果发现，与对照组相比，糖尿病小鼠的伤口愈合率明显延迟，而 Gl-PS（250 mg/kg）则可以显著加快糖尿病小鼠的伤口愈合速度（图 7-3）。此外，Gl-PS（50 mg/kg 和 250 mg/kg）还能显著增加糖尿病小鼠伤口处血流的灌注率（图 7-4）。糖尿病条件下，线粒体超氧阴离子

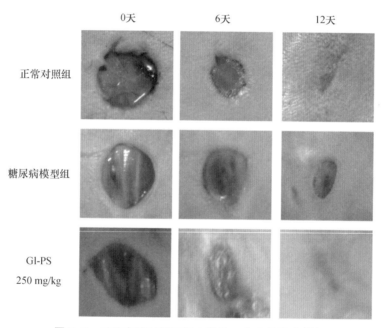

图 7-3　灵芝多糖对糖尿病小鼠伤口愈合的影响[21]

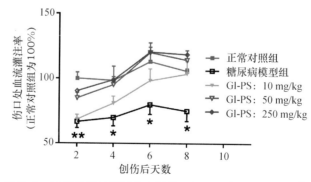

图 7-4　灵芝多糖对糖尿病小鼠伤口处血流灌注率的影响[21]

注：与正常对照组比较，*P < 0.05，**P < 0.01。

（$O_2^-·$）产生、硝基酪氨酸生成和诱导型一氧化氮合酶（iNOS）活性会显著增加，而 Gl-PS 可使其恢复正常。在糖尿病创面组织中，锰超氧化物歧化酶（MnSOD，一种抗氧化酶）的硝化作用增强而活性受抑制，Gl-PS 可抑制 MnSOD 的硝化反应并提高其活性。研究还发现，衔接蛋白 p66Shc 与线粒体活性氧的产生有关，其在糖尿病小鼠皮肤中表达水平和 Ser36 磷酸化程度显著升高，而 Gl-PS 则可剂量依赖性地降低 p66Shc 的表达和磷酸化。这提示 Gl-PS 可改善 1 型糖尿病小鼠的伤口愈合，其机制与抑制皮肤 MnSOD 硝化、p66Shc 和线粒体氧化应激有关[21]。

此外，灵芝对糖尿病伴性功能与生殖功能障碍、视网膜病变等糖尿病并发症也有一定的保护作用[22]。

二、防治甲状腺疾病

甲状腺功能亢进，简称甲亢，是一种常见的内分泌系统疾病，常表现出氧化反应增强、能量消耗过多、免疫功能下降、激动和失眠等症状，临床上通常使用药物（抗甲状腺药物）治疗、放射碘治疗和手术治疗。药理实验发现，灵芝对甲亢所引起的肝功能损伤具有改善作用。临床上用于辅助治疗毒性弥漫性甲状腺肿和避免甲亢治疗中白细胞下降。

利用表达促甲状腺激素受体 A 亚单位的腺病毒（Ad-TSHR-A）免疫 BALB/c 小鼠，使其产生促甲状腺激素受体抗体（TRAb）进而获得 Graves 病（GD）动物模型。在制备动物模型过程中，分别给予纯水和灵芝多糖［低剂量为 100 mg/（kg·d），高剂量为 400 mg/（kg·d），灌胃］，检测血清甲状腺素（T_4）、TRAb、谷丙转氨酶（ALT）、谷草转氨酶（AST）和碱性磷酸酶（ALP）水平。结果表明，灵芝多糖治疗后，甲亢小鼠血清的 T4、TRAb 水平并无显著变化。然而，灵芝多糖治疗组甲亢小鼠血清的 ALT 和 ALP 水平却显著低于纯水组小鼠。提示灵芝多糖对 GD 小鼠甲亢状态的影响仍需进一步研究，但其对甲亢所引起的肝功能损伤具有改善作用[23]。

三、防治更年期综合征

更年期综合征是人类神经-内分泌-免疫调节紊乱所致，主要表现为内分泌紊乱、情绪不稳定、激动易怒和抵抗力降低等症状。临床上除对症治疗外，还可采取激素替代治疗，但其必须在医生的指导下谨慎应用。药理实验发现，灵芝除了具有免疫调节、镇静安神的作用外，还有调节性腺内分泌的作用。临床上用于治疗男性和女性更年期综合征。

灵芝对性腺的作用

成年雌性 SD 大鼠进行双侧卵巢切除手术后，实验组大鼠灌胃灵芝孢子粉混悬液（8 g/kg，持续 4 周）。利用放射免疫分析方法，检测去势大鼠血清中睾酮、雌二醇和卵泡刺激素的含量变化。于术后 4 周，对去势大鼠的股骨和子宫作常规 HE 染色组织切片。相较于正常对照组，实验对照组去势大鼠血清内的睾酮和雌二醇含量显著下降，股骨的骨密度也显著降低，子宫内膜明显萎缩。而相较于实验对照组，灵芝治疗组去势大鼠血清中的睾酮和雌二醇含量显著升高，股骨的骨密度增大，子宫内膜萎缩程度有所降低。提示灵芝孢子粉对去势大

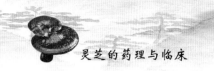

鼠的内分泌功能有显著的改善作用，并对因雌激素水平下降引起的生殖器官萎缩及骨质疏松有缓解作用[24]。

在观察灵芝提取物对幼年雌鼠的性器官、成年雌性鼠的排卵过程和兔孕激素样活性的影响时，发现灵芝提取物各剂量均可使幼年小鼠的子宫重量增加，高剂量（1 g/kg）可明显干扰成年雌性鼠的排卵过程，中高剂量还可明显促进雌性家兔子宫内膜腺体的生长。这提示灵芝提取物可能具有与雌激素、孕激素相似的作用[25]。这与早期文献报告灵芝无雌激素、雄激素样作用的结果相反[22]，值得进一步研究。

研究表明，金属镉（Cd）是一种内分泌干扰物，对雄性生殖系统睾丸具有损伤作用，可降低睾酮表达水平[26]。在镉染毒雄性大鼠模型中，观察灵芝孢子粉对睾丸雄激素结合蛋白（ABP）、抑制素（INH）和血清睾酮（T）表达水平的影响。相较于正常对照组，镉染毒组的 ABP、INH-B 和血清 T 表达水平均有不同程度降低。然而，相较于镉染毒雄性大鼠，在镉染毒 3 个月时，灵芝孢子粉治疗组的 ABP、INH-B 和血清 T 表达水平均显著升高。这提示灵芝孢子粉可通过提高 ABP、INH-B 表达水平，从而发挥对镉染毒雄性大鼠睾丸损伤的保护作用。此外，灵芝孢子粉还具有提高镉染毒雄性大鼠睾酮表达水平的作用[27]。

第二节　灵芝辅助治疗内分泌系统疾病的临床应用

一、糖尿病及其并发症

Gao 等进行的研究中纳入 71 例确诊 2 型糖尿病患者：患病持续超过 3 个月且均未接受胰岛素治疗，年龄＞18 岁，正常心电图，接受磺酰脲类药物治疗的患者空腹血糖水平为 8.9～16.7 mmol/L。患者随机分组，口服灵芝多糖或安慰剂（每次 1800 mg，3 次 / 天，持续 12 周）。患者在前 4 周进行剂量调整，随后剂量维持 8 周。在预设的时间检测糖化血红蛋白（HbA1c）、空腹血糖（FPG）和餐后血糖（PPG）等变化，并记录患者的低血糖和不良反应。对比治疗前后不同组别的实验数据，灵芝多糖可将糖化血红蛋白的平均水平从 8.4% 降低至 12 周时的 7.6%，即其有显著降低 HbA1c 水平的作用。未进行灵芝多糖治疗时，患者的平均 FPG 值和 PPG 值分别为 12.0 mmol/L 和 13.6 mmol/L。在第 12 周时，平均 FPG 值和 PPG 值在接受安慰剂的患者中没有变化或略有增加，而灵芝治疗组的平均 PPG 值却降低至 11.8 mmol/L。提示灵芝多糖在降低血糖浓度方面是有效的[28]。

何燕铭等按照 WHO 诊断标准，选择 2 型糖尿病患者 75 例，年龄 18～75 岁，未使用胰岛素，单纯药物治疗，7.0 mmol/L ＜空腹血糖＜ 10.0 mmol/L，至少在 3 个月内没有改变患者的治疗方案。将患者随机分为两组：灵芝组 47 例，平均年龄为（55.74±11.16）岁，在药物治疗基础上加用灵芝颗粒（1 包 / 天，分 2 次服用，疗程为 4 周）；对照组 28 例，平均年龄为（58.14±6.85）岁，在药物治疗基础上加用安慰剂颗粒。参照《中药新药临床研究指导原则》中的糖尿病症状分级量化表，按无、轻、中、重对患者进行中医症状评分。对比治疗前后不同组别的实验数据，发现灵芝可明显改善餐后血糖和胰岛素抵抗，并可降低氧化应激水平。此外，根据中医证候积分，灵芝组：痊愈 5 例（10.6%）、显效 21 例（44.7%）、有效 16 例（34.0%）、无效 5 例（10.6%），总有效率 89.4%；对照组：痊愈 1 例（3.6%）、显效 4 例（14.3%）、有效 8 例（28.6%）、无效 15 例（53.6%），总有效率 46.4%。两组有效率有显著差异。因此，灵芝颗粒不仅可在一定程度上减轻 2 型糖尿病患者的胰岛素抵抗及氧化应激水平，而且可有效辅助降低其血糖水平[29]。

屈岭等按照糖尿病肾病诊断标准，选择 62 例糖尿病肾病患者，尿白蛋白排泄率 20～300 μg/min，中医辨证属脾肾两虚夹瘀型，不伴有会引起尿白蛋白增加的因素。患者随机分为两组：对照组 30 例，年龄为 36.9～66.8 岁，病程为 4.2～17.2 年，在基本降糖治疗基础上加用贝那普利（10 mg，1 次/天）；灵芝健肾胶囊组 32 例，年龄为 37.3～67.4 岁，病程为 4.4～16.8 年，在对照组基础上加服灵芝健肾胶囊（主要成分为灵芝、黄芪、虫草、川芎，每粒含生药 0.25 g），每次 4 粒，3 次/天，疗程为 2 个月。对比治疗前后不同组别的实验数据，发现灵芝健肾胶囊组中医症状、体征积分均显著低于对照组。此外，相较于对照组，灵芝健肾胶囊组的全血高切黏度、全血低切黏度、血浆比黏度、纤维蛋白原、总胆固醇（TC）、TG 以及尿微量白蛋白排泄率均明显降低。因此，灵芝健肾胶囊不仅能很好地改善糖尿病肾病患者的症状、体征，还能明显降低其尿微量白蛋白排泄。同时，患者的血总胆固醇、甘油三酯及血流动力学也可得到良好改善[30]。

何秀峰等选择 60 例糖尿病足患者，年龄为 41～65 岁，糖尿病史均在 5 年以上，空腹血糖 6.5～10.5 mmol/L，患者均无心、肝、肾功能损害。60 例患者：41 例胰岛素治疗，19 例口服降糖药，所有患者病足表面涂抹复方灵芝乳膏（主要含灵芝提取物和王不留行提取物，3 次/天）。按病情轻重分为 4 级：0 级为正常足；Ⅰ级为高危足；Ⅱ级为浅表性溃疡；Ⅲ级为足底、足趾贯通性溃疡。疗效判定方法为：显效：病情改善 2 级以上；有效：病情改善 1 级；无效：病情无改善。对比治疗前后的实验结果，发现该复方灵芝乳膏直接涂抹在患处可达到生肌敛疮、预防以及治疗冻伤的效果。此外，疗效判定结果为显效 33 例，占 55%；有效 15 例，占 25%；无效 12 例，占 20%，总有效率 80%。因此，复方灵芝乳膏对预防与治疗糖尿病足显示出较好的效果，且使用安全[31]。

二、毒性弥漫性甲状腺肿

毒性弥漫性甲状腺肿，属于常见甲状腺功能亢进，甲巯咪唑（MMT）作为其治疗的首选药物，因患者出现不良反应的发生率较高，影响了应用[32]。一些临床报告指出，灵芝联合 MTT 治疗毒性弥漫性甲状腺肿，可增强 MTT 疗效，减少不良反应[32-33]。

赵家军等选择毒性弥漫性甲状腺肿初发病患者 72 例，随机分为两组：治疗组 36 例，年龄 19.1～58.4 岁；对照组 36 例，年龄 20.1～61.1 岁。治疗组给予灵芝片（每粒 0.27 g，每次 3 粒，3 次/天，连续服用 6 个月），同时联合服用 MMT（每片 5 mg）。对照组仅给予 MMT 治疗。根据甲状腺功能的情况，适当调整 MMT 剂量。治疗 10 个月后，观察血清促甲状腺素（TSH）、总三碘甲状腺原氨酸（TT_3）、总甲状腺素（TT_4）、游离三碘甲状腺原氨酸（FT_3）、游离甲状腺素（FT_4）。同时记录患者心率、体重变化以及检测血常规、肝肾功能。对比治疗前后不同组别的实验数据，虽然两组 TSH 水平均升高，但灵芝片治疗组对 TSH 的升高作用强于对照组，说明治疗组甲状腺功能的改善优于对照组。与此同时，灵芝片治疗组血清的 FT_3、FT_4、TT_3、TT_4 水平明显降低，降低血清甲状腺激素的作用优于对照组，提示治疗组可加速降解已进入血液循环的甲状腺素，调节过高的甲状腺激素分泌。此外，治疗组中患者心率的改善比对照组更明显，体重增加的作用则无明显区别。两组临床疗效比较显示，治疗组显效 10 例（27.8%），有效 23 例（63.9%），无效 3 例（8.3%），总有效率为 91.7%；对照组显效 4 例（11.1%），有效 23 例（63.9%），无效 9 例（25.0%），总有效率 75.0%。两组有效率有显著差异，灵芝片治疗组的疗效优于对照组。此外，治疗组未发生不良反应，而对照组出现白细胞减少 1 例，肝功能异常 2 例。提示灵芝可减轻 MMT 治疗的不良反应。因此，灵芝片联合 MMT 对毒性弥漫性甲状腺肿的治疗效果满意，且不良反应少，值得推广应用[32]。

甲亢患者伴白细胞减少的症状，既可能发生在甲亢治疗前，也可在抗甲状腺药物治疗后[34]。如未及时发现白细胞下降，患者就可能会出现粒细胞缺乏症，甚至有出现因败血症导致死亡的可能。甲亢治疗中，在丙硫氧嘧啶（一种抗甲状腺药，PTU）基础上加用灵芝，以观察其对患者白细胞减少所起的预防作用。熊莉华等选择 50 例甲亢患者，平均年龄为（42.5±12.6）岁，均表现为高代谢症状群，甲状腺弥漫性肿大，伴有或不伴有突眼。同时，患者的 TT_3、TT_4、FT_3 和 FT_4 水平均高于正常值，而 TSH 低于正常值，确诊为 Graves 病。血常规检查显示，患者白细胞总数平均为（5.6±0.8）×10^9/L，中性粒细胞总数平均为（2.9±0.7）×10^9/L，且均排除了血液系统及肝、肾疾病。患者随机分为两组：经统计学检验，两组患者的年龄和白细胞总数无差异，具有可比性。灵芝组患者服用 PTU、灵芝胶囊和维生素类；对照组患者服用 PTU 和维生素类。PTU 初诊剂量均为每次 100 mg，3 次 / 天。服用 6 ～ 8 周后递减，同时加服甲状腺片（20 mg/d），治疗期间未服用其他引起白细胞减少的药物。两组患者的白细胞数量变化均观察半年。对比治疗前后不同组别的实验数据，灵芝组患者在治疗半年后的白细胞平均数与治疗前相比并无明显变化。相反，对照组患者在治疗半年后的白细胞均数显著低于治疗前。因此，使用抗甲状腺药治疗甲亢过程时，加用灵芝能改善患者的白细胞下降，使白细胞水平维持在一个相对稳定的状态[35]。

三、更年期综合征

王伟绢等按照《实用妇科学》关于更年期综合征的诊断标准，选择女性更年期综合征患者 62 例，职业不限，病程均为半年。治疗组：31 例，年龄为 42 ～ 58 岁（22 例患者年龄为 50 ～ 58 岁，9 例患者年龄为 42 ～ 49 岁），口服灵芝糖浆（每次 20 ml，3 次 / 天），15 天为 1 个疗程；对照组：31 例，年龄 42 ～ 58 岁（12 例患者年龄为 48 ～ 58 岁，19 例患者年龄为 42 ～ 47 岁），口服更年康片（2 片 / 次，3 次 / 天）和舒乐安定（艾司唑仑）片（1 片 / 次，2 次 / 天），疗程同治疗组。参照《中医妇科学》疗效标准，对治疗结果进行评定。其中，显效表现为临床症状大部分消失，且病程平均缩短 15 天，已能正常工作；有效表现为主要临床症状明显减轻，但仍伴随烘热、出汗和盗汗等症状；无效表现为治疗2个疗程其症状和体征无改变。对比治疗前后不同组别的实验数据，治疗组显效20例（64.5%），有效8例（25.8%），无效3例（9.6%），总有效率为90.4%。对照组显效8例（25.8%），有效15例（48.4%），无效8例（25.8%），总有效率为74.2%。治疗组的治疗效果优于对照组，两组有效率有显著差异。因此，灵芝糖浆对女性更年期综合征疗效良好[36]。

曾广翘等选择男性更年期综合征患者138例，年龄55～76岁，平均66岁，病情持续6个月至2年，平均12.3个月。此外，所有患者均具有男性更年期综合征症状（包括乏力、失眠、血管收缩、精神心理症状及性功能障碍等），血清睾酮水平低于正常值（140 mg/L），且均未合并严重的心脑血管疾病、传染性疾病及恶性肿瘤。美国健康运动及保健协会（SRS）中老年男子部分雄激素缺乏自我评分（简称SRS评分，分值越小疗效越好）＞16，Zung抑郁量表（辅助诊断抑郁的问卷，亦可用来观察治疗过程中抑郁的病情变化，用作疗效判定的指标，分值越小疗效越好）标准分≥50作为评价更年期综合征状态的依据。患者随机分为两组：观察组80例，服用全破壁灵芝孢子胶束（600 mg，3次/天），不再服用其他治疗精神症状的药物，疗程为3周；对照组58例，给予外观相同的安慰剂。两组在给药前，均询问病史及进行Zung量表评分、SRS评分及测定动脉血睾酮水平、红细胞超氧化物歧化酶（可作为氧自由基清除能力的指标，水平越高疗效越好，SOD）、丙二醛（作为体内自由基更新的指标，水平越低疗效越好，MDA）。两组在给药后，每周均进行1次Zung量表评分、SRS评分及症状观察，3周后再次抽血测血清睾酮、SOD及MDA水平。对比治疗前后不同组别的实验数据，治疗组和对照组的更年期综合征症状均有不同程度的改善。治疗组总有效率显著高于对照组，治疗组为74.3%，对照组为28.6%。此外，治疗组患者Zung量表评分、SRS评分相较于治疗前均显著降低，而对照组则变化不明显。治疗组患者血清睾酮、SOD水平明显高于对照组，MDA水平明显低于对照组，两组有显著差异。提示全破壁灵芝孢子粉对男性更年期综合征有较好疗效[37]。

图7-5总结了灵芝对内分泌系统的药理作用。

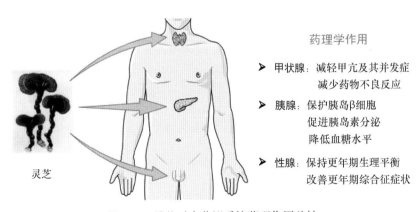

药理学作用

➤ 甲状腺：减轻甲亢及其并发症
　　　　　减少药物不良反应

➤ 胰腺：保护胰岛β细胞
　　　　促进胰岛素分泌
　　　　降低血糖水平

➤ 性腺：保持更年期生理平衡
　　　　改善更年期综合征症状

灵芝

图7-5　灵芝对内分泌系统药理作用总结

（何瑶　铁璐　林志彬）

参考文献

［1］林志彬.灵芝：从神奇到科学.3版.北京：北京大学医学出版社，2018：76.

［2］Zhang HN，He YH，Lin ZB，et al. In vitro and in vivo protective effect of *Ganoderma lucidum* polysaccharides on alloxan-induced pancreatic islets damage. Life Sci，2003，73：2307-2319.

［3］陈伟强，黄际薇，罗利琼，等.灵芝多糖调节糖尿病大鼠血糖、血脂的实验研究.中国老年学杂志，2005，25（8）：957-958.

［4］张慧娜，林志彬.灵芝多糖对大鼠胰岛细胞分泌胰岛素功能的影响.中国临床药理学与治疗学，2003，8（3）：265-268.

［5］Seto SW，Lam TY，Tam HL，et al. Novel hypoglycemic effects of *Ganoderma lucidum* water-extract in obese/diabetic（＋db/＋db）mice. Phytomedicine，2009，16：426-436.

［6］唐志刚，薛华，乔进，等.灵芝多糖对2型糖尿病大鼠胰岛损伤的保护作用.苏州大学学报（医学版），2010，30（5）：922-935.

［7］Xiao C，Wu QP，Cai W，et al. Hypoglycemic effects of *Ganoderma lucidum* polysaccharides in type 2 diabetic mice. Archives Pharmacal Research，2012，35（10）：1793-1801.

［8］Chen MY，Xiao D，Song YF，et al. Intake of *Ganoderma lucidum* polysaccharides reverses the disturbed gut microbiota and metabolism in type 2 diabetic rats. International Journal of Biological Macromolecules，2020，155：890-902.

［9］单峰.灵芝多糖对妊娠期糖尿病大鼠血糖及胰岛素水平的影响.南通大学学报（医学版），2010，30（6）：441-442.

［10］Sarker MR，Zihad M，Islam M，et al. Antihyperglycemic，insulin-sensitivity and antihyperlipidemic potential of *Ganoderma lucidum*，a dietary mushroom，on alloxan- and glucocorticoid-induced diabetic Long-Evans rats. Functional Foods in Health and Disease，2015，5（12）：450-466.

［11］Ratnaningtyas NI，Hernayanti，Andarwanti S，et al. Effects of *Ganoderma lucidum* extract on diabetic rats. Biosaintifika：Journal of Biology & Biology Education，2018，10（3）：642-647.

［12］Fatmawati S，Shimizu K，Kondo R. Ganoderol B：a potent alpha-glucosidase inhibitor isolated from the fruiting body of *Ganoderma lucidum.* Phytomedicine，2011，18（12）：1053-1055.

［13］章灵华，肖培根.灵芝孢子粉提取物对实验性糖尿病的防治作用.中草药，1993，24（5）：246-272.

［14］Wang F，Zhou ZK，Ren XC，et al. Effect of *Ganoderma lucidum* spores intervention on glucose and lipid metabolism gene expression profiles in type 2 diabetic rats. Lipids in Health and Disease，2015，14：49.

［15］He CY，Li WD，Guo SX，et al. Effect of polysaccharides from *Ganoderma lucidum* on streptozotocin-induced diabetic nephropathy in mice. Journal of Asian Natural Products Research，2006，8（8）：705-711.

［16］毛春谱，李小毅，张红梅，等.灵芝多糖对糖尿病大鼠肾组织 TGF-β_1 和 Co-Ⅳ表达的影响.时珍国医国药，2009，20（11）：2678-2680.

［17］李伟，毛春谱，殷寒秋.灵芝多糖对糖尿病大鼠肾组织 MMP-2 和 TIMP-2 表达的影响.中国老年学杂志，2008，28（3）：226-229.

［18］吴建宇，唐风华，林志明，等.灵芝孢子粉对糖尿病大鼠心肌细胞 Bax、Bcl-2 基因表达的影响.海峡药学，2007，19（9）：19-21.

［19］罗佳，薛华，陈杨，等.灵芝多糖对2型糖尿病大鼠心肌 AGEs 及其受体表达的影响.中药药理与临床，2011，27（1）：40-43.

［20］Heriansyah T，Nurwidyaningtyas W，Sargowo D，et al. Polysaccharide peptide（PsP）*Ganoderma lucidum*：a potential inducer for vascular repair in type 2 diabetes mellitus mode. Vascular Health and Risk Management，2019，15：419-427.

［21］Tie L，Yang HQ，An Y，et al. *Ganoderma Lucidum* polysaccharide accelerates refractory wound healing by inhibition of mitochondrial oxidative stress in type 1 diabetes. Cell Physiology Biochemistry，2012，29：583-594.

［22］林志彬. 灵芝的现代研究. 4 版. 北京：北京大学医学出版社，2015：345-355.

［23］赵泽飞，赵咏桔，顾明君，等. 灵芝多糖在 Graves 病小鼠模型中对甲亢及甲亢肝脏功能损伤的影响. 上海交通大学学报（医学版），2013，33（5）：607-610.

［24］李振林，郭家松，曾园山，等. 灵芝孢子粉对去势大鼠内分泌功能的影响. 中国临床解剖学杂志，2008，26（4）：419-422.

［25］吴军，陈晨，王晶晶. 灵芝提取物的雌激素样作用研究. 中国中医药科技，2013，20（6）：609-610.

［26］Knazicka Z，Forgacs Z，Lukacova J，et al. Endocrine disruptive effects of cadmium on steroidogenesis：human adrenocortical carcinoma cell line NCI-H295R as a cellular model for reproductive toxicity testing. J Environ Sci Health A Tox Hazard Subst Environ Eng，2015，50（4）：348-356.

［27］刘艳荣，葛振丹，金海，等. 灵芝孢子粉对镉致雄性大鼠睾丸雄激素结合蛋白和抑制素表达的影响. 遵义医学院学报，2015，38（3）：244-247.

［28］Gao YH，Lan J，Dai XH，et al. A phase Ⅰ / Ⅱ study of Ling Zhi mushroom *Ganoderma lucidum*（W.Curt.：Fr.）Lloyd（Aphyllophoromycetideae）extract in patients with type Ⅱ diabetes mellitus. International Journal of Medicinal Mushrooms，2004，6（1）：33-39.

［29］何燕铭，杨宏杰，郑敏，等. 灵芝颗粒对 2 型糖尿病患者胰岛素敏感性及氧化应激的干预作用. 辽宁中医杂志，2015，42（1）：30-32.

［30］屈岭，王祥生，曹爱国. 灵芝健肾胶囊对糖尿病肾病血脂和血流动力学的影响. 甘肃中医，2011，24（1）：28-30.

［31］何秀峰. 一种能有效治疗冻伤皲裂的中药组合物在预防、治疗糖尿病足中的应用. 中国专利：104784243，2015-07-22.

［32］赵家军，张德州，李新民. 灵芝片联合甲硫咪唑治疗毒性弥漫性甲状腺肿疗效观察. 新中医，2009，41（8）：71-73.

［33］高志林，但瑞芬. 甲疏咪唑联合灵芝片治疗弥漫性毒性甲状腺肿的疗效观察. 临床合理用药，2013，6（27）：88-89.

［34］劳丹华，康志强. [131]I 治疗甲亢伴白细胞减少 28 例疗效观察. 山东医药，2005，45（20）：34-35.

［35］熊莉华. 灵芝在预防甲亢治疗中白细胞减少的作用探讨. 中医药信息，2000，17（5）：41.

［36］王伟娟. 灵芝糖浆治疗更年期综合征 31 例. 湖南中医杂志，2000，16（6）：40.

［37］曾广翘，钟惟德，Chung PCK，等. 全破壁灵芝孢子治疗男性更年期综合征. 广州医学院学报，2004，32（1）：46-48.

第八章

灵芝对消化系统的药理作用及临床应用

提要：本章介绍灵芝对消化系统的药理作用，包括抗溃疡、抗炎、抗氧化、保护黏膜、调节肠道菌群、保肝作用。并介绍灵芝在临床上防治真菌性肠炎、口腔溃疡、慢性非萎缩性胃炎、乙型肝炎、丙型肝炎的应用。

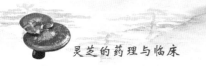

消化系统常见疾病包括消化性溃疡、肠道屏障损伤、肝损伤、胰腺损伤等。其病理过程主要涉及消化道黏膜的损伤、肠道菌群的失调、氧化应激的产生以及炎症的发生等。初步临床研究表明，灵芝及其提取物对一些消化系统疾病表现出良好的疗效，可有效治疗口腔溃疡、慢性非萎缩性胃炎、肠炎等消化道疾病。药理研究证明，灵芝还对消化性溃疡、胰腺炎及各种肝脏疾病（如非酒精性脂肪肝、酒精性肝病、病毒性肝炎、肝纤维化、免疫性肝损伤以及各种毒物诱导的肝损伤）等有显著的实验治疗作用。

第一节　灵芝对消化系统的药理作用

一、抗消化性溃疡

胃溃疡作为最常见的消化性溃疡，主要表现为胃黏膜被胃消化液消化而造成超过黏膜肌层的组织损伤。药理学研究表明，灵芝及其提取物对胃黏膜具有很好的保护作用，可以改善酒精、乙酸、吲哚美辛、应激、幽门结扎（梗阻）等诱因引起的胃溃疡症状（图 8-1）。

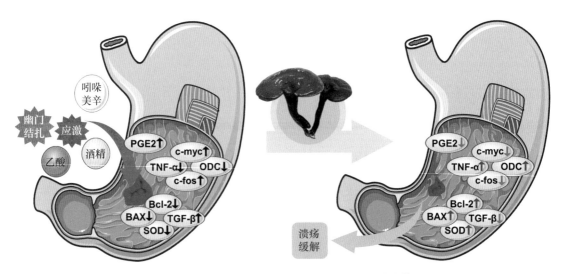

图 8-1　灵芝对各种因素引起的消化性溃疡的治疗作用

酒精是胃溃疡的常见诱因之一。研究表明，灵芝（ *G. lucidum* ）子实体的乙醇提取物（ 10%，每只 1 ml ）可显著改善隔日 8 g/kg 56% 酒精灌胃引起的 SD 大鼠胃溃疡症状，降低胃黏膜损伤指数，抑制黏膜损伤和局部充血。灵芝乙醇提取物的治疗显著增加了大鼠体内 SOD 酶的活性，并显著降低凋亡蛋白 Bax，升高 TGF-β 和抗凋亡蛋白 Bcl-2 的水平[1]。此外灵芝破壁孢子粉（ 80 mg/10 g，对昆明小鼠 ）[2] 和松杉灵芝（ *G. tsugae* ）发酵物（ 0.5 g/kg、1 g/kg，对 ICR 小鼠 ）[3] 对酒精引起的胃溃疡也有显著的治疗作用。

实验表明，野生紫芝（ *G. japonicum* ）乙醇提取液［ 100%，18 g/（kg·d）或 25 g/（kg·d）］可显著改善拘束水浸法引起的小鼠应激性胃溃疡。灵芝对应激性溃疡的治疗作用可能是通过抑制迷走神经兴奋性及抑制胃酸分泌的作用而实现的[4]。此外，野生紫芝乙醇提取液灌胃还可改善幽门结扎［野生紫芝乙醇提取液用量 6 g/（kg·d）或 8 g/（kg·d）］和毛果芸香碱［野生紫芝乙醇提取液用量 8 g/（kg·d）］引起的大鼠胃溃疡，但是对抗炎药引起的胃溃疡无治疗效果，对组胺释放胃酸作用也无影响[4]。

灵芝对乙酸和吲哚美辛（Indomethacin，又称消炎痛）诱导的胃溃疡也有显著的治疗作用。灵芝多糖（GLPS）（250 mg/kg 或 500 mg/kg）灌胃可改善吲哚美辛引起的小鼠胃溃疡，显著抑制胃黏膜 TNF-α 的表达，上调鸟氨酸脱羧酶（ODC）的活性[5]。GLPS 对胃黏膜的保护作用主要通过其抑制炎性细胞因子，上调 c-myc 和 c-fos 活性，下调 ODC 的表达和活化，从而促进胃上皮细胞的增殖和修复。它还可以在胃内形成一层黏液膜，对损伤的胃黏膜产生暂时的保护作用[5-6]。平盖灵芝（*G. applanatum*，又称树舌）多糖（250～1000 mg/kg）灌胃，可增加胃黏膜中 PGE2 的含量、胃黏膜内血流量、胃内游离黏液和胃壁黏液的分泌量从而加强胃黏膜屏障，改善乙酸和幽门结扎诱导的胃溃疡大鼠的胃黏膜损伤[7]。

二、抗消化道炎症

灵芝具有良好的抗炎作用，可以改善 5- 氟尿嘧啶、高脂饮食、三硝基苯磺酸、真菌感染等原因引起的消化道炎症。

小孢子灵芝（*G. microsporum*）多功能免疫调节蛋白（GMI）（160 μg/d）可显著改善 5- 氟尿嘧啶诱导的 BALB/c 小鼠肠黏膜和舌上皮损伤，延缓正常消化道组织中的细胞死亡[8]。灵芝 β1,3/1，6 葡聚糖（beta 1,3/1,6-glucan，MBG）（2、4 或 8 mg/ml 的 MBG 灌胃，每只 100 μl）可以诱导小肠表达 IgA 和 IgG 并增加免疫球蛋白受体的表达，显著改善高胆固醇饮食引起的小鼠肠炎[9]。灵芝菌丝培养基中提取的水溶性物质 MAK（饲料添加 1.25%、2.5% 或 5%）对三硝基苯磺酸（TNBS）诱导的 C57BL/6 小鼠结肠炎具有显著的治疗效果，饲喂 MAK 可剂量依赖性地刺激小鼠腹膜巨噬细胞产生 GM-CSF，从而抑制 TNBS 诱导的 IFN-γ 的产生，改善 TNBS 引起的肠道炎症[10]。

此外，灵芝对克罗恩病（Crohn's disease）也有一定的治疗效果。克罗恩病是一种原因不明的肠道炎症性疾病，在胃肠道的任何部位均可发生，但好发于末端回肠和右半结肠，目前尚无有效的治疗方法。灵芝三萜酸 C1（GAC1）可通过下调 NF-κB 信号通路，显著降低克罗恩病患者巨噬细胞和外周血单核细胞产生的 TNF-α，并显著抑制病变结肠组织中 TNF-α、IFN-γ 和 IL-17A 的产生，从而对克罗恩病发挥治疗作用[11]。MAK（饲料添加 1.25%、2.5% 或 5.0%）则可通过降低 IFN-γ 并增加 GM-CSF 的水平显著抑制三硝基苯磺酸诱导的 C57BL/6 小鼠结肠炎[10]。

三、保护肠道屏障

肠道是机体与外界环境接触最为密切的组织之一，是机体最大的免疫器官。肠黏膜中分布了机体 50% 的淋巴组织，肠腔内共生着大量的肠道菌群，二者共同组成肠道屏障。肠道屏障按其功能可分为机械屏障、免疫屏障和菌群屏障。肠道屏障可以防止致病物质或细

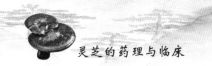

菌毒素对机体的伤害，维持机体内环境稳态[12]（图 8-2）。灵芝对肠道的机械屏障、免疫屏障、菌群屏障均有保护作用，且可以治疗多种因素诱发的肠道屏障损伤。

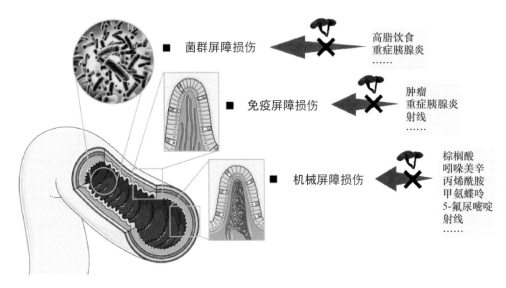

■ 菌群屏障损伤 ← 高脂饮食 重症胰腺炎 ……

■ 免疫屏障损伤 ← 肿瘤 重症胰腺炎 射线 ……

■ 机械屏障损伤 ← 棕榈酸 吲哚美辛 丙烯酰胺 甲氨蝶呤 5-氟尿嘧啶 射线 ……

图 8-2　灵芝保护肠道屏障的作用

1. 保护肠道机械屏障

肠道机械屏障由肠黏膜及其表面黏液组成。肠黏膜的损伤常由药物、有毒物质、射线等理化因素引起。灵芝可以通过维持肠黏膜组织的完整性、降低过高的肠黏膜通透性、促进肠道蠕动以及增加肠黏膜内的血流量等方式维持肠道机械屏障结构和功能的正常。

饮食因素是引起肠道机械屏障损伤的主要原因之一。肠道控制着营养物质的消化吸收，但是它对高脂成分极为敏感，可能因摄入过量的高脂食物而受损，引起肠道形态改变和肠黏膜通透性增加，导致营养不良、炎症以及代谢性疾病。研究表明，灵芝多糖（GLP）（0.6 mg/ml）可以通过抑制肠黏膜上皮细胞的凋亡和自噬来改善棕榈酸引起的猪小肠上皮细胞 IPEC-J2 的损伤[13]。

吲哚美辛对胃肠道有明显的刺激和诱发溃疡作用，并有引起胃肠黏膜糜烂和溃疡出血的危险。研究表明，灵芝菌丝培养基中提取的水溶性物质 MAK 可以显著改善吲哚美辛诱导的 C57BL/6 小鼠小肠的损伤，其机制可能是 MAK 诱导腹膜巨噬细胞（PM）分泌 GM-CSF，从而发挥抗炎作用[10]。

研究表明，放射线以及化疗药甲氨蝶呤、5-氟尿嘧啶等均会不同程度地导致肠道机械屏障的损伤。腹腔注射灵芝多糖（GLPS）（50 mg/kg、100 mg/kg 或 200 mg/kg）可显著减轻甲氨蝶呤诱导的小鼠肠黏膜屏障损伤，改善肠上皮细胞形态，维持肠道黏膜的内环境稳态[14-15]。在食物中添加 2.5%～5% 的 MAK，可以显著改善 5-氟尿嘧啶[16] 和 X 射线[17]引起的鼠小肠上皮损伤。

此外，肠道机械屏障的损伤也可由人体对有害物质的摄入引起。黑灵芝（*G. atrum*）多糖（GAP）（160 μg/ml）对丙烯酰胺所致的小肠上皮细胞氧化损伤具有很好的保护作用，此作用可能与提高细胞内抗氧化酶活性有关[18-19]。

2. 保护肠道免疫屏障

肠道免疫屏障及肠黏膜免疫系统作为机体相对独立的免疫系统，由大量免疫分子和免疫细胞群构成。灵芝可以通过调节肠道黏膜的免疫功能，从而对肠道免疫屏障发挥保护作用。

研究表明，灵芝多糖（GLP）可刺激外周血单核细胞、肠上皮内淋巴细胞、派伊尔氏结节淋巴细胞的增殖，促进 IL-2 和 IL-10 的产生，上调淋巴细胞 TNF-α 和 IL-10 mRNA 的表达水平，从而增强肠道黏膜的免疫应答[20]。0.025 g/kg 的 GLP 可显著逆转 ^{60}Co γ 辐射对小鼠 T 淋巴细胞和 B 淋巴细胞增殖能力的抑制[21]。在 H22 细胞荷瘤小鼠中，GLP（每天 1.02 g/kg 腹腔注射）还可有效调节肠道黏膜淋巴细胞的表型及细胞因子 TNF-α、IL-2、IL-10 的表达，从而起到增强肠道免疫功能的作用[22]。灵芝在免疫活性细胞的活化和协同作用中也发挥重要作用[23]。此外，有研究表明，灵芝孢子粉能通过增加 sIgA 和 IL-2 的含量，增强吞噬细胞吞噬功能，从而显著改善结肠炎以及重症胰腺炎导致的肠道免疫功能低下[24]。黑灵芝多糖也可通过改善肠道黏膜形态结构，提高 IL-6、IL-10、TNF-α、IFN-γ 等细胞因子的含量，增强 T-bet、GATA-3 mRNA 的相对表达水平，使 Th1/Th2 平衡向 Th1 偏移，以此改善免疫抑制小鼠的肠道黏膜形态，调节免疫抑制小鼠的肠道黏膜免疫功能[25]。

3. 调节肠道菌群

正常机体肠道中定植着大量的菌群，其数量约是人体细胞总数的十倍，这些菌群被称为肠道菌群[26]。肠道菌群与宿主形成共生关系，在机体的新陈代谢和免疫系统中发挥重要作用。这些菌群可以在肠道中形成菌群屏障，直接或间接调整宿主肠道微生物的组成，激活宿主内源性免疫反应，从而应对各种可致肠道损伤的危险因素，维持肠道的正常结构和功能。灵芝可以通过调节肠道菌群，维持肠道菌群屏障的完整性，治疗各种因素引起的肠道损伤。

一项研究表明，100 mg/d 的灵芝菌丝体水提物（WEGL）灌胃可以通过调节肠道菌群结构（如降低厚壁菌门菌群 / 拟杆菌门菌群比率、降低内毒素蛋白杆菌水平等），改善高脂饮食（HFD）诱导的小鼠肠道营养不良，维持肠道屏障完整性并减少代谢性内毒素血症的发生[27]。将 WEGL 灌胃小鼠的粪便灌到 HFD 喂养小鼠的肠道中，可以有效改善 HFD 喂养小鼠的肥胖症状和肠道微生物的构成[27]。

灵芝菌株 S$_3$ 多糖肽（GLPS$_3$）可以改变肠道菌群的组成和多样性，从而改善二乙基二硫代碳（DDC）诱导的小鼠慢性胰腺炎。一项研究中，GLPS$_3$ 每日灌胃（200 mg/kg、300 mg/kg、400 mg/kg）显著降低小鼠肠道拟杆菌门（*Bacteroidetes*）菌群的相对丰度，增加了厚壁菌门（*Firmicutes*）菌群的相对丰度。同时也增加了有益菌群的相对丰度，如乳杆菌目、罗斯氏菌属以及毛螺旋菌属[28]。

每日灌胃 55% 灵芝乙醇提取物（150 mg/kg）能有效改善高脂饮食诱导的 Wistar 大鼠脂质代谢紊乱和肠道菌群结构的失调，尤其是可以增加考拉杆菌属（*Phascolsrctobacterium*）、粪球菌属（*Coprococcus*）、萨特菌属（*Sutterella*）和脱硫化弧菌属（*Desulfovibrio*）的丰度；并显著降低厌氧棍状菌属（*Anaerotruncus*）、多尔氏菌属（*Dorea*）、链球菌属（*Streptococcus*）、乳酸杆菌属（*Lactobacillus*）和帕拉普氏菌属（*Paraprevotella*）的丰度[29]。

灵芝孢子粉对肠道菌群也具有良好的调节作用。每日灌胃灵芝孢子粉（4 g/kg）可逆转牛磺胆酸钠引起的 SD 大鼠重症胰腺炎中肠道菌群的失调，扶植双歧杆菌、乳酸杆菌的生长，使肠杆菌的数量减少，并可控制细菌易位[30]。每日灌胃 35% 灵芝孢子粉溶液（35 ml/kg），可逆转抗生素引起的小鼠肠道益生菌特别是厌氧菌的降低[31]。灵芝孢子粉低聚糖可以升高肠道菌群体外发酵模型中双歧杆菌和乳酸杆菌属等有益菌的相对丰度，降低大肠杆菌属等有害菌的丰度[32]。

四、保肝

给予小鼠灵芝酊灌胃 [10 g/（kg·d）] 可显著改善由 CCl_4 诱导的肝损伤[33]。除了对抗 CCl_4 等毒物诱导的肝损伤外，灵芝还在酒精性肝病、非酒精性脂肪肝病、病毒性肝炎、免疫性肝损伤、肝纤维化等肝脏病变中发挥保肝作用（图 8-3）。

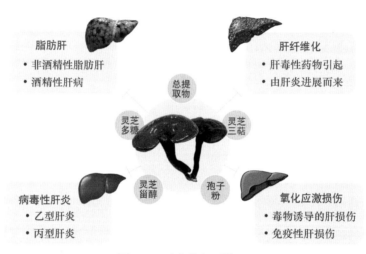

图 8-3　灵芝的保肝作用

1. 防治非酒精性脂肪肝病

非酒精性脂肪肝病（non-alcoholic fatty liver disease，NAFLD）是指肝脏脂肪变性占肝总重量的 5% ～ 10% 以上，且不是由过量饮酒或其他明显的肝毒性因素引起的[34]。NAFLD包括一系列的肝脏病理改变，从脂肪变性到脂肪性肝炎（NASH），可进展为肝硬化和肝癌。研究表明，灵芝对于非酒精性脂肪肝病模型表现出良好的保肝作用。

灵芝提取物（GLE）可以通过上调能量代谢酶改善非酒精性脂肪变性。每日灌胃 GLE（50 mg/kg）共 16 周可显著抑制高脂饮食小鼠血中谷丙转氨酶（ALT）水平的升高和肝中脂滴的增加，抑制附睾和肾周脂肪组织的堆积以及血清胆固醇和低密度脂蛋白（LDL）的水平，改善小鼠空腹血糖水平，并提高其对葡萄糖和胰岛素的敏感性。同时，GLE 可恢复高脂饮食导致的小鼠肝中 AMP 依赖的蛋白激酶（AMPK）和乙酰辅酶 A 羧化酶（ACC）磷酸化水平的降低，增加人肝癌细胞（HepG2）和小鼠脂肪细胞（3T3-L1）中 AMPK 和 ACC 的磷酸化。此外，GLE 还可诱导 3T3-L1 中 GLUT4 蛋白的表达，并减弱 HepG2 细胞中游离脂肪酸诱导的脂质蓄积[35]。

研究表明，灵芝多糖肽（GLPP）在 NAFLD 中显示出良好的保肝作用[36]。GLPP（每日 100 mg/kg）连续灌胃四周可显著降低 *ob/ob* 小鼠肝的大小、重量以及肝中甘油三酯（TG）和总胆固醇（TC）的水平，改善肝的病理组织学表现（图 8-4）。GLPP 处理后，*ob/ob* 小鼠糖耐量显著提高。作用机制研究提示 GLPP 的保肝作用可能是由于其逆转了 *ob/ob* 小鼠肝中胰岛素受体底物 2（IRS2）、AKT2 的下调以及糖原合成激酶 3β（GSK3β）磷酸化的上调，改善了肝中受损的胰岛素信号通路。此外，GLPP 还可改善 ApoC3 转基因小鼠的血脂异常、肝功能异常。这可能是由于 GLPP 逆转了 ApoC3 小鼠中 p-AKT2/AKT2、p-IRS2、p-AKT2 的下调以及 p-GSK3β 的上调。结果表明，GLPP 可通过法尼酯 X 受体（FXR）- 蛋白酪氨酸磷酸酶（SHP）途径降低固醇调控元件结合蛋白 1c（SREBP1c）、脂肪酸合成酶（Fas）以及乙酰辅酶 A 羧化酶（ACC）的表达，抑制脂肪酸的合成，减少肝细胞中脂滴的积累和 TG 的含量，从而对非酒精性脂肪肝发挥治疗作用（图 8-5）。

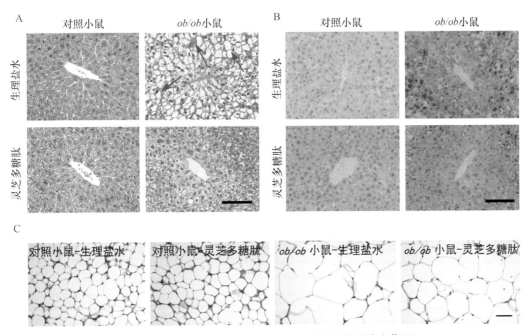

图 8-4　灵芝多糖肽对 *ob/ob* 小鼠肝脂肪变性的治疗作用

A. 小鼠肝组织学切片 H&E 染色（标尺为 100 μm）。H&E 染色显示 *ob/ob* 小鼠肝有明显的脂肪变性，表现为大量的脂滴堆积和肝细胞膨胀变形，GLPP 缓解了 *ob/ob* 小鼠肝的脂肪变性。**B**. 小鼠肝组织学切片油红 O 染色（标尺为 100 μm）。油红 O 染色显示 *ob/ob* 小鼠肝中脂滴增多，GLPP 处理后 *ob/ob* 小鼠肝中脂滴明显减少。**C**. 小鼠肠系膜脂肪组织学切片 H&E 染色（标尺为 100 μm）。H&E 染色显示 GLPP 减小了 *ob/ob* 小鼠肠系膜脂肪细胞的体积

2. 治疗酒精性肝病

随着生活水平的提高和人均饮酒量的不断增加，酒精性肝病（alcoholic liver disease，ALD）逐渐成为人们关注的健康问题之一，它涵盖了从肝脏脂肪变性、肝炎到肝硬化的一系列病理表现[37]。近年来发现灵芝的提取物，包括灵芝多糖和灵芝三萜，对 ALD 表现出良好的治疗作用，提示灵芝提取物可以发展成为 ALD 的治疗药物。

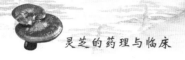

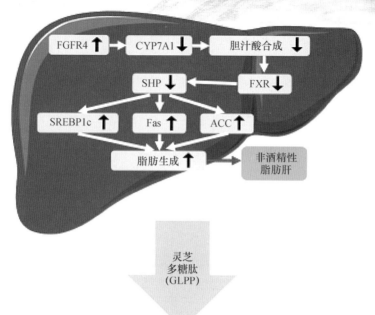

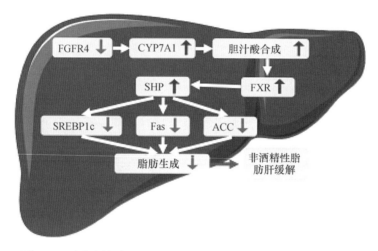

图 8-5　灵芝多糖肽（GLPP）治疗非酒精性脂肪肝的药理学机制

非酒精性脂肪肝发生时，肝中的细胞色素 P450（CYP）7A1 和 CYP8B1 表达下调，导致胆汁酸（BA）合成减少。BA 是 FXR 的内源性配体，可与 FXR 结合，诱导 SHP 的表达。BAs 合成的减少导致了 FXR 活化的减少，从而降低了 SHP 的表达。SHP 表达水平的降低解除了对 SREBP-1c、FAS、ACC 基因的抑制，从而促进了脂肪生成，加重 NAFLD。GLPP 逆转了这些参与 BA 合成、脂肪生成和胰岛素抵抗的蛋白的表达，最终缓解 NAFLD。FGFR：成纤维细胞生长因子受体；CYP7A1：细胞色素 P450 7A1；SHP：蛋白酪氨酸磷酸酶；FXR：法尼酯 X 受体；Fas：脂肪酸合成酶；ACC：乙酰辅酶 A 羧化酶；SREBP1c：固醇调控元件结合蛋白 1c

　　灵芝三萜对酒精诱导的肝损伤显示出良好的治疗作用。灵芝三萜（50 mg/kg）可显著提高连续 30 天每天 5 ml/kg 乙醇灌胃诱导的 ALD 小鼠肝中抗氧化酶超氧化物歧化酶（superoxide dismutase，SOD）和谷胱甘肽过氧化物酶（glutathione peroxidase，GSH-Px）水平，降低脂质过氧化作用，并上调 CYP2E1 表达，从而加速酒精的代谢。同时，灵芝三萜还可抑制细胞凋亡和免疫炎症反应，最终发挥保肝作用[38]。

此外，灵芝也显示出对 ALD 的治疗作用。在饲料中分别添加 0.5125 mg/g、1.025 mg/g、2.05 mg/g 的灵芝深层发酵物（GSF），连续喂养 8 周，可显著降低 Lieber-DeCarli 酒精性脂肪肝模型小鼠肝中的脂质堆积，并降低血浆和肝中 AST、ALT、ALP、TG 以及 TC 的水平，抑制炎症因子 iNOS、环氧合酶（COX2）、TNF-α、NF-κB 和 IL-6 的表达，发挥抗炎活性，以此对非酒精性脂肪肝发挥治疗作用[39]。

3. 抗乙肝

乙型肝炎是由乙型肝炎病毒（HBV）引起的传染病，可导致急性和慢性感染。乙型肝炎病毒感染者虽然多数无症状，但最终可能发展为肝硬化和肝癌，严重影响人们的健康[40]。灵芝可以通过抗病毒、抗炎等作用治疗 HBV 所诱发的乙型肝炎。

研究表明[41]，平盖灵芝（10 mg/ml）可显著抑制 PLC/PRF/5 细胞乙型肝炎表面抗原（HBsAg）的分泌，从而抑制 HBV 的复制。连续十天口服平盖灵芝 [100 mg/（kg·d），每日两次] 可显著降低感染鸭乙型肝炎病毒（DHBV）的幼鸭体内鸭乙肝病毒 DNA 聚合酶（DDNAP）的活性和鸭乙肝病毒 DNA（DDNA）的含量。此外，灵芝酸（Ganoderic acid，GA）也具有抑制 HBV 复制的作用[40]，8 μg/ml 的 GA 可通过抑制 HBV 表面抗原（HBsAg）和 HBV e 抗原（HBeAg）的生成，显著抑制 HBV 在 HepG2215 细胞中的复制。

4. 抗肝纤维化

肝纤维化是很多慢性肝病的晚期病理表现，常伴随危及生命的门静脉高压、肝衰竭等并发症，最终会进展为肝硬化或肝癌，严重危害人体健康。早在 1997 年，Park 等[42] 研究发现，灵芝多糖可以显著降低胆总管结扎肝纤维化大鼠血 AST、ALT 和总胆红素（ALP）水平，并减少肝中胶原含量，改善肝的形态学改变。

在肝发生纤维化的过程中，肝星状细胞（HSC）的激活和增殖以及细胞外基质（ECM）[包括 α-平滑肌肌动蛋白（α-SMA）和 I 型胶原] 的沉积是肝纤维化的关键特征。血小板衍生生长因子（PDGF）-BB 同型二聚体是血小板衍生生长因子（PDGF）受体（PDGFR）刺激肝星状细胞生长和增殖的有效配体[43]。抑制 HSC 的激活和增殖，诱导活化的 HSC 凋亡被认为是预防和治疗肝纤维化的有效策略。灵芝三萜（GLT）（25 μg/ml）可显著抑制细胞周期蛋白 D1、D2 和 PDGFβR 的磷酸化，激活 JNK，抑制 α-SMA 表达，显著抑制血小板衍生生长因子（PDGF）-BB 刺激的 HSC-T6 细胞增殖并促进其凋亡[43]。

灵芝的抗纤维化活性还可能来自于其对胶原酶的上调。灵芝提取物（GLE）（每天 1.0 g/kg）灌胃可显著降低连续 12 周每周三天腹腔注射 200 mg/kg 硫代乙酰胺（TAA）诱导的肝纤维化小鼠肝中胶原蛋白 α1（I）、平滑肌 α-肌动蛋白、基质金属蛋白酶 -1（MMP-1）和基质金属蛋白酶 -13（MMP-13）mRNA 表达，降低肝羟脯氨酸含量并改善肝病理组织学表现[44]。

除了抑制 HSC 增殖和胶原蛋白沉积之外，灵芝的抗氧化活性在肝纤维化的治疗中也发挥重要作用。GLE（1600 mg/kg）灌胃可显著改善四氯化碳（CCl₄）引起的小鼠肝纤维化，降低血浆转氨酶、肝丙二醛（MDA）、羟脯氨酸（HP）水平以及脾重量，并伴随血浆白蛋白 A/G 比率升高[45]。此外，GLE 还降低了 TGF-β1 表达并上调甲硫氨酸腺苷转移酶（MAT）1A、下调 MAT2A，从而抑制了肝中脂质过氧化[45]。此外，也有研究报道称[46]，

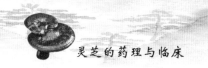

连续 33 天口服灵芝的发酵滤液（FGL）（20 mg/kg 或 100 mg/kg）可显著改善 CCl_4 诱导的大鼠肝纤维化并减少肝中羟脯氨酸含量。

5. 清除肝中氧化自由基

氧化自由基是造成肝损伤的重要因素。研究表明灵芝及其提取物对自由基有较强的清除能力，可显著减少肝氧化应激损伤和炎症。灵芝可抑制各种原因引起的肝氧化应激损伤。

灵芝提取物（GLE）可以改善四氯化碳[45, 47]、苯并芘[48]、α - 鹅膏蕈碱[49] 诱导的肝氧化应激损伤；灵芝三萜（Ganoderma triterpenoids）可以改善叔丁基过氧化氢（t-BHP）[50]、γ 射线[51] 诱导的肝氧化应激损伤；灵芝多糖（GLP）可以改善四氯化碳[52]、卡介苗[53-54]、氨基半乳糖（D-GalN）[55]、γ 射线[56]、梗阻性黄疸[57] 诱导的肝氧化应激损伤；灵芝孢子粉可以改善镉[58] 诱导的肝氧化应激损伤；灵芝酮三醇（Ganodermanontriol）可以改善叔丁基过氧化氢[59-60] 诱导的肝氧化应激损伤；黑灵芝（G. atrum）多糖（PSG）可以改善环磷酰胺[61]、糖尿病[62-63]、D- 半乳糖（D-gal）[64] 诱导的肝氧化应激损伤；无柄灵芝（G. resinaceum）提取物可以改善过氧化氢[65] 诱导的肝氧化应激损伤；平盖灵芝（G. applanatum）萜烯（GAT）可以改善苯并芘[66] 诱导的肝氧化应激损伤；鹿角灵芝（G. amboinense）提取物可以改善对乙酰氨基酚（ACE）[67] 诱导的肝氧化应激损伤；松杉灵芝（G. tsugae）可以改善力竭性运动[68]、四氯化碳[69] 诱导的肝氧化应激损伤。

四氯化碳（CCl_4）是一种外源性肝毒性物质，进入体内后可介导肝细胞脂质过氧化，生成大量氧化自由基，使人或实验动物发生中毒性肝炎。除有明显的肝功能障碍外，还出现典型的中毒性肝炎的病理组织学改变。灵芝提物中的多糖、糖蛋白或三萜等多种活性有效成分均可对 CCl_4 所致化学性肝损伤产生保护作用。连续 8 天给予小鼠口服从灵芝子实体中提取的灵芝酊（10 g/kg）显著减轻了 CCl_4 诱导的肝病理组织学改变，并减轻 CCl_4 对肝解毒功能的损害，增强中毒性肝炎小鼠对中枢抑制药硫喷妥钠的代谢能力[33]。灵芝子实体提取液、菌丝体提取液则可通过降低血谷丙转氨酶（ALT）的水平、减轻肝小叶中炎症细胞的浸润、促进肝细胞的再生，从而减轻 CCl_4 引起的肝损伤[33]。从薄树芝菌丝体中提取的薄醇醚以及从灵芝孢子粉中提取的孢醚，均可增强肝部分切除小鼠的肝再生能力，并可减轻大剂量吲哚美辛对小鼠的毒性作用[70]。赤芝和紫芝的乙醇提取物均对 CCl_4 诱导的肝炎小鼠肝中 SGPT 的升高有明显的抑制作用[71]。这两种提取物还可抑制 DL- 乙硫氨酸诱导的小鼠肝三酰甘油含量的升高、促使肝部分切除小鼠肝再生、降低洋地黄毒苷或吲哚美辛中毒小鼠死亡率。从松杉灵芝中提取的三萜类化合物可降低 CCl_4 肝损伤小鼠血中谷草转氨酶（AST）与谷丙转氨酶（ALT）的水平，发挥保肝作用[69]。从灵芝子实体中提取的总三萜（GT）和三萜组分（GT2）对 CCl_4 和 D- 氨基半乳糖诱发的肝损伤均有明显的防护作用，可显著抑制 CCl_4 诱导的 AST 和肝三酰甘油（TG）的升高[72]。GT 还可显著提高肝 SOD 的活性以及还原型谷胱甘肽（GSH）的含量，抑制脂质过氧化产物丙二醛（MDA）的水平[72]。灵芝水提物可通过清除氧化自由基，剂量依赖性地提高肝 SOD 活性，显著降低 CCl_4 中毒大鼠血清 AST 和乳酸脱氢酶（LDH）的水平[45]。灵芝菌丝体中提取的水溶性蛋白多糖（GLPG）[300 mg/（kg·d）、600 mg/（kg·d）、900 mg/（kg·d）]可通过清除氧化自由基、抑制肝细胞内 TNF-α 的生成从而逆转 CCl_4 诱导的小鼠肝损伤[52]。

叔丁基过氧化氢（t-BHP）常被用于诱导肝脏炎症。研究表明，灵芝酮三醇（Ganodermanontriol）和灵芝三萜均对 t-BHP 引起的肝损伤具有保护作用。灵芝酮三醇（40 μM）可以通过激活 Nrf-2 的核易位诱导 HO-1 表达，增加细胞 GSH 水平和谷氨酰胺-半胱氨酸连接酶（glutamine-cysteineligase）的基因表达，从而改善叔丁基过氧化氢引起的小鼠肝细胞损伤[59]。灵芝酮三醇还可剂量依赖性地增加 t-BHP 诱导下 HepG2 细胞中 GSH 的水平以及谷氨酰胺-半胱氨酸连接酶基因的表达，增加 Nrf-2 依赖性 HO-1 的表达，减少 HepG2 细胞中 ROS 的生成，从而发挥对 HepG2 细胞的保护作用[60]。灵芝三萜（50 μg/ml、100 μg/ml、200 μg/ml）可显著抑制 t-BHP 诱导下 HepG2 细胞活力的降低，并降低细胞中 ALT、AST、LDH 的水平，同时还降低 HepG2 细胞的 MDA 水平并增加 GSH 和 SOD 的含量[50]。

灵芝对 H_2O_2 引起的肝氧化应激损伤也具有保护作用。无柄灵芝（G. resinaceum）提取物 ganoderesin B（15.00 μM），gaoderol B（33.20 μM）和赤芝酮 A（lucidone A）（82.10 μM）可显著抑制 H_2O_2 诱导的 HepG2 细胞 ALT 和 AST 水平的升高[65]。

苯并芘（BaP）属于一种多环芳烃类化合物，可引起氧化自由基的产生，抑制抗氧化酶的活性和免疫反应，并诱发组织炎症[73]。许多抗氧化剂对 BaP 诱导的肝氧化应激损伤具有保护作用[74]，灵芝是其中之一。灵芝提取物（GLE）（500 mg/kg）灌胃可抑制 BaP 诱导的小鼠肝中 AST、ALT、ALP 的上调，并提高还原型谷胱甘肽的水平以及谷胱甘肽过氧化物酶（GPx）、谷胱甘肽 S- 转移酶（GST）、超氧化物歧化酶（SOD）、过氧化氢酶（CAT）的活性，抑制 BaP 诱导的脂质过氧化，显著抑制 BaP 诱导的肝损伤[48]。此外，平盖灵芝（G. applanatum）萜烯（GAT）（每天 100 mg/kg 灌胃）可显著降低 BaP 诱导肝损伤小鼠血液 ALT 和 AST 的水平，改善肝的病理组织学形态，降低肝 ROS、MDA 的水平以及 GSH/ 氧化型谷胱甘肽（GSSG）比率，抑制 Cu/Zn-SOD、过氧化氢酶（CAT）、GPx、GST 的活性，抑制肝 IL-1 和 COX-2 的表达及 NF-κB 的易位，从而抑制肝脏炎症[66]。

镉［Cd（Ⅱ）］是一种对人体有剧毒的环境污染物，它可导致多脏器功能异常，尤其是肝脏[75]。急性镉中毒的死亡率很高，但螯合剂对镉中毒的治疗效果有限[76]。研究表明，灵芝对 Cd（Ⅱ）中毒后的肝损伤具有保护作用。连续 7 天口服灵芝孢子粉［1.0 g/（kg·d）］可显著改善 Cd（Ⅱ）诱导的小鼠肝损伤[58]。灵芝孢子粉可诱导肝金属硫蛋白 -1 mRNA 和蛋白表达。金属硫蛋白可螯合细胞质的 Cd（Ⅱ），减少 Cd（Ⅱ）在肝细胞核、线粒体和微粒体的聚积，保护肝细胞免受 Cd（Ⅱ）损伤。同时，灵芝孢子粉还可清除 Cd（Ⅱ）诱导产生的氧化自由基，通过抑制氧化应激减少肝细胞损伤。

对乙酰氨基酚（ACE）是一种止痛药，其通过细胞色素 P450 系统代谢，产生 N- 乙酰对苯醌亚胺（NAPQI）[77-78]。NAPQI 可与谷胱甘肽快速反应，从而加剧氧化应激并伴随线粒体功能障碍，最终导致肝中 GSH 的消耗。GSH 的耗竭会影响肝功能并导致大量肝细胞坏死，引起肝衰竭，严重时会导致死亡[78]。鹿角灵芝（G. amboinense）提取物（每日口服 50 mg 或 100 mg）可剂量依赖性地抑制 ACE 引起的小鼠肝中 ALT 和 AST 的升高、GSH 的减少以及 MDA 和 ROS 的增加，并恢复过氧化氢酶和 GPx 的活性，抑制 MDA 和 ROS 的生成[67]。

环磷酰胺（CTX）是另一种肝毒性物质，可能引起明显的肝细胞凋亡。冬虫夏草多糖

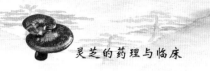

（CSP）［前三天给药，150 mg/（kg·d）］和灵芝多糖（PSG）［后七天给药，180 mg/（kg·d）］的联合用药，可通过激活过氧化物酶体增殖物激活受体 α（PPAR-α），抑制 CTX 导致的小鼠肝中谷胱甘肽过氧化物酶和谷胱甘肽的耗竭，并通过调节 Bcl-2 家族蛋白（Bad、Bax 以及 Bcl-2），抑制线粒体依赖的细胞凋亡[61]。

电离辐射是氧化应激产生的重要原因之一，其可通过直接转移能量或通过产生氧化自由基对细胞分子造成损害[51]。目前，放疗是用于癌症治疗的常见手段，与肿瘤相邻的正常组织易受射线的损害，因此在放疗中保护正常组织免受辐射损伤非常重要。灵芝三萜（Ganoderma triterpenoids）在体内（100 mg/kg）和体外（100 μg/ml）均能有效改善电离辐射所引起的肝细胞中脂质过氧化水平和蛋白质氧化水平的升高，同时减少 DNA 断裂，保护肝免受电离辐射的损伤[51]。

6. 减轻免疫性肝损伤

D- 氨基半乳糖（D-GalN）是一种肝毒性物质，它可作为一种半抗原进入体内，得益于其亲电子的性质，D-GalN 对各种组织中尤其是肝细胞中的蛋白质有着较高的亲和力，可与细胞中的大分子蛋白质结合，成为完全抗原后刺激机体产生免疫反应，通过产生抗体攻击自身组织细胞，从而造成免疫性肝损伤，引起类似于人类病毒性肝炎的肝损害[79]。灵芝多糖（GLP）在 D-GalN 诱导的肝损伤中具有保肝作用，GLP（60 mg/kg、120 mg/kg、180 mg/kg）灌胃可以减轻 D-GalN 诱导的肝损伤小鼠血清中 AST、ALT 和肝中 MDA 的升高，同时将肝中的 SOD 和 GSH 提升至正常水平，并改善 D-GalN 诱导的肝细胞结构的异常[55]。灵芝孢子粉在 D-GalN 诱导的肝损伤中也具有一定的保肝作用[80]，连续 10 天腹腔注射灵芝孢子粉（200 mg/kg 或 500 mg/kg）可显著降低 D-GalN 诱导的肝损伤小鼠的死亡率，降低小鼠血中 ALT、AST 水平，改善肝功能，减轻肝细胞肿胀和坏死。此外，从灵芝子实体提取的总三萜（Ganoderma triterpenoids，GT）对 D-GalN 引起的肝损伤也具有显著的保护作用，GT（80 mg/kg）可显著抑制 D-GalN 引起的小鼠血清 ALT、肝 TG 和 MDA 的升高以及 SOD 活性，并使肝 GSH 的含量提升[81]。

卡介苗（BCG）可引起多种不良反应，造成肝细胞损伤。灵芝多糖（GLP）可显著减轻卡介苗引起的免疫性肝损伤[53]。GLP（100 mg/kg）灌胃可显著减轻卡介苗引起的小鼠肝肿胀，降低血中 ALT、LDH 的释放和 NO 的产生，抑制炎症的发生，改善肝的病理组织学表现。此外，GLP 还可以抑制 iNOS 蛋白的表达，发挥保肝作用。此外 GLP 在体内（50 mg/kg、200 mg/kg）和体外（50 μg/ml、100 μg/ml、400 μg/ml、800 μg/ml）均可逆转由 BCG 引起的肝细胞微粒体中 P450 总含量的降低，通过调节 P450 系统，发挥保肝作用[54]。

五、抗胰腺炎

重症急性胰腺炎（SAP）作为一种危急重症，其发病机制复杂、治疗难度大，迄今为止，临床上并没有疗效理想的治疗方案。重症胰腺炎时，肠道免疫功能和整体免疫功能均处于抑制状态，继而肠道屏障被破坏，导致细菌易位、内毒素血症的发生，对机体可造成二次打击，这已成为 80% SAP 患者的直接死因[82]。因此，提高免疫功能对于 SAP 的治疗非常重要。研究表明，灵芝孢子粉可以有效改善 0.1 ml/100 g 的 5% 牛磺胆酸钠（ST）胆囊管注射诱导的 SAP 大鼠的免疫功能，使 sIgA 和 IL-2 水平提升，降低血清淀粉酶和血浆内毒素水平，增强吞噬细胞的吞噬能力。灵芝对免疫功能的潜在调节作用使其可能成为治疗胰腺炎的有效药物[82-83]。

图 8-6 为灵芝对消化系统药理作用的总结。

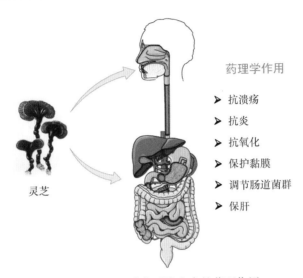

药理学作用

➢ 抗溃疡
➢ 抗炎
➢ 抗氧化
➢ 保护黏膜
➢ 调节肠道菌群
➢ 保肝

灵芝

图 8-6 灵芝对消化系统疾病的药理作用

 # 第二节　灵芝治疗消化系统疾病的临床应用

一、真菌性肠炎

灵芝孢子粉对于真菌性肠炎所致腹泻具有良好的疗效[84]。杨春佳等选用 62 例真菌性肠炎腹泻患者采用灵芝孢子粉进行治疗（停用抗生素后，服用破壁灵芝孢子粉，每日 2 次，每次 1 粒）。疗效评估标准如下：①治愈：大便次数 1 ～ 2 次 / 日，性状恢复正常，无腹泻腹痛，大便常规检验正常，病原菌阴性，无复发；②好转：大便次数 3 ～ 5 次 / 日，性状接近正常，偶尔腹胀腹痛，大便常规检验正常，病原菌明显减少，症状迁延 3 周以上；③无效：用药 7 ～ 10 日症状无好转，腹泻次数及性状改善不明显，有腹胀腹痛，大便常规检验见到细胞或脓球红细胞、黏液，病原菌阳性。症状好转，大便性状正常，行病原学检查阴性后，继续用药 1 周停药，最长灵芝孢子粉抗真菌治疗 3 个月。结果显示，用灵芝孢子粉治疗 7 日后，7 例治愈，49 例好转，6 例无效；治疗 14 日后，28 例治愈，31 例好转，3 例无效；治疗 21 日，40 例治愈，20 例好转，2 例无效，有效率为 96.77%。提示灵芝孢子粉对真菌性肠炎所致腹泻有良好的疗效。

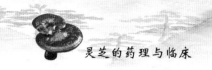

二、口腔溃疡

灵芝液联合黄芪颗粒对复发性口腔溃疡具有良好的疗效[85]。一项研究选用 90 例复发性阿弗他溃疡（RAU）患者，随机分为治疗组和对照组各 45 例。治疗组服用灵芝液含漱后咽下，每日 1 剂（灵芝液制备方法：赤灵芝 10 g，切成薄片水熬两次，取头煎二煎液合并，加入适量白糖），早晚服用；同时口服黄芪颗粒，每次 12 g，每日 2 次，开水冲服，早晚服用。对照组口服黄芪颗粒，用法同前。两组均服用 1～2 个疗程，每疗程 15 日。观察 2 组间的短期疗效、长期疗效以及 12 个月内的复发率。采用全身治疗疗效评价标准——IN 分级法评估疗效：①痊愈：口腔溃疡终止复发 1 年以上；②显效：I_1N_1；③有效：I_1N_0 或 I_0N_1；④无效：I_0N_0 [I_1：总间歇时间延长（$P < 0.05$）；I_0：总间歇时间无改变（$P > 0.05$）；N_1：总溃疡数减少（$P < 0.05$）；N_0：总溃疡数无改变（$P > 0.05$）]。结果显示，治疗组短期疗效总有效率为 86.6%，对照组为 88.9%，两组间无差异。治疗组全身治疗疗效总有效率为 84.4%，对照组 66.7%，两组间有显著差异。治疗组 12 个月内复发率为 51.1%，对照组 64.4%，组间有显著差异。两组用药期间无不良反应发生。提示灵芝液联合黄芪颗粒可促进复发性口腔溃疡的愈合，缓解疼痛，提高机体免疫力，长期疗效好。

中草药灵芝胶囊也可治疗复发性阿弗他溃疡[86]。一项观察性研究选择各型复发性阿弗他溃疡患者 380 例，服用灵芝胶囊，每次 0.52 g，每日 3 次，连续服用 3 个疗程 45 天后，改为维持剂量每次 0.27 g，每日 2 次口服。采用 IN 分级法评估疗效，痊愈者追踪观察 1 年以上。结果显示，治愈 364 例（95.79%），显效 11 例（2.89%），有效 3 例（0.79%），无效 2 例（0.53%）。提示灵芝胶囊治疗复发性阿弗他溃疡有效。

三、慢性非萎缩性胃炎

灵芝蛋壳汤对脾胃虚弱型慢性非萎缩性胃炎有良好的临床疗效[87]。一项研究选取 92 例脾胃虚弱型慢性非萎缩性胃炎患者，按治疗方法不同分成观察组和对照组各 46 例，观察组采用灵芝蛋壳汤治疗（口服灵芝蛋壳汤组方：灵芝 30 g、鸡蛋壳 9 g、党参 20 g、淮山药 20 g、白术 10 g、木香 10 g、陈皮 10 g、薏苡仁 15 g、神曲 10 g、炙甘草 6 g。加减：气虚重加黄芪 20 g，气滞重者加砂仁 10 g，寒甚者酌加干姜 10 g。上述药物日 1 剂，头煎加水 500 ml 煎取汁 300 ml，次煎加水 400 ml 煎取汁 300 ml，合二煎汁早晚分 2 次温服），对照组采用西药治疗（HP 阴性者服用奥美拉唑镁肠溶片 20 mg，2 次 / 日，服用 1 个月；HP 阳性者服用阿莫西林胶囊 1 g，2 次 / 日，克拉霉素 0.5 g，2 次 / 日，服用 2 周），连续治疗四周。参照《中药新药临床研究指导原则（试行）》评价疗效：①临床痊愈：临床症状、体征消失，饮食正常，胃酸分泌正常，胃镜检查胃黏膜改变恢复正常；②显效：临床主要症状、体征基本消失，饮食基本正常，胃酸分泌基本正常，胃镜检查胃黏膜改变明显减轻；③有效：临床主要症状减轻，胃酸分泌接近正常，胃镜检查胃黏膜改变减轻，或有适度范围缩小；④无效：达不到上述有效标准或恶化者，胃镜检查胃黏膜无改变。临床痊愈、显效、有效均统入总有效率。结果显示，观察组痊愈 30 例，显效 8 例，有效 6 例，无效 2 例，痊愈率为 65.2%，总有效率高达 95.7%；对照组痊愈 21 例，显效 7 例，有效 9 例，无效 9 例，痊愈率为 45.7%，总有效率为 80.4%。两组疗效比较有统计学差异。说明采用灵芝蛋壳汤治疗脾胃虚弱型慢性非萎缩性胃炎具有良好的疗效。

四、乙型肝炎

灵芝胶囊对慢性乙型肝炎具有良好的临床疗效[88]。一项研究选用 86 例慢性乙型肝炎患者，其中轻度 40 例、中度 32 例、重度 14 例，给予其灵芝胶囊治疗（灵芝胶囊每次 2 粒，3 次 / 日，口服，每粒胶囊含天然灵芝 1.5 g），并将其疗效与 50 例小柴胡冲剂治疗（小柴胡冲剂每次 1 包，3 次 / 日，冲服，每包含生药 6 g）的慢性乙型肝炎患者作比较。1 个月为 1 疗程，全部病例用药 1 ～ 2 个疗程。观察患者一般情况（纳差、乏力、腹胀以及肝、脾肿大）、肝功能（ALT、血清胆红素）、乙型肝炎病毒标志物（HBsAg、HBeAg、抗 -HBc）的变化。结果显示，灵芝胶囊组有 95.3% 的患者 ALT 恢复至正常水平，有 91.7% 的患者血胆红素恢复至正常水平，而对照组恢复率分别为 72.0% 和 72.5%。灵芝胶囊组 HBsAg 转阴率为 16.3%，HBeAg 转阴率为 51.4%，抗 -HBc 转阴率为 15.1%，而对照组分别为 8.0%、19.4%、8.0%。提示灵芝胶囊可辅助治疗慢性乙型肝炎。

干扰素 -α2b 联合灵芝孢子油胶囊可提高 HBV-DNA 的转阴率[89]。一项研究选择 81 例乙型肝炎患者，随机分为治疗组、对照组。治疗组 39 例，采用干扰素 α-2b 联合灵芝孢子油胶囊治疗（干扰素 α-2b，500 万 U/d，肌内注射 1 个月，后改为隔日 1 次，1 个疗程 6 个月；同时口服灵芝孢子油胶囊，1 粒 0.5 g，每天 2 次，连服 12 个月）；对照组 42 例，仅用干扰素 α-2b 治疗（剂量、疗程同治疗组）。治疗 6 个月、12 个月后分别检测患者 HBV-DNA 水平。结果显示，治疗 6 个月、12 个月后，治疗组 HBV-DNA 的转阴率均高于对照组。

干扰素 α-2b 加薄芝糖肽对慢性乙型肝炎具有良好的疗效[90]。一项研究选择 60 例慢性乙型肝炎患者，随机分为治疗组 30 例，对照组 30 例。治疗组给予 300 万单位干扰素 α-2b 隔日肌内注射一次，疗程 3 个月；同时将 4 ml 薄芝糖肽加入 150 ml 5% 葡萄糖液中，每日静脉点滴一次，疗程 3 个月。对照组单用干扰素 α-2b，剂量与疗程同治疗组。结果显示治疗组 HBeAg/HBV-DNA 转阴率明显高于对照组。两组治疗初期均出现发热。患者约 1 ～ 2 周左右自行消失。治疗结束时，治疗组有 2 例出现白细胞、血小板下降，对照组有 6 例出现白细胞、血小板下降。治疗组有 2 例出现失眠现象，对照组有 3 例出现失眠现象。治疗结束后随访 1 年，治疗组 17 例 HBeAg、HBV-DNA 阴性，血清 ALT 正常。这些结果表明干扰素 α-2b 加薄芝糖肽对慢性乙型肝炎的疗效优于单用干扰素。

恩替卡韦联合灵芝胶囊可提高对慢性乙型肝炎的临床疗效[91]。一项研究选择 90 例慢性乙型肝炎患者，随机分为治疗组和对照组，各 45 例。两组患者均给予恩替卡韦片每次 0.5 mg，每日一次；治疗组另给予灵芝胶囊，每次 2 粒，每日 3 次。抽取治疗组和对照组患者治疗前及治疗 1 年后外周静脉血，检测血清中乙型肝炎病毒表面标志物（HBV-M）、乙型肝炎病毒核酸定量（HBV-DNA）、ALT 及外周血中 Th17 细胞频率。结果显示，两组患者较治疗前均明显好转。与对照组相比，治疗组 ALT 复常率和 HBV-DNA 转阴率明显增高，且有统计学差异。HBeAg 转阴率仅有增高的趋势，但无统计学差异。经 1 年药物治疗后，治

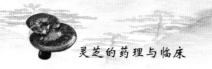

疗组和对照组外周血 Th17 细胞频率较治疗前均明显降低。与对照组相比，治疗组患者经治疗后外周血 Th17 细胞频率降低更明显，且两组间有统计学差异。这些结果表明，与单用恩替卡韦治疗相比，恩替卡韦联合灵芝胶囊治疗慢性乙型肝炎临床疗效更好。灵芝胶囊可能通过降低患者外周血中 Th17 细胞的频率，改善患者免疫状态。

灵芝胶囊联合拉米夫定对慢性乙型肝炎的短期疗效优于单用拉米夫定[92]。一项研究选用 60 例乙型肝炎患者，随机分为治疗组与对照组。治疗组给予灵芝胶囊（每粒含生药 0.27 g）口服，每次 2 粒，3 次 / 日；同时给予拉米夫定口服，每次 100 mg，1 次 / 日。对照组仅给予拉米夫定治疗，剂量同治疗组。两组疗程均为 1 年。结果显示，治疗组在促进 HBV-DNA 转阴、HBeAg 转阴及 HBeAg/HBeAb 转换方面，均优于对照组。治疗组能够较早使 ALT 恢复正常，并且最终复常率明显优于对照组。在 YMDD 变异（Y：酪氨酸；M：蛋氨酸；D：天门冬氨酸；YMDD 4 个氨基酸位于乙型肝炎病毒 DNA 聚合酶上，该位点突变称为 YMDD 变异）方面，治疗组出现 1 例，对照组出现 6 例，两组比较有统计学差异。说明灵芝胶囊与拉米夫定联合应用治疗慢性乙型肝炎有明显的协同作用，可显著改善肝功能、快速抑制 HBV-DNA 的复制、促使 HBeAg 的阴转和血清转换。

灵芝汤联合阿德福韦酯能提高治疗慢性乙型肝炎的疗效，并可明显改善患者的免疫功能[93]。一项研究选用 100 例慢性乙型肝炎患者，随机分为两组，对照组采用阿德福韦酯治疗（口服，每次 10 mg，每日 1 次），治疗组在上述治疗基础上加用灵芝汤（灵芝汤组方：灵芝 50 g、红枣 10 g。煎制，气压 0.1 MPa，温度 120℃，持续 50 min。早晚 2 次，各 50 ml 分服）。在第 24、48、96 周分别检测 HBV-DNA、HBV-M 及肝肾功能、淋巴细胞亚群，进行分析。结果显示，第 24、48、96 周时治疗组的 ALT 复常率与对照组相比具有统计学差异，第 24 周时两组患者 HBV-DNA 转阴率、HBeAg 血清转换率相比差异无统计学意义；第 48、96 周时治疗组 HBV-DNA 转阴率、HBeAg 血清转换率与对照组比较差异有统计学意义。96 周后，治疗组患者的 CD3+、CD4+、NK 细胞、CD4+/CD8+明显高于治疗前。

五、丙型肝炎

干扰素联合薄芝糖肽对慢性丙型肝炎具有良好的临床疗效[94]。一项研究选用 60 例丙型肝炎患者，分为两组。甲组（治疗组）患者每日皮下注射 300 万 U 干扰素 α-2b 一次，连续注射 4 周后改为隔日皮下注射一次，与此同时 2 ml 薄芝糖肽隔日肌内注射一次。乙组（对照组）患者单用干扰素，方法同甲组。两组在疗程 6 个月后评价，治疗期间两组皆服用护肝片、维生素等保肝药物。疗效评价标准如下：①显效：丙型肝炎病毒含量降至正常，ALT 正常；②有效：丙型肝炎病毒含量下降 3 个数量级，ALT 有下降；③无效：丙型肝炎病毒含量无变化，ALT 无变化或增高。结果显示，治疗组的总有效率为 81.3%，对照组的总有效率为 72.4%，且两组具有统计学差异。提示薄芝糖肽与干扰素对丙型肝炎患者具有协同抗病毒作用且疗效显著。

（邱志维　杨宝学）

参考文献

［1］Park JH，Jang KJ，Kim CH，et al. *Ganoderma Lucidum* pharmacopuncture for treating ethanol-induced chronic gastric ulcers in rats. J Pharmacopuncture，2015，18（1）：72-78.

［2］郭家松，沈志勇，詹朝双，等. 灵芝孢子粉及灵芝孢子蜂胶对急性胃溃疡形成的影响. 第一军医大学分校学报，2004，1：21-22.

［3］李爱欣，许利婷，张术影，等. 松杉灵芝发酵物对乙醇诱导小鼠胃溃疡的保护作用研究. 食品与发酵科技，2015，51（3）：37-40，43.

［4］冯高阆，刘忩，吴俊芳，等. 野生紫芝对实验性胃溃疡作用的研究. 中药药理与临床，1988，4（2）：33-36.

［5］Gao Y，Zhou S，Wen J，et al. Mechanism of the antiulcerogenic effect of *Ganoderma lucidum* polysaccharides on indomethacin-induced lesions in the rat. Life Sci，2002，72（6）：731-745.

［6］Gao Y，Tang W，Gao H，et al. *Ganoderma lucidum* polysaccharide fractions accelerate healing of acetic acid-induced ulcers in rats. J Med Food，2004，7（4）：417-421.

［7］Yang M，Sun H，Yu DW，et al. Effects of the polysaccharides isolated from *ganoderma applanatum*（PGA）on the level of PGE2 and gastric mucosal blood flow（GMBF）and gastric mucus secretion of rats with gastric mucosa injury. Zhongguo Zhong Yao Za Zhi，2005，30（15）：1176-1178.

［8］Li CH，Ko JL，Ou CC，et al. The protective role of GMI，an immunomodulatory protein from *Ganoderma microsporum*，on 5-fluorouracil-induced oral and intestinal mucositis. Integr Cancer Ther，2019，18：1534735419833795.

［9］Wu YS，Ho SY，Nan FH，et al. *Ganoderma lucidum* beta 1，3/1，6 glucan as an immunomodulator in inflammation induced by a high-cholesterol diet. BMC Complement Altern Med，2016，16（1）：500.

［10］Hanaoka R，Ueno Y，Tanaka S，et al. The water-soluble extract from cultured medium of *Ganoderma lucidum*（Reishi）mycelia（Designated as MAK）ameliorates murine colitis induced by trinitrobenzene sulphonic acid. Scand J Immunol，2011，74（5）：454-462.

［11］Liu C，Dunkin D，Lai J，et al. Anti-inflammatory effects of *Ganoderma lucidum* triterpenoid in human Crohn's disease associated with downregulation of NF-kappaB signaling. Inflamm Bowel Dis,2015,21（8）：1918-1925.

［12］李卫东，林志彬. 灵芝对肠屏障功能保护作用研究进展评述. 食药用菌，2016，24（6）：345-348.

［13］Liang Z，Yuan Z，Guo J，et al. *Ganoderma lucidum* polysaccharides prevent palmitic acid-evoked apoptosis and autophagy in intestinal porcine epithelial cell line via restoration of mitochondrial function and regulation of MAPK and AMPK/Akt/mTOR signaling pathway. Int J Mol Sci，2019，20（3）：478.

［14］Chen LH，Lin ZB，Li WD. *Ganoderma lucidum* polysaccharides reduce methotrexate-induced small intestinal damage in mice via induction of epithelial cell proliferation and migration. Acta Pharmacol Sin，2011，32（12）：1505-1512.

［15］陈丽华，肖新宇，曾惠瑯，等. 灵芝多糖对甲氨蝶呤诱导的小鼠肠道损伤的保护作用. 中国临床药理学与治疗学，2009，14（10）：1110-1114.

［16］Watanabe H，Kashimoto N，Ushijima M，et al. Effects of a water-soluble extract of *Ganoderma lucidum* mycelia on aberrant crypt foci induced by azoxymethane and small-intestinal injury by 5-FU in F344 rats. Med Mol Morphol，2013，46（2）：97-103.

［17］Kubo N，Myojin Y，Shimamoto F，et al. Protective effects of a water-soluble extract from cultured medium of *Ganoderma lucidum*（Rei-shi）mycelia and Agaricus blazei murill against X-irradiation in B6C3F1 mice：Increased small intestinal crypt survival and prolongation of average time to animal death. Int J Mol Med，2005，15（3）：401-406.

［18］张路路，石婷，朱梦婷，等．黑灵芝多糖对丙烯酰胺诱导小肠上皮细胞氧化损伤的保护作用．食品科学，2017，38（3）：170-175.

［19］Yang Y，Zhang L，Jiang G，et al. Evaluation of the protective effects of *Ganoderma atrum* polysaccharide on acrylamide-induced injury in small intestine tissue of rats. Food Funct，2019，10（9）：5863-5872.

［20］Zhao H，Luo Y，Lu C，et al. Enteric mucosal immune response might trigger the immunomodulation activity of *Ganoderma lucidum* polysaccharide in mice. Planta Med，2010，76（3）：223-227.

［21］杨睿悦，裴新荣，张召锋，等．海洋蛋白肽及其与灵芝多糖配伍的防辐射作用实验研究．食品与发酵工业，2008，34（5）：1-5.

［22］周桂琴，赵宏艳，吕诚，等．灵芝多糖对H22肝癌小鼠肠道黏膜免疫功能的影响．中国中西医结合杂志，2009，29（4）：335-339.

［23］李明春，梁东升，许白明，等．灵芝多糖对小鼠巨噬细胞cAMP含量的影响．中国中药杂志，2000，1：43-45.

［24］Fan ST，Nie SP，Huang XJ，et al. Protective properties of combined fungal polysaccharides from Cordyceps sinensis and *Ganoderma atrum* on colon immune dysfunction. Int J Biol Macromol，2018，114：1049-1055.

［25］赵明明，余强，王辉，等．黑灵芝多糖对免疫抑制小鼠肠道黏膜形态及肠道黏膜免疫的影响．食品科学，2019，40（1）：137-142.

［26］Li S，Li M，Yue H，et al. Structural elucidation of a pectic polysaccharide from Fructus Mori and its bioactivity on intestinal bacteria strains. Carbohydr Polym，2018，186：168-175.

［27］Chang CJ，Lin CS，Lu CC，et al. *Ganoderma lucidum* reduces obesity in mice by modulating the composition of the gut microbiota. Nat Commun，2015，6：7489.

［28］Li K，Zhuo C，Teng C，et al. Effects of *Ganoderma lucidum* polysaccharides on chronic pancreatitis and intestinal microbiota in mice. Int J Biol Macromol，2016，93（Pt A）：904-912.

［29］郭伟灵，石菲菲，李路，等．灵芝提取物对高脂膳食大鼠脂质代谢及粪便菌群的影响．食品工业科技，2019，40（7）：263-268.

［30］蔡文辉，杨景云，王亚贤，等．灵芝孢子粉对重症急性胰腺炎大鼠肠道微生态失调的调整作用．中国微生态学杂志，2008，20（2）：140-142.

［31］崔冬冰，左丽，陈阿英，等．灵芝孢子粉和双歧杆菌对小鼠菌群失调的治疗作用．贵阳医学院学报，2008，33（4）：363-365，370.

［32］杨开，张雅杰，张酥，等．灵芝孢子粉低聚糖的制备及调节肠道菌群功能研究．食品与发酵工业，2020，46（9）：37-42.

［33］林志彬．灵芝的药理研究——Ⅰ、灵芝子实体制剂的药理作用．北京医学院学报，1974：246-254.

［34］Weiss J，Rau M，Geier A. Non-alcoholic fatty liver disease：epidemiology，clinical course，investigation，and treatment. Dtsch Arztebl Int，2014，111（26）：447-52.

［35］Jung S，Son H，Hwang CE，et al. *Ganoderma lucidum* ameliorates non-alcoholic steatosis by upregulating energy metabolizing enzymes in the liver. J Clin Med，2018，7（6）：152.

［36］Zhong D，Xie Z，Huang B，et al. *Ganoderma Lucidum* polysaccharide peptide alleviates hepatoteatosis via modulating bile acid metabolism dependent on FXR-SHP/FGF. Cell Physiol Biochem，2018，49（3）：1163-1179.

［37］Osna NA，Donohue TM，Jr.，Kharbanda KK. Alcoholic liver disease：pathogenesis and current management. Alcohol Res，2017，38（2）：147-161.

［38］Zhao C，Fan J，Liu Y，et al. Hepatoprotective activity of *Ganoderma lucidum* triterpenoids in alcohol-induced liver injury in mice，an iTRAQ-based proteomic analysis. Food Chem，2019，271：148-156.

［39］Chung DJ，Yang MY，Li YR，et al. *Ganoderma lucidum* repress injury of ethanol-induced steatohepatitis via anti-inflammation，anti-oxidation and reducing hepatic lipid in C57BL/6J mice. Journal of Functional Foods，2017，33：314-322.

［40］Li YQ，Wang SF. Anti-hepatitis B activities of ganoderic acid from *Ganoderma lucidum*. Biotechnol Lett，2006，28（11）：837-841.

［41］张正、陶其敏、李敬轩，等 . 20 种真菌抑制 HBV 的实验研究 . 北京医科大学学报，1989：455-458.

［42］Park EJ，Ko G，Kim J，et al. Antifibrotic effects of a polysaccharide extracted from *Ganoderma lucidum*，glycyrrhizin，and pentoxifylline in rats with cirrhosis induced by biliary obstruction. Biol Pharm Bull，1997，20（4）：417-420.

［43］Wang GJ，Huang YJ，Chen DH，et al. *Ganoderma lucidum* extract attenuates the proliferation of hepatic stellate cells by blocking the PDGF receptor. Phytother Res，2009，23（6）：833-839.

［44］Wu YW，Fang HL，Lin WC. Post-treatment of *Ganoderma lucidum* reduced liver fibrosis induced by thioacetamide in mice. Phytother Res，2010，24（4）：494-499.

［45］Lin WC，Lin WL. Ameliorative effect of *Ganoderma lucidum* on carbon tetrachloride-induced liver fibrosis in rats. World J Gastroenterol，2006，12（2）：265-270.

［46］Kwon SC，Kim YB. Antifibrotic activity a fermentation filtrate of *Ganoderma lucidum*. Lab Anim Res，2011，27（4）：369-371.

［47］Sudheesh NP，Ajith TA，Mathew J，et al. *Ganoderma lucidum* protects liver mitochondrial oxidative stress and improves the activity of electron transport chain in carbon tetrachloride intoxicated rats. Hepatol Res，2012，42（2）：181-191.

［48］Lakshmi B，Ajith TA，Jose N，et al. Antimutagenic activity of methanolic extract of *Ganoderma lucidum* and its effect on hepatic damage caused by benzoapyrene. J Ethnopharmacol，2006，107（2）：297-303.

［49］Wu X，Zeng J，Hu J，et al. Hepatoprotective effects of aqueous extract from Lingzhi or Reishi medicinal mushroom *Ganoderma lucidum*（higher basidiomycetes）on alpha-amanitin-induced liver injury in mice. Int J Med Mushrooms，2013，15（4）：383-391.

［50］Wu JG，Kan YJ，Wu YB，et al. Hepatoprotective effect of ganoderma triterpenoids against oxidative damage induced by tert-butyl hydroperoxide in human hepatic HepG2 cells. Pharm Biol，2016，54（5）：919-929.

［51］Smina TP，Joseph J，Janardhanan KK. *Ganoderma lucidum* total triterpenes prevent gamma-radiation induced oxidative stress in Swiss albino mice in vivo. Redox Rep，2016，21（6）：254-261.

［52］Yang XJ，Liu J，Ye LB，et al. In vitro and in vivo protective effects of proteoglycan isolated from mycelia of *Ganoderma lucidum* on carbon tetrachloride-induced liver injury. World J Gastroenterol，2006，12（9）：1379-1385.

［53］Zhang GL，Wang YH，Ni W，et al. Hepatoprotective role of *Ganoderma lucidum* polysaccharide against BCG-induced immune liver injury in mice. World J Gastroenterol，2002，8（4）：728-733.

［54］Wang X，Zhao X，Li D，et al. Effects of *Ganoderma lucidum* polysaccharide on CYP2E1，CYP1A2 and CYP3A activities in BCG-immune hepatic injury in rats. Biol Pharm Bull，2007，30（9）：1702-1706.

［55］Shi Y，Sun J，He H，et al. Hepatoprotective effects of *Ganoderma lucidum* peptides against D-galactosamine-induced liver injury in mice. J Ethnopharmacol，2008，117（3）：415-419.

［56］Pillai TG，Nair CKK，Janardhanan KK. Polysaccharides isolated from *Ganoderma lucidum* occurring in Southern parts of India，protects radiation induced damages both in vitro and in vivo. Environmental Toxicology & Pharmacology，2008，26（1）：80-85.

［57］Aydin S，Aytac E，Uzun H，et al. Effects of *Ganoderma lucidum* on obstructive jaundice-induced oxidative stress. Asian J Surg，2010，33（4）：173-180.

［58］Jin H，Jin F，Jin JX，et al. Protective effects of *Ganoderma lucidum* spore on cadmium hepatotoxicity in mice. Food Chem Toxicol，2013，52：171-175.

［59］Ha do T，Oh J，Khoi NM，et al. In vitro and in vivo hepatoprotective effect of ganodermanontriol against t-BHP-induced oxidative stress. J Ethnopharmacol，2013，150（3）：875-885.

［60］Li B，Lee DS，Kang Y，et al. Protective effect of ganodermanondiol isolated from the Lingzhi mushroom against tert-butyl hydroperoxide-induced hepatotoxicity through Nrf2-mediated antioxidant enzymes. Food Chem Toxicol，2013，53：317-324.

［61］Fan S，Huang X，Wang S，et al. Combinatorial usage of fungal polysaccharides from Cordyceps sinensis and *Ganoderma atrum* ameliorate drug-induced liver injury in mice. Food Chem Toxicol，2018，119：66-72.

［62］Zhu K，Nie S，Li C，et al. A newly identified polysaccharide from *Ganoderma atrum* attenuates hyperglycemia and hyperlipidemia. Int J Biol Macromol，2013，57：142-150.

［63］Zhu KX，Nie SP，Tan LH，et al. A polysaccharide from *Ganoderma atrum* improves liver function in type 2 diabetic rats via antioxidant action and short-chain fatty acids excretion. J Agric Food Chem，2016，64（9）：1938-1944.

［64］Li WJ，Nie SP，Peng XP，et al. *Ganoderma atrum* polysaccharide improves age-related oxidative stress and immune impairment in mice. J Agric Food Chem，2012，60（6）：1413-1418.

［65］Peng XR，Liu JQ，Han ZH，et al. Protective effects of triterpenoids from *Ganoderma resinaceum* on H_2O_2-induced toxicity in HepG2 cells. Food Chem，2013，141（2）：920-926.

［66］Ma JQ，Liu CM，Qin ZH，et al. *Ganoderma applanatum* terpenes protect mouse liver against benzo（alpha）pyren-induced oxidative stress and inflammation. Environ Toxicol Pharmacol，2011，31（3）：460-468.

［67］Hsu CC，Lin KY，Wang ZH，et al. Preventive effect of *Ganoderma* amboinense on acetaminophen-induced acute liver injury. Phytomedicine，2008，15（11）：946-950.

［68］Huang CC，Huang WC，Yang SC，et al. *Ganoderma tsugae* hepatoprotection against exhaustive exercise-induced liver injury in rats. Molecules，2013，18（2）：1741-1754.

［69］Su CH LM，Chan MH. Mushroom biology and mushroom products. Hong Kong：the Chinese University press，1993：275-283.

［70］林志彬 . 灵芝的现代研究 . 4 版 . 北京：北京大学医学出版社，2015.

［71］刘耕陶、王桂芬、魏怀玲、等 . 联苯双酯、二苯乙烯、五仁醇及灵芝对小鼠实验性肝损伤保护作用的比较 . 药学学报，1979，14（10）：598-604.

［72］王明宇、刘强、车庆明、等 . 灵芝三萜类化合物对 3 种小鼠肝损伤模型的影响 . 药学学报，2000，30（5）：326-329.

［73］Khalil A，Villard PH，Dao MA，et al. Polycyclic aromatic hydrocarbons potentiate high-fat diet effects on intestinal inflammation. Toxicology Letters，2010，196（3）：161-167.

［74］Park SY，Phark S，Lee M，et al. Anti-oxidative and anti-inflammatory activities of placental extracts in benzoapyrene-exposed rats. Placenta，2010，31（10）：873-879.

［75］Satarug S，Garrett SH，Sens MA，et al. Cadmium，environmental exposure，and health outcomes. Environ Health Perspect，2010，118（2）：182-190.

［76］Klaassen CD，Liu J，Choudhuri S. Metallothionein：an intracellular protein to protect against cadmium toxicity. Annu Rev Pharmacol Toxicol，1999，39：267-294.

［77］Song Z，McClain CJ，Chen T. S-Adenosylmethionine protects against acetaminophen-induced hepatotoxicity in mice. Pharmacology，2004，71（4）：199-208.

［78］Masubuchi Y，Suda C，Horie T. Involvement of mitochondrial permeability transition in acetaminophen-induced liver injury in mice. J Hepatol，2005，42（1）：110-116.

［79］Decker K，Keppler D. Galactosamine induced liver injury. Prog Liver Dis，1972，4：183-199.

［80］张庆萍，胡显亚.灵芝孢子粉对肝脏保护作用的药理试验研究.基层中药杂志，1997：40-41.

［81］王明宇，林志彬.灵芝三萜类成分在体内外对小鼠免疫性肝损伤的影响.中国药学杂志，2000，35（12）：19-22.

［82］蔡文辉，王亚贤，杨景云.灵芝孢子粉对重症急性胰腺炎大鼠免疫功能的调整作用.中医药信息，2011，20（2）：40-42.

［83］蔡文辉，张磊，杨景云.灵芝孢子粉在治疗重症急性胰腺炎方面的作用.浙江中医药大学学报，2009，33（1）：50-52.

［84］杨春佳，苏德望，马淑霞，等.灵芝孢子粉在真菌性肠炎所致腹泻中的应用.中国微生态学杂志，2009，21（9）：850，852.

［85］王晴，张古泉，李锋，等.泰山灵芝液漱咽联合黄芪颗粒治疗复发性阿弗他溃疡的临床研究.泰山医学院学报，2019（6），40：404-406.

［86］梁国健，浦岐.灵芝胶囊治疗复发性阿弗他溃疡的临床观察与探讨.中国医药指南，2011，9（14）：295-296.

［87］刘文华，黄明朝.灵芝蛋壳汤治疗脾胃虚弱型慢性非萎缩性胃炎46例.福建中医药，2015，46（6）：20-21.

［88］胡娟.灵芝胶囊治疗慢性乙型肝炎86例分析.职业与健康，2003，19（3）：103-104.

［89］钱小奇，陈红，金泽秋，等.干扰素 α-2b 联合灵芝孢子油胶囊对39例乙型肝炎病毒 DNA 的影响.中医研究，2005，18（1）：29-30.

［90］高峰，赵龙凤.干扰素联合薄芝糖肽治疗慢性乙型肝炎30例观察.医学信息（中旬刊），2011，24（1）：214.

［91］陈端，胡可荣.恩替卡韦联合灵芝胶囊治疗对慢性乙型肝炎患者外周血中 Th17 细胞的影响.时珍国医国药，2016，27（6）：1369-1371.

［92］陈培琼，池晓玲，田广俊，等.拉米夫定联合灵芝胶囊治疗慢性乙型肝炎30例临床观察.新中医，2007，39（3）：78-79，8.

［93］沈华江，兰少波，周建康，等.灵芝汤联合阿德福韦酯治疗慢性乙型肝炎疗效观察及对免疫功能的影响.浙江中医杂志，2011，46（5）：320-321.

［94］李广生，赵智宏.干扰素联合薄芝糖肽治疗慢性丙型肝炎疗效观察.求医问药（下半月），2012，10（6）：499.

第九章

灵芝对泌尿系统的药理作用及临床应用

提要：本章介绍灵芝防治常染色体显性遗传性多囊肾病、急性肾损伤、糖尿病肾病、肾纤维化、泌尿系统肿瘤等泌尿系统疾病的药理学作用，并介绍灵芝在防治泌尿系统疾病中的临床应用。

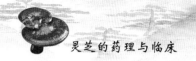

灵芝的药理与临床

泌尿系统由肾、输尿管、膀胱及尿道等组成，主要的生理功能为通过生成尿液排泄人体各组织器官的代谢废物，维持机体的稳态和水、电解质平衡。常见的泌尿系统疾病包括遗传性疾病、肿瘤、各种急慢性肾病、感染等。由于泌尿系统疾病发病往往比较复杂，目前临床上的治疗药物相对不足。灵芝作为传统中药，在一系列药理学研究中展现出了对泌尿系统疾病的潜在防治作用，其中的灵芝多糖、灵芝三萜等提取物能够在体内外的疾病模型中发挥抗炎、抗氧化、调节免疫、抑制细胞异常增殖等药理学作用，进而减缓泌尿系统疾病的进展。

第一节　灵芝对泌尿系统的药理作用

一、抑制多囊肾囊泡发生发展

常染色体显性遗传性多囊肾病（autosomal dominant polycystic kidney disease，ADPKD）是高发的单基因遗传病之一，也是最常见的肾脏遗传性疾病，目前发病率约为 1/1000 ~ 1/400，其病程的特点为双肾实质多发性囊泡[1]。随着时间推移，肾组织中的囊泡逐渐增大，压迫并取代了正常的肾实质，使肾正常结构和生理功能遭到破坏，肾功能进行性丧失[2]，50% 以上的患者会在 60 岁左右进展为终末期肾病[3]。随着对 ADPKD 发生发展的病理生理机制的深入研究，已经明确 ADPKD 发病相关的两个基因分别为 *Pkd1*（polycystic kidney disease 1）[4] 和 *Pkd2*（polycystic kidney disease 2）[5]，对应编码多囊蛋白 1（polycystin 1，PC1）和多囊蛋白 2（polycystin 2，PC2）。在 ADPKD 发生发展过程中，与紊乱的病理学特性及发病机制相关的信号通路被激活，包括持续活化的细胞增殖信号、细胞分化的抑制、细胞内能量的升高和细胞死亡的抵抗等，与实体肿瘤发生中激活的信号通路存在高度相似性。基于此，许多减缓肿瘤增殖的药物可能对 ADPKD 起到相似的作用，其中一些，如伯舒替尼、二甲双胍、奥曲肽等已在临床前实验中得到验证[6]。灵芝三萜类化合物（*Ganoderma* triterpenes，GT），可直接通过细胞毒作用抑制多种肿瘤细胞的活性，包括 Hela、HepG2、HTC 等肿瘤细胞[7]；也可以通过 G 蛋白偶联受体或 RTK 膜受体信号转导通路靶向 NF-κB、RAS/MAPK、PI3K/Akt/mTOR 等信号，引起细胞周期停滞，诱导肿瘤细胞凋亡[8]。

考虑灵芝三萜可能同样具有抑制 ADPKD 的潜力，通过 MDCK 细胞囊泡模型、MDCK 细胞小管生成模型、胚胎肾囊泡模型和两种 ADPKD 小鼠模型验证，发现灵芝总三萜（*Ganoderma* triterpenes，GT）可以剂量依赖性地抑制毛喉素（forskolin，FSK）诱导的 MDCK 囊泡增大和 8-Br-cAMP 刺激的胚胎肾囊泡的增大，且将灵芝总三萜洗脱后，囊泡可以继续增长，表明灵芝总三萜对囊泡生长的抑制作用不依赖于细胞毒作用。体内实验中，小鼠出生后 1 ~ 4 天皮下注射灵芝总三萜（100 mg/kg），可以显著减小囊泡体积、囊泡面积、肾体重比。Western blot 检测显示灵芝总三萜可以下调 H-ras、B-raf、p-MEK、p-ERK、Egr-1 和 c-fos 表达，上调 Raf-1 的表达，提示灵芝总三萜通过抑制 Ras/MAPK 信号通路抑制囊泡发展，进而改善 ADPKD[9]（图 9-1）。

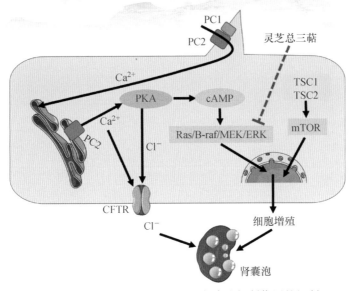

图 9-1　灵芝总三萜对 ADPKD 肾囊泡抑制作用的机制

PC1：多囊蛋白 1；PC2：多囊蛋白 2；PKA：蛋白激酶；CFTR：囊性纤维化跨膜电导调节因子；cAMP：环磷酸腺苷；mTOR：哺乳动物雷帕霉素靶蛋白；TSC1：结节性硬化症基因 1；TSC2：结节性硬化症基因 2

　　由于灵芝总三萜组分的复杂性和结构的多样性，筛选鉴定出有效的单体成分对研发灵芝提取物中治疗 ADPKD 的药物具有重要意义。从灵芝总三萜中分离提取含量较高的灵芝酸 A、灵芝酸 B、灵芝酸 C2、灵芝酸 D 等 12 种单体成分，在体外 MDCK 囊泡模型中进行药效学研究，发现其中的单体灵芝酸 A（GA-A）对 ADPKD 肾脏囊泡发展有显著的抑制作用。结果表明，相比于其他单体，GA-A 能够更加显著地抑制体外囊泡的发展。进一步研究发现，GA-A 可呈剂量依赖性（6.25 μmol/L、25 μmol/L 和 100 μmol/L）地抑制 MDCK 囊泡和胚胎肾囊泡的发展，且该抑制作用可逆（图 9-2）。在肾特异性敲除 *Pkd1* 的 ADPKD 小鼠模型中，通过皮下注射的方式连续 4 天给予 GA-A（50 mg/kg）能够显著抑制小鼠肾囊泡的发展。机制研究方面，作者提取了体外培养的 MDCK 细胞和 ADPKD 小鼠肾组织检测发现，GA-A 可剂量依赖性地抑制 MDCK 细胞及 ADPKD 小鼠肾组织中 B-raf、p-ERK 和 c-fos 的表达及活化水平，且对正常细胞和野生型小鼠的肾组织无显著影响，表明 GA-A 通过下调 Ras/MAPK 信号通路进而发挥抑制 ADPKD 囊泡发展的药理学活性。通过 MDCK 囊泡模型和胚胎肾囊泡模型比较 GA-A 与 GT 的体外活性，发现等质量浓度下 GA-A 对 MDCK 囊泡和胚胎肾囊泡的抑制效果显著优于 GT，证实 GA-A 可能是 GT 中抑制 ADPKD 囊泡发展的主要有效成分，具有研发为治疗显性遗传性多囊肾病药物的潜力[10]。

二、减轻急性肾损伤

　　急性肾损伤（acute kidney injury，AKI）是临床上常见的肾脏疾病，全球发病率和死亡率均较高。传统治疗方法主要是支持性治疗，包括避免肾毒性，恢复血容量，维持血流动

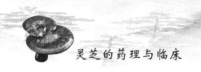

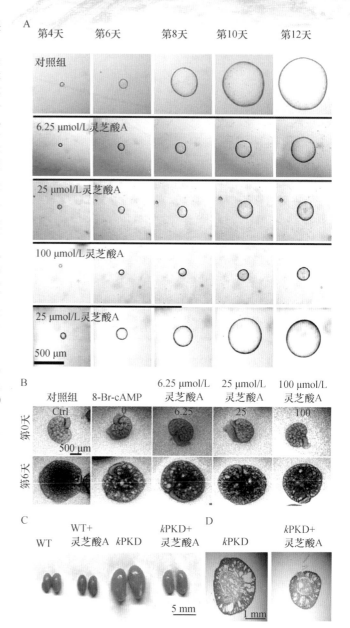

图 9-2　灵芝酸 A 减缓 ADPKD 病程进展的作用

A. 不同浓度灵芝酸 A 给药条件下三维基质胶中 MDCK 囊泡生长的代表图（标尺＝500 μm）。第一行为对照组持续 12 天只给予 FSK 刺激；第二、三、四行分别为在第 5～12 天同时给予 FSK 和 6.25 μmol/L、25 μmol/L、100 μmol/L 灵芝酸 A 共同刺激；第五行为第 5～8 天给予 FSK 和 25 μmol/L 灵芝酸 A 共同刺激，第 9～12 天将灵芝酸 A 洗除，只给予 FSK 刺激。黑色粗线代表灵芝酸 A 给药时长。随着灵芝酸 A 终浓度的升高，药物对囊泡生长的抑制作用逐渐明显。25 μmol/L 灵芝酸 A 可显著抑制 MDCK 囊泡的生长，但是去除后囊泡又可恢复生长，说明灵芝酸 A 对囊泡生长的抑制作用可逆。**B**. 不同剂量灵芝酸 A 给药条件下对小鼠胚胎肾囊泡的抑制作用，第 0 天与第 6 天的代表图（标尺＝500 μm）。其中对照组为无 8-Br-cAMP 刺激的空白对照组。随着灵芝酸 A 给药剂量的递增，药物对胚胎肾囊泡模型中囊泡发展的抑制作用越明显。**C**. 不同分组小鼠出生后连续给药或对照溶剂 4 天的肾脏照片（标尺＝5 mm）。与野生型（WT）相比，*k*PKD 小鼠的肾脏体积明显增大，灵芝酸 A 有效抑制 *k*PKD 小鼠的肾脏体积，对野生型小鼠的肾脏体积无明显影响。**D**. 肾脏特异性敲除 *Pkd1*（*k*PKD）小鼠肾组织切片 H&E 染色（标尺＝1 mm）。*k*PKD 小鼠肾存在明显的囊泡结构，正常肾组织受到破坏，灵芝酸 A 治疗的 *k*PKD 小鼠肾囊泡生长状况有效得到改善

力学稳定和肾脏替代治疗。药理学研究表明，灵芝及其提取物可以改善缺血再灌注及直接或间接的肾毒性引起的 AKI，从而发挥肾脏保护作用。

（一）减轻缺血再灌注引起的急性肾损伤

缺血再灌注损伤指脏器在缺血基础上恢复血流后组织损伤反而加重，甚至发生不可逆性损伤的现象，由于肾对氧的需求较高，所以对缺血再灌注损伤更敏感。肾缺血再灌注损伤（renal ischemia reperfusion injury，RIRI）多发生于肾移植、败血症、心血管大手术等情况，属于急性肾损伤的一种类型，全球每百万人有 20～200 名患者，而在 ICU 中则有约 50%

患者患有 RIRI，可导致极高的死亡率和向慢性肾病、甚至终末期肾病发展的可能性[11]。对 RIRI 的相关机制研究发现，RIRI 的致病机制因素繁多且复杂，已知包括但不限于离子通道失衡造成的钙超载、活性氧（reactive oxygen species，ROS）的过量产生、炎症反应、蛋白激酶激活、内质网及线粒体功能障碍、细胞凋亡等[12]，不同机制间还存在交互作用[13]。其中缺血和再灌注过程均可以导致细胞损伤甚至死亡，在缺血阶段的肾小管上皮细胞会发生凋亡和坏死，而再灌注阶段的肾小管上皮细胞由于钙超载、中性粒细胞浸润和大量 ROS 的产生而导致细胞损伤[14]。前期研究证明灵芝多糖肽是灵芝提取物中主要发挥药理学活性的成分，具有抗肿瘤、抗氧化、清除自由基等生物学活性[15]。这些研究结果提示，灵芝多糖肽很有可能在改善 RIRI 的病理生理学机制中发挥重要作用。

灵芝多糖可以通过减轻脂质过氧化、清除氧自由基进而改善肾组织缺血缺氧状态。研究发现，大鼠连续口服灵芝多糖（Ganoderma polysaccharide）（150 mg/kg 和 300 mg/kg）7 天，可显著改善由缺血再灌注损伤引起的血清、肾组织中超氧化物歧化酶（superoxide dismutase，SOD）含量的降低和丙二醛（malondialdehyde，MDA）含量的升高[16]。

此外，灵芝改善缺血再灌注肾损伤的机制可能还与线粒体依赖的细胞凋亡相关。小鼠缺血再灌注损伤前 7 天连续腹腔注射灵芝多糖肽（*Ganoderma lucidum* polysaccharide peptide，GLPP）（100 mg/kg），发现灵芝多糖肽可以显著缓解由肾缺血再灌注造模导致的肾小管扩张、小管上皮细胞的肿胀和损伤、间质血管高度扩张和充血等组织形态学的异常改变（图 9-3）[16]。GLPP 还显著缓解了由缺血再灌注损伤引起的髓过氧化物酶（myeloperoxidase，MPO）和 MDA 的异常升高，同时抑制了 SOD、过氧化氢酶（Catalase，CAT）、还原型谷胱甘肽（reduced glutathione，GSH）以及谷胱甘肽过氧化物酶（glutathione peroxidase，GSH-Px）的水平。此外，GLPP 还抑制了 p47phox 由胞质向胞膜的转位。提示 GLPP 可通过调节氧化应激和脂质过氧化发挥肾保护作用。对凋亡信号通路的检测还发现 GLPP 可以显著降低模型组 p-p53 表达、cleaved caspase-3 表达、Bax/Bcl-2 比例，并抑制细胞色素 C 由线粒体向胞质释放，提示 GLPP 抑制了 RIRI 诱导线粒体依赖的细胞凋亡水平。此外，GLPP 还可以显著抑制内质网应激相关标志性蛋白 GRP78、CHOP、caspase-12 的表达及 JNK 信号通路，提示 GLPP 还可以通过缓解内质网应激而抑制细胞凋亡，在 RIRI 过程中发挥肾保护作用[17]（图 9-4）。

（二）减轻药物诱发的急性肾损伤

肾是大多数药物及其代谢产物的排泄器官，本身就容易受到肾毒性药物的损害。另一方面，肾功能下降的患者清除药物能力下降，相比常人更容易发生药物性肾损伤。有研究发现灵芝及其提取物具有良好的肾保护作用，可以改善顺铂、阿霉素等药物引起的毒性急性肾损伤。

顺铂是一类临床广泛应用的抗肿瘤化疗药物，常用于治疗膀胱癌、肺癌、肉瘤、骨肿瘤和淋巴瘤等疾病。然而，由于其具有严重的毒副作用而限制了它的应用，其器官毒性，尤其以肾小管损伤为代表的肾毒性问题亟待解决。研究发现，连续 5 天给予顺铂诱导肾损伤的大鼠灵芝注射液（5 ml/kg、10 ml/kg 和 20 ml/kg）可以显著降低血和肾皮质中 MDA 的

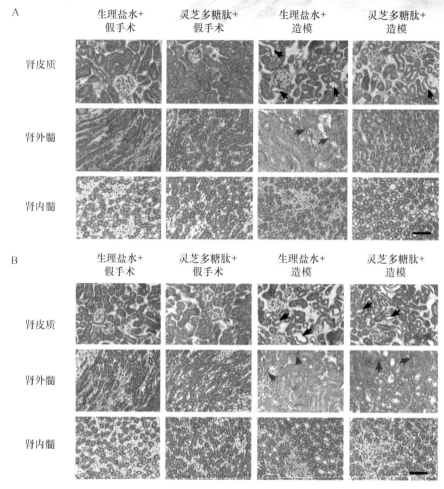

图 9-3　灵芝多糖肽改善肾缺血再灌注损伤的作用

A. 灵芝多糖肽预处理的小鼠肾组织切片 H&E 染色（放大 400 倍）。与假手术组相比，缺血再灌注造模小鼠表现出近端肾小管损伤，包括刷状缘丢失、管腔扩张（黑色箭头），外髓损伤包括管间出血和充血（蓝色箭头），而内髓未见明显损伤，灵芝多糖肽预处理减少了以上肾皮髓质损伤。**B**. 灵芝多糖肽术后处理的小鼠肾组织切片 H&E 染色（放大 400 倍）。造模术后给予灵芝多糖肽并没有明显减少肾缺血再灌注引起的形态学改变

含量，提高 SOD 的水平。肾功能方面，灵芝注射液可以降低顺铂损伤组大鼠的血尿素氮和血肌酐含量，表明灵芝注射液对于顺铂损伤的肾可以发挥保护作用[18]。单次给予小鼠顺铂处理也可抑制肾抗氧化酶的活性，降低肾 GSH 水平，增加血尿素氮、肌酐和碱性磷酸酶的水平。给予灵芝萜烯（50 mg/kg 和 100 mg/kg）治疗能够显著减轻肾小管损伤，升高 GSH、SOD、CAT 和 GSH-Px 的含量并降低 MDA 水平，从而改善肾功能。以上研究结果表明，灵芝萜烯类化合物能够通过抗氧化应激作用抑制顺铂诱导的肾毒性，进而发挥肾保护活性[19]。

此外，对大鼠采用灵芝粉末（GL）［以没食子酸的等价物的含量（GAE）表示总酚含量，GL 粉末中总酚含量为 133 mg GAE/g；以芦丁 QE 含量表示黄酮含量，总黄酮含量为 24 mg QE/g］溶于水灌胃给药连续 10 天，结果显示 GL 可能通过抗氧化、抗炎和自噬介导的凋亡机制及抑制表皮生长因子受体（epidermal growth factor receptor，EGFR）信号通路，改善

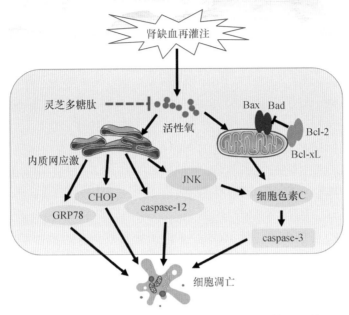

图 9-4　灵芝多糖肽改善肾缺血再灌注损伤的作用机制

了顺铂诱导的肾毒性，从而发挥肾保护作用[20]。在顺铂诱导的急性肾损伤模型中，灵芝萜烯（50 和 100 mg/kg）治疗可以改善顺铂急性肾损伤模型的肾小管损伤，并通过提高 GSH、SOD、CAT 和 GPX 以及降低顺铂单剂量诱导的 MDA 水平，显著改善机体抗氧化活性[21]。在灵芝多糖肽对化疗相关疲乏的改善作用的研究中，将溶于生理盐水的顺铂以 10 mg/kg 剂量注射于小鼠腹腔，每两天一次，共 21 天，评估灵芝多糖肽是否可以减轻顺铂诱导的肾毒性。结果显示，顺铂造模组小鼠疲劳性游泳时间显著减少，IL-3、IL-6、MDA 水平升高，SOD 水平降低，而中剂量（50 mg/kg）和高剂量（100 mg/kg）灵芝多糖肽可以改善以上指标[22]。

阿霉素是一种具有抗肿瘤活性的抗生素，属于周期非特异性抗肿瘤药物，可抑制 RNA 和 DNA 的合成，对多种肿瘤均有治疗作用[23]。然而，其引起的诸多不良反应和毒性作用限制了应用范围，阿霉素导致的肾毒性尤其值得关注。在阿霉素诱导的肾病发病机制研究中，越来越多的证据表明，氧化应激导致肾损伤相关的过量 ROS 生成和 Nrf-2 的高表达在启动细胞防御氧化应激损伤机制中起到了关键作用[24]。灵芝中提取的杂萜类化合物灵芝内酯 B（25 mg/kg）能够有效保护阿霉素诱导的肾脏疾病，且剂量依赖性地抑制 TGF-β 信号通路活化、Nrf-2 激活、ROS 的产生和 Smad3 的磷酸化，并抑制肌成纤维细胞的激活。提示灵芝内酯 B 类化合物增加抗氧化活性和抑制炎症反应，并通过抑制 Smad3 发挥抗纤维化活性，发挥肾保护作用[25]。

三、减缓糖尿病肾病进展

糖尿病是目前世界上最常见的内分泌疾病，以高血糖和长期伴随的并发症为主要特征，主要分为 1 型和 2 型糖尿病。糖尿病肾病（diabetic nephropathy，DN）是糖尿病微血管合并症之一，表现为蛋白尿（尿白蛋白与肌酐比值大于 30 mg/g），或三个月内估算肾小球滤过率（estimated glomerular filtration rate，eGFR）持续低于 60 ml/（min·1.73 m²）或者肾活检组织学损伤。糖尿病肾病也是全球范围内引起终末期肾病和肾衰竭的主要原因[26]。其主要病理改变包括正常肾单位丢失、肾小球损伤、肾小球和肾小管基底膜增厚、大量成纤维细胞及肌成纤维细胞增生、细胞外基质过度沉积、肾小管间质纤维化等[27]。目前认为糖尿病肾病的肾纤维化是一种不可逆损伤，但临床上直接作用于肾脏保护的药物较为有限，而研究发现灵芝及其提取物具有较好的抑制糖尿病肾病进展、保护肾脏的作用。

灵芝子实体中提取分离出一种蛋白多糖（FYGL），能够剂量依赖性地降低 *db/db* 糖尿病小鼠的血糖水平，保护肾功能和组织形态。FYGL 减缓糖尿病肾病可能通过三条潜在的机制通路：① FYGL 可以直接清除 ROS，抑制脂质过氧化，进而缓解肾细胞的氧化应激损伤；② FYGL 通过激活抗氧化酶系统，间接清除自由基，从而改善肾组织的氧化应激状态；③ FYGL 能够与金属离子螯合，在半乳糖醛酸的羧基间形成交叉桥，减少 ROS 的生成[28]。

灵芝提取物对于机体代谢发挥强大的调控作用，从而改善代谢紊乱。灵芝多糖（GL-PS）（125 mg/kg、250 mg/kg）可以通过降低链脲霉素（STZ）诱导的 1 型糖尿病小鼠的血糖和甘油三酯水平保护肾功能。GL-PS 在糖尿病肾病发展过程中抑制氧化应激，降低 MDA 水平，提高 SOD 水平，有效改善了糖尿病肾病的代谢失衡状态。此外，GL-PS 还能够剂量依赖性地抑制与糖尿病肾病病理损伤发展相关的 TGF-β 的异常升高。因此，GL-PS 可以通过改善代谢紊乱、抑制氧化应激过程等减缓糖尿病肾病患者的肾功能下降[29]。

四、抑制肾纤维化

肾纤维化是多种慢性进展性肾脏疾病的最终归宿，是肾小球、肾小管、血管和（或）间质应对相应损伤所展现出的最终形态学表现。在慢性肾病的发生发展过程中，纤维化起初发挥了积极的组织修复和愈合作用，保护肾受损部位抵御原发疾病引起的一系列损伤，但纤维化过程被过度激活则将导致严重的器官损伤。由于其进行性、结构性破坏的特点，可导致肾小球硬化、小管间质炎症、小管萎缩以及间质纤维化。且随着间质纤维化的不可逆进展，肾功能逐渐丧失。目前的研究普遍认为，肾纤维化程度与肾功能和 CKD 分期密切相关[30]。尽管目前对肾纤维化相关的机制研究已经较为深入，也发现了一些在动物实验中减缓甚至逆转肾纤维化的药物，但由于缺乏足够的临床研究证实其实际疗效或出现脱靶效应等因素，防治肾纤维化的药物在从基础研究向临床转化的过程中始终存在较大的困难[31]。近年来，灵芝及其提取物在防治肾纤维化作用机制方面的研究取得了一些进展（图 9-5）。

灵芝三萜类化合物对小鼠肾纤维化表现出良好的抑制作用。研究结果表明，灵芝酸（ganoderic acid，GA）可呈剂量依赖性（3.125 mg/kg、12.5 mg/kg 和 50 mg/kg）地抑制由单侧输尿管结扎（unilateral ureteral obstruction，UUO）模型引起的肾纤维化的进展，减轻

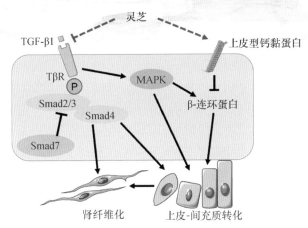

图 9-5　灵芝抑制肾纤维化的作用机制

其肾间质的细胞外基质沉积和肾小管上皮细胞的上皮-间充质转化（epithelial-mesenchymal transition，EMT）过程，显著降低小管损伤指数和纤维化面积，改善由纤维化引起的肾功能下降。进一步研究发现，GA 显著降低了肾组织中纤连蛋白（fibronectin）和 EMT 相关蛋白的表达水平，抑制 TGF-β/Smad 及 MAPK（ERK、JNK、p38）信号通路的蛋白表达和磷酸化水平。GA 还可以抑制 TGF-β1 刺激的 HK-2 细胞 TGF-β/Smad 和 MAPK 信号通路，其中的单体 GA-A 可显著降低 TGF-β1 刺激的 HK-2 细胞 fibronectin、α-SMA 表达水平，抑制其纤维化进展。综上，GA 可能是通过抑制 TGF-β/Smad 及 MAPK 通路，抑制 EMT 过程和细胞外基质沉积，进而发挥对肾纤维化的显著抑制作用，其中的有效单体为 GA-A[32]。

从背柄灵芝（G. cochlear）中分离出的两种具有新型多环骨架结构的萜类化合物（cochlearols A 和 cochlearols B，从 G. cochlear 得到的乙醇提取物粉末，以 20 μM 浓度与 NRK 细胞共孵育）[33] 及从佩氏灵芝（G. petchii）和南方灵芝（G. australe）中分离出的一种新型小分子萜烯化合物 petchiether A（petA，从 G. petchii 和 G. australe 中得到的 70% 乙醇提取物粉末，溶于 DMSO 以 40 mg/kg 剂量行腹腔注射）[34]，都可以显著抑制肾纤维化相关标志物的表达水平及 TGF-β1 诱导的 Smad3 的磷酸化，提示灵芝萜类化合物也可以调控与肾纤维化相关的 TGF-β/Smad 信号通路，从而抑制肾纤维化，发挥肾保护作用。除此以外，抑制炎症反应可减少肾纤维化的程度，petA 可以抑制多种促炎细胞因子如 TNF-α、MCP、IL-6 的表达，抑制巨噬细胞浸润。TGF-β/Smad 信号和炎症反应在慢性肾病及肾纤维化的发生中具有关键作用，因此，这些研究提供了天然药物治疗慢性肾病和肾纤维化的可能性。

五、抗泌尿系统氧化应激损伤

氧化应激指体内氧化与抗氧化作用失衡的一种状态，机体发生氧化应激会导致中性粒细胞炎性浸润，蛋白酶分泌增加，大量氧化中间产物产生，被认为是导致疾病的重要因素之一。多项研究发现灵芝及其提取物可以改善缺血再灌注、高糖、高白蛋白等诱导的氧化

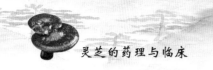

应激，从而发挥泌尿系统保护作用。

灵芝中分离提取得到的（＋）-灵芝杂萜和（－）-灵芝杂萜都可以剂量依赖性（1 μmol/L、3 μmol/L、10 μmol/L 和 30 μmol/L）地抑制高糖诱导的 ROS、IV 型胶原（collagen IV）、纤连蛋白（fibronectin）、IL-6 以及 Nrf-2 的表达上调，改善细胞的氧化应激损伤，从而缓解肾小管上皮细胞损伤[35]。

脏器由于疾病或手术引起的缺血再灌注可以诱导氧化应激损伤，从而引起功能障碍，灵芝及其提取物可以通过上调抗氧化应激系统活性，抑制氧化应激系统，从而改善氧化应激损伤。良性前列腺增生引起的膀胱功能障碍严重影响老年男性的生活质量，阻塞性膀胱功能障碍的主要病因之一就是缺血再灌注诱导的氧化应激。兔膀胱缺血再灌注模型研究显示再灌注期可以诱导活性氧和氮的形成，导致显著的氧化应激，使膀胱顺应性显著下降，并减少了对各种形式的收缩刺激的收缩反应。家兔缺血再灌注前，以灵芝破壁孢子粉溶于水进行灌胃预给药（100 mg/kg）2 周，可以完全抑制缺血再灌注对膀胱顺应性和收缩反应的损伤，提示灵芝通过抑制氧化应激而发挥良好的膀胱保护作用[36]。灵芝多糖肽 GLPP 可以减少肾缺血再灌注诱导的大量自由基生成，提高肾组织的抗氧化能力，减轻氧化应激造成的肾损伤，改善肾功能[17]。

多种慢性肾脏病中，与蛋白尿程度相关的肾小管间质损伤的严重程度是决定疾病进展程度和发展速度的重要因素之一[32]。研究表明灵芝提取物（灵芝中提取的水溶性多糖，主要成分以多糖为主，含有少量的核苷酸、三萜和 Ling-Zhi-8）可以剂量依赖性（4 μg/ml、8 μg/ml 和 16 μg/ml）地抑制由高白蛋白引起的人近曲小管上皮细胞氧化应激损伤和细胞凋亡的发生[30]。高糖状态下，氧自由基大量生成，引起的脂质过氧化反应在糖尿病肾损害中发挥重要作用。线粒体是细胞内储存和供给能量的细胞器，对氧自由基损伤十分敏感。研究表明，给予大鼠灵芝孢子粉（每日口服 250 mg/kg，持续 10 周）可以减轻氧自由基介导的线粒体膜结构与功能的损伤，抑制大鼠肾线粒体脂质过氧化导致的损伤，发挥肾保护作用[37]。

六、抗泌尿系统炎症

灵芝及其提取物具有显著的抗炎活性，可以改善肾炎、膀胱炎、尿道炎等泌尿系统炎症。

薄盖灵芝（G. tsugae）注射液（每支含灵芝粉 500 mg）临床上用于皮肤、肌肉及某些自身免疫性疾病的治疗，研究发现薄盖灵芝注射液可以减少模型肾小球肾炎家兔的肾小球上皮下电子致密物沉积，缓解基底膜变薄等病理形态。可能与其免疫抑制和免疫双向调节作用有关[38]。

七、减轻膀胱缺血再灌注损伤

在兔膀胱缺血再灌注模型中，在膀胱入口处的两条膀胱动脉上放置血管夹，引起局部缺血。缺血 2 h 后，去除血管夹恢复血流，再灌注 4 周。在造模手术前 2 周至术后 4 周给予灵芝破壁孢子粉水溶液（GL，100 mg/kg）灌胃。结果显示，GL 可以显著提高膀胱的顺应性，降低膀胱硬度，且预给 GL 完全抑制了缺血再灌注导致的膀胱应对刺激后的收缩反应功能失调[36]。

八、改善下尿路功能

下尿路症状（lower urinary tract symptoms，LUTS）的临床表现包括尿频、尿急、排尿困难、尿失禁等，常见于老年男性，对患者的生活质量产生负面影响。常见治疗药物有 5α- 还原酶抑制剂。目前的前列腺雄激素主要是双氢睾酮（dihydrotestosterone，DHT），通过甾体酶 5α- 还原酶由底物睾酮合成。而 5α- 还原酶抑制剂可以特异性抑制 5α- 还原酶，从而抑制前列腺内 DHT 的合成，降低雄激素水平，提高最高尿流率。灵芝醇提取物（主要含三萜类）对 5α- 还原酶的抑制活性最强。此外，灵芝本身或灵芝乙醇提取物对睾酮诱导的大鼠腹侧前列腺生长有显著抑制作用[39]。

图 9-6 总结了灵芝对泌尿系统的药理作用和对肾脏疾病的防治作用。

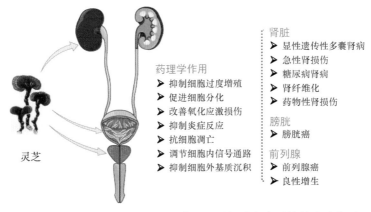

图 9-6　灵芝对泌尿系统的药理作用和对肾脏疾病可能的防治作用

第二节　灵芝在泌尿系统疾病中的临床应用

一、肾病综合征

肾病综合征是临床上极为常见的多病因多病理组织改变的慢性肾脏疾病，以"三高一低"为其诊断标准，即：①大量蛋白尿（≥ 3.5 g/24 h）；②低蛋白血症（总蛋白< 60 g/L，血浆白蛋白< 30 g/L）；③伴或不伴水肿和高脂血症。因其病程长、复发率高且并发症多，所以临床急需能够缩短病程、减少复发和防止并发症的有效治疗药物。中西医结合治疗具有广泛的发展前景，而灵芝可以减轻激素单一治疗的副作用，提高机体的免疫功能，具有联合治疗的优势，基于此，目前已开展多项激素联合灵芝治疗肾病综合征的临床研究。

有研究选择符合肾病综合征诊断标准的、未经治疗的患者 82 例，随机分为观察组 42

例和对照组 40 例，通过治疗前后的临床症状、体征及血 / 尿生化、肾功能、肾活检组织病理结果的变化，观察激素联合中药薄芝（*G. tsugae*）注射液对肾病综合征的疗效。观察组予以标准激素疗程治疗（泼尼松，每日 1 ～ 1.5 mg/kg）联合肌内注射中药薄芝注射液（每支 2 ml，含灵芝粉 500 mg），每日 2 次肌内注射，84 天为一疗程。对照组单用激素治疗。两组都静脉滴注低分子右旋糖酐 250 ～ 500 ml 加川芎嗪 160 mg 以扩容抗凝，并及时调整电解质紊乱。按以下指标进行疗效评价：①临床症状与体征：头昏、乏力、水肿、胸闷、心悸、呼吸困难、腹胀、纳差等；②实验室观察指标：血尿常规、尿蛋白、血清白蛋白、血胆固醇、甘油三酯、肌酐、免疫球蛋白、肾活检等。以治疗一疗程后症状和体征消失为痊愈，大部分消失为显效，有所改善为有效，较治疗前无改变为无效。结果显示，观察组 42 例，痊愈 22 例（52.3%），显效 13 例（30.9%），有效 5 例（11.9%），无效 2 例（4.9%），总有效率 95.1%。与对照组 40 例总有效率（53.2%）相比较有显著差异。观察组尿蛋白排出减少，尿蛋白转阴时间比对照组少 4 周，且未见复发，而对照组出现 13 例复发（复发率 32.5%）。病理形态学检查显示，相比于对照组，观察组的肾小球、肾小管和肾间质病变均有明显减轻。此外，对照组出现多种激素的副作用和并发症，如库欣综合征、胃肠道症状、幻觉、上呼吸道感染等，而观察组仅出现轻微反应，且在联合用药 8 周后，未再出现并发症和副作用[40]。

儿童原发性肾病综合征是小儿时期常见的肾脏疾病之一，除了肾病综合征本身的特点外，因为儿童免疫系统结构和功能发育的不完善，机体的细胞或体液免疫功能紊乱会引起感染，从而导致病情加重、迁延、复发甚至死亡，灵芝对于儿童肾病综合征的临床治疗表现出良好的效果。吴芳对灵芝进行的研究中选择 2 ～ 13 岁的 45 例初治患儿，联合治疗组采用静点薄芝糖肽注射液（12 岁以下每日 2 ml，12 岁以上每日 4 ml，2 周为一疗程）加口服泼尼松（每日 2 mg/kg，最大 60 mg），常规治疗组按相同疗程单独口服泼尼松。结果显示与单用激素治疗对比，联合治疗后患儿水肿消退时间和尿蛋白转阴时间均显著缩短，血白蛋白和免疫球蛋白显著升高，而胆固醇降低[41]。

二、早期糖尿病肾病

灵芝对于早期糖尿病肾病具有显著临床疗效。一项研究选择早期糖尿病肾病患者 46 例，随机分为 22 例对照组和 24 例观察组。所有患者参照 Mogenson 分期法的 III 期标准符合早期糖尿病肾病：尿蛋白为阴性，尿微量白蛋白排泄率（urinary albumin ejection rate，UAER）20 ～ 200 μg/min 或尿微量白蛋白为 30 ～ 300 mg/24 h，且排除原发性肾脏疾病、糖尿病急性并发症、高血压等和近两周内服用血管紧张素转化酶抑制药（ACEI）和（或）血管紧张素 II 受体阻滞药（ARB）患者。观察组服用缬沙坦 1 次 / 日，每次 0.08 g，联合服用复方灵芝健肾汤（黄芪、虫草精各 60 g，灵芝、川芎各 90 g，水煎取汁 200 ml），早晚分服，以 3 个月为观察疗程。对照组单服缬沙坦。除此之外两组常规控制饮食、严格控制血糖、合理运动、根据情况使用降糖药物或胰岛素，使空腹血糖低于 8 mmol/L，餐后 2 h 血糖低于 11 mmol/L。疗效判断以临床症状基本消失及 UAER 下降 ≥ 50% 为显效；临床症状减轻及 UAER 下降 30%～50% 为有效；临床症状无改善及 UAER 下降未达标准甚至反升为无效。结果显示，观察组总有效率为 87.5%，显著高于对照组的 68.18%。血管紧张素原（AGT）和胰岛素样生长因子 -1（IGF-1）在糖尿病肾病发病过程中与肾肥大、血流动力学变化和细胞外基质成分聚积有密切关系，被认为是发病的起始因素。ELISA 检测显示两组患者的 UAER、AGT、IGF-1 都较治疗前显著降低，观察组下降幅度更大[42]。

雷公藤多苷片与复方灵芝健肾方联合治疗早期糖尿病肾病的临床效果优于单独使用雷公藤多苷片。一项研究选取早期糖尿病肾病患者随机分为对照组与观察组，每组 63 例。对照组给予基础治疗及雷公藤多苷片（口服，每片 20 mg，每日 1～1.5 mg/kg，3 次 / 日），观察组在对照组基础上给予复发灵芝健肾汤（冬虫夏草精 60 g、黄芪 60 g、川芎 90 g、灵芝 90 g，混合后加入 500 ml 清水，浸泡 4 h，大火煮沸，最后改为文火煎煮至 250 ml，早晚饭后温服，每日 1 剂），2 组均治疗 3 个月。结果发现观察组总有效率（97.50%）高于对照组（85.00%），观察组肾功能指标、炎症反应指标均低于对照组，而血管内皮功能及氧化应激水平均优于对照组，存在统计学显著差异[43]。灵芝纯中药制剂灵芝健肾胶囊（由灵芝 30 g、黄芪 93 g、虫草精 93 g、川芎 93 g 制备，每粒 0.25 g，含生药约 0.75 g）在早期糖尿病肾病的防治中已表现出良好的临床疗效，可明显改善早期患者的临床症状、体征，并改善尿微量白蛋白排泄率[44]。

三、肾小球肾炎

临床研究发现中药薄芝注射液对肾小球肾炎有一定的治疗作用。选择 82 例肾炎患者（78 例原发、4 例继发）随机分为 40 例对照组与 42 例治疗组。对照组采用泼尼松 1 mg/（kg·d）和保肾康（阿魏酸哌嗪片）4～6 片 / 次进行治疗，一日三次。治疗组采取薄芝注射液（每支 2 ml，含薄芝粉每支 500 mg，2 支 / 天）肌内注射进行治疗。结果显示治疗组总有效率 78.57%，与对照组的 81.41% 相比无显著差异，提示薄芝注射液对肾小球肾炎具有一定治疗作用，可能基本达到与泼尼松和保肾康相近的治疗效果，且薄芝注射液还可以显著减轻尿蛋白，纠正低蛋白血症，改善肾功能，减少 IgG 和 C3 在肾毛细血管壁的沉积[45]。

四、慢性肾炎

慢性肾炎发展到一定阶段会进展至肾小球硬化或肾间质纤维化，最后导致肾衰竭，临床研究发现芪七灵芝汤对慢性肾炎有较好疗效。一项研究选择 46 例患者随机分为对照组和治疗组，对照组给予潘生丁（双嘧达莫）300～400 mg/d，血管紧张素转化酶抑制药即洛汀新（贝那普利）10 mg/d。治疗组在对照组基础上给予芪七灵芝汤（黄芪 50 g、三七 15 g、当归 25 g、灵芝 25 g、柴胡 15 g 等）100 ml，每日 2 次，早晚分服。20 天为一疗程，连用 2 疗程。结果发现，治疗组的降血脂作用优于对照组，芪七灵芝汤可以改善慢性肾炎患者的脂质代谢，降低尿蛋白排泄，增加肾血流量和肾小球滤过，促进代谢产物排泄，保护肾功能[46]。

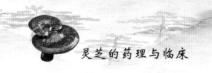

五、类固醇耐药性蛋白尿

尽管血管舒张药物的治疗可以缩短肾病的疾病进程，有效改善患者肾功能，但对于患有严重肾小球硬化（focal segmental glomerulosclerosis，FSGS）的患者出现的持续性类固醇耐药性蛋白尿收效甚微，临床研究发现合用灵芝提取物可以发挥对蛋白尿的抑制作用。一项研究选择 10 名 FSGS 患者分为两组，每组各 5 名患者。一组患者给予灵芝粗提取物（750 ～ 1100 mg）联合血管舒张药（每日依那普利 0.5 ～ 1 mg/kg、依拉地平 5 ～ 10 mg 和双嘧达莫 75 ～ 225 mg）治疗一年，二组只给予同疗程的血管舒张药。结果显示一组患者蛋白尿显著降低，由治疗前的（1.99±0.8）g/10 h 降为（0.29±0.1）g/10 h，而二组则由 1.8 g/10 h 降为 1.6 g/10 h，下降无统计学差异，表明灵芝提取物可以有效减少蛋白尿[47]。另一项实验在此基础上对伴有持续性蛋白尿的 14 名 FSGS 患者进行灵芝提取物的前瞻性治疗，深入研究灵芝提取物抑制蛋白尿的机制。除了血管舒张药（每日依那普利 10 ～ 40 mg、依拉地平 10 ～ 20 mg、双嘧达莫 50 ～ 100 mg 及儿童用阿司匹林 1 g，服用或不服用氯沙坦 50 ～ 100 mg）、维生素 C（每日 1000 ～ 3000 mg）及维生素 E（每日 400 ～ 800 IU）外，额外还增加灵芝的治疗（每日 900 ～ 1125 mg）。结果显示增加灵芝治疗后，患者的蛋白尿显著减少，内皮细胞毒性显著降低，免疫失衡得到一定程度的恢复，从而使肾功能得到改善[48]。

血管舒张药、维生素 C 和 E 联合灵芝提取物治疗有利于减轻氧化应激对肾小球内皮功能的损伤，减少肾病患者耐药性蛋白尿。一项研究选择 15 名伴有类固醇或免疫抑制剂耐药性蛋白尿的肾病患者，初始给予血管舒张药进行治疗［每日依那普利 10 ～ 20 mg 和（或）双嘧达莫 75 ～ 225 mg］，后期再每日给予灵芝 500 ～ 750 mg、维生素 C 1000 ～ 3000 mg 和维生素 E 800 IU。结果发现联合治疗（16±10）个月后，患者蛋白尿水平显著降低，由每日 3.3 g±2 g 降为每日 0.3 g±0.4 g[49]。

六、良性前列腺增生

前列腺增生又称前列腺肥大，由于前列腺体积增大压迫尿道，甚至影响膀胱功能，从而导致一系列症状，包括尿频、尿急、尿流无力、排尿困难、尿失禁等，降低患者生活质量。除常规治疗外，目前也有中医药治疗。一项 I 期临床试验选择 50 例中度男性膀胱出口阻塞患者，采取双盲法随机分成 12 例安慰剂组，38 例不同浓度给药组，分别给予灵芝甲醇提取物 0.6 mg（12 例）、6 mg（12 例）、60 mg（14 例）。每日给药 1 次，共给药 8 周。通过观察给药前后的前列腺症状，检测峰尿流率、前列腺体积及残留尿量，评估灵芝甲醇提取物对疾病的治疗效果。结果显示，6 mg 和 60 mg 给药组患者前列腺症状显著改善，但两种剂量之间没有显著差异，所以推荐 6 mg 的治疗剂量[50]。

下尿路症状（LUTS）是成年男性的常见主诉，对生活质量产生很大影响。一项研究报告了灵芝乙醇提取物（将干燥、切碎的灵芝用 30% 的乙醇在室温下通过搅拌机搅拌 24 h 提取）对 LUTS 的治疗效果，选择 88 例轻中度 LUTS 患者，采取双盲法随机分为治疗组和安慰剂组，治疗组口服灵芝乙醇提取物，6 mg/d，共给药 12 周。主要观察指标为国际前列腺症状评分和尿流量的变化。次要结果包括前列腺大小的变化，排尿后残余尿量。结果显示，灵芝对改善前列腺症状疗效显著优于安慰剂，但生活质量评分、峰值尿流量、平均尿流量、残余尿量、前列腺体积、血前列腺特异性抗原及睾酮水平均无变化。整体治疗耐受性良好，无严重不良反应[51]。

（邵广莹　耿晓强　杨宝学）

参考文献

［1］Harris P C，Torres V E. Polycystic kidney disease. Annu Rev Med，2009，60：321-37.

［2］Bergmann C，Bergmann C，Guay-Woodford LM，et al. Polycystic kidney disease. Nat Rev Dis Primers，2018，4（1）：50.

［3］Cornec-Le Gall E，Alam A，Perrone RD. Autosomal dominant polycystic kidney disease. Lancet，2019，393（10174）：919-35.

［4］Boletta A，Qian F，Onuchic LF，et al. Polycystin-1，the gene product of PKD1，induces resistance to apoptosis and spontaneous tubulogenesis in MDCK cells. Mol Cell，2000，6（5）：1267-1273.

［5］Grimm DH，Karihaloo A，Cai Y，et al. Polycystin-2 regulates proliferation and branching morphogenesis in kidney epithelial cells. J Biol Chem，2006，281（1）：137-144.

［6］Ong AC，Devuyst O，Knebelmann B，et al. Autosomal dominant polycystic kidney disease：the changing face of clinical management. Lancet，2015，385（9981）：1993-2002.

［7］Wu TS，Shi LS，Kuo SC. Cytotoxicity of *Ganoderma lucidum* triterpenes. J Nat Prod，2001，64（8）：1121-1122.

［8］Gao JJ，Min BS，Ahn EM，et al. New triterpene aldehydes，lucialdehydes A-C，from *Ganoderma lucidum* and their cytotoxicity against murine and human tumor cells. Chem Pharm Bull（Tokyo），2002，50（6）：837-840.

［9］Su L，Liu L，Jia Y，et al. Ganoderma triterpenes retard renal cyst development by downregulating Ras/MAPK signaling and promoting cell differentiation. Kidney Int，2017，92（6）：1404-1418.

［10］Meng J，Sai-Zhen Wang，He JZ，et al. Ganoderic acid A is the effective ingredient of Ganoderma triterpenes in retarding renal cyst development in polycystic kidney disease. Acta Pharmacol Sin，2020，41（6）：782-790.

［11］He L，Wei Q，Liu J，et al. AKI on CKD：heightened injury，suppressed repair，and the underlying mechanisms. Kidney Int，2017，92（5）：1071-1083.

［12］Mir MC，Pavan N，Parekh DJ. Current Paradigm for Ischemia in Kidney Surgery. J Urol，2016，195（6）：1655-1663.

［13］Van Avondt K，Nur E，Zeerleder S. Mechanisms of haemolysis-induced kidney injury. Nat Rev Nephrol，2019，15（11）：671-692.

［14］Lieberthal W，Levine J. Mechanisms of apoptosis and its potential role in renal tubular epithelial cell injury. Am J Physiol，1996，271（3 Pt 2）：F477-88.

［15］Kloner RA，Przyklenk K，Whittaker P. Deleterious effects of oxygen radicals in ischemia/reperfusion. Resolved and unresolved issues. Circulation，1989，80（5）：1115-1127.

［16］Qiu Y，Zhang X，Xing G，et al. Protective effect of Ganoderma polysaccharide oral liquid on renal ischemia-reperfusion injury in rats. J Taishan Med Coll，2005，26：536-538.

［17］Zhong D，Wang H，Liu M，et al. *Ganoderma lucidum* polysaccharide peptide prevents renal ischemia reperfusion injury via counteracting oxidative stress. Sci Rep，2015，5：16910.

［18］Gui X，Wang L，Chen X，et al. Experimental study on the attenuation effect of cisplatin by *Ganoderma lucidum* injection. Chin J Integr Tradition West Med，1999，19：76-77.

［19］Pillai TG，John M，Sara Thomas G. Prevention of cisplatin induced nephrotoxicity by terpenes isolated from *Ganoderma lucidum* occurring in Southern Parts of India. Exp Toxicol Pathol，2011，63（1-2）：157-160.

［20］Mahran YF，Hassan HM. *Ganoderma lucidum* Prevents Cisplatin-Induced Nephrotoxicity through Inhibition of Epidermal Growth Factor Receptor Signaling and Autophagy-Mediated Apoptosis. Oxid Med Cell Longev，2020，2020：4932587.

［21］Pillai TG，John M，Sara Thomas G. Prevention of cisplatin induced nephrotoxicity by terpenes isolated from *Ganoderma lucidum* occurring in Southern Parts of India. Exp Toxicol Pathol，2011，63（1-2）：157-160.

［22］Ouyang MZ，Lin LZ，Lv WJ，et al. Effects of the polysaccharides extracted from *Ganoderma lucidum* on chemotherapy-related fatigue in mice. Int J Biol Macromol，2016，91：905-910.

［23］Wang YM，Wang Y，Harris DCH，et al. Adriamycin nephropathy in BALB/c mice. Curr Protoc Immunol. 2015，108（1）：15.28.1-15.28.6.

［24］Jung K A，Kwak M K. The Nrf2 system as a potential target for the development of indirect antioxidants. Molecules，2010，15（10）：7266-7291.

［25］Yan YM，Wang XL，Zhou LL，et al. Lingzhilactones from *Ganoderma* lingzhi ameliorate adriamycin-induced nephropathy in mice. J Ethnopharmacol，2015，176：385-393.

［26］Diamantidis CJ，Bosworth HB，Oakes MM，et al. Simultaneous Risk Factor Control Using Telehealth to slOw Progression of Diabetic Kidney Disease（STOP-DKD）study：Protocol and baseline characteristics of a randomized controlled trial. Contemp Clin Trials，2018，69：28-39.

［27］Rossing P. Diabetic nephropathy：worldwide epidemic and effects of current treatment on natural history. Curr Diab Rep，2006，6（6）：479-483.

［28］Pan D，Zhang D，Wu J，et al. A novel proteoglycan from *Ganoderma lucidum* fruiting bodies protects kidney function and ameliorates diabetic nephropathy via its antioxidant activity in C57BL/6 db/db mice. Flood Chem Toxicol，2014，63：111-118.

［29］He CY，Li WD，Guo SX，et al. Effect of polysaccharides from *Ganoderma lucidum* on streptozotocin-induced diabetic nephropathy in mice. J Asian Nat Prod Res，2006，8（8）：705-711.

［30］Lai KN，Chan LY，Tang SC，et al. Ganoderma extract prevents albumin-induced oxidative damage and chemokines synthesis in cultured human proximal tubular epithelial cells. Nephrol Dial Transplant，2006，21（5）：1188-1197.

［31］Klinkhammer BM，Goldschmeding R，Floege J，et al. Treatment of renal fibrosis-turning challenges into opportunities. Adv Chronic Kidney Dis，2017，24（2）：117-129.

［32］Geng XQ，Ma A，He JZ，et al. Ganoderic acid hinders renal fibrosis via suppressing TGF-β/Smad and MAPK signaling pathways. Acta Pharmacol Sin，2020，41（5）：670-677.

［33］Dou M，Di L，Zhou LL，et al. Cochlearols A and B，polycyclic meroterpenoids from the fungus *Ganoderma cochlear* that have renoprotective activities. Org Lett，2014，16（23）：6064-6067.

［34］You YK，Luo Q，Wu WF，et al. Petchiether A attenuates obstructive nephropathy by suppressing TGF-β/Smad3 and NF-κB signalling. J Cell Mol Med，2019，23（8）：5576-5587.

［35］Yan YM，Ai J，Zhou LL，et al. Lingzhiols，unprecedented rotary door-shaped meroterpenoids as potent and selective inhibitors of p-Smad3 from *Ganoderma lucidum*. Org Lett，2013，15（21）：5488-5491.

［36］Levin RM，Xia L，Wei W，et al. Effects of *Ganoderma Lucidum* shell-broken spore on oxidative stress of the rabbit urinary bladder using an in vivo model of ischemia/reperfusion. Mol Cell Biochem，2017，435（1-2）：25-35.

［37］刘莹，王淑秋，康玉明，等 . 灵芝孢子对 2 型糖尿病大鼠模型肾脏线粒体氧自由基损伤的保护作用 . 中国老年学杂志，2008，7：634-636.

［38］马跃荣，胡礼振，吕廉捷，等 . 薄芝注射液对家兔膜性肾小球肾炎的实验研究 . 中国中西医结合杂志，1995，S1：176-178，387.

［39］Noguchi M，Kakuma T，Tomiyasu K，et al. Randomized clinical trial of an ethanol extract of *Ganoderma lucidum* in men with lower urinary tract symptoms. Asian J Androl，2008，10（5）：777-785.

［40］李友芸，马跃荣，刘建，等 . 激素联合中药薄芝注射液治疗肾病综合征的临床与实验研究 . 四川医学，2003，23（5）：441-443.

［41］吴芳 . 薄芝联合激素治疗儿童肾病综合征临床观察 . 当代医学，2011，17（9）：57-57.

［42］刘晓利，吴玉梅 . 复方灵芝健肾汤对早期糖尿病肾病患者尿液 AGT 及 IGF-1 的影响 . 陕西中医，2016，37（3）：281-283.

［43］平叶红 . 雷公藤多苷片联合复方灵芝健肾方治疗早期糖尿病肾病的临床效果研究 . 基层医学论坛，2019，23（34）：4952-4954.

［44］王祥生，刘丹丹 . 灵芝健肾胶囊治疗早期糖尿病肾病的临床观察 . 世界中西医结合杂志，2016，11（5）：688-691，695.

［45］马跃荣，贺庆芳，吕廉捷，等 . 薄芝注射液对肾小球肾炎影响的临床观察 . 泸州医学院学报，2001，5：429-433.

［46］孙怡 . 芪七灵芝汤对慢性肾炎的临床研究 . 中国中西医结合肾病杂志，2003，5：296-297.

［47］Futrakul N，Boongen M，Tosukhowong P，et al. Treatment with vasodilators and crude extract of *Ganoderma lucidum* suppresses proteinuria in nephrosis with focal segmental glomerulosclerosis. Nephron，2002，92（3）：719-720.

［48］Futrakul N，Panichakul T，Butthep P，et al. *Ganoderma lucidum* suppresses endothelial cell cytotoxicity and proteinuria in persistent proteinuric focal segmental glomerulosclerosis（FSGS）nephrosis. Clin Hemorheol Microcirc，2004，31（4）：267-272.

［49］Futrakul N，Boonyen M，Patumraj S，et al. Treatment of glomerular endothelial dysfunction in steroid-resistant nephrosis with *Ganoderma lucidum*，vitamins C，E and vasodilators. Clin Hemorheol Microcirc，2003，29（3-4）：205-210.

［50］林志彬 . 灵芝的现代研究 . 4 版 . 北京：北京大学医学出版社，2015.

［51］Noguchi M，Kakuma T，Tomiyasu K，et al. Randomized clinical trial of an ethanol extract of *Ganoderma lucidum* in men with lower urinary tract symptoms. Asian J Androl，2008，10（5）：777-785.

第十章

灵芝的抗衰老药理作用及临床应用

　　提要：本章介绍灵芝通过调节免疫、抗氧化清除自由基和调节衰老基因等发挥抗衰老作用，包括增强免疫功能，减缓机体重要器官、组织和细胞的退行性变化，改善学习与记忆能力，延缓衰老。并介绍灵芝对老年人免疫功能降低、容颜衰老和铅镉负荷过高的临床效果。

衰老是生命过程中一个不可避免的生理变化。伴随衰老进程，机体的器官系统发生渐进式的退行性改变。有关衰老的机制有许多理论，其中免疫功能降低、活性氧的生成和抗氧化系统间平衡失调、氧化应激水平增加、线粒体功能缺陷等已被公认。此外，基因组的不稳定、端粒和端粒酶的损伤、机体物质代谢和能量代谢的障碍、干细胞功能的下降及随之而来的组织退化也被认为是衰老的主要标志[1-2]。

针对人口老龄化和衰老相关的疾病问题，世界卫生组织（WHO）制定了"2016—2020年全球老龄化与健康战略和行动计划"和"2020—2030健康老龄化十年规划"，其中提出了"健康老龄化（healthy aging）"的概念，即开发和维护老年阶段身心健康能力的过程[3]。健康老龄化并不单纯是我们常说的"健康长寿"，而是老年人口群体的大多数人健康长寿，不仅要延长寿命长度，更重要的是提高寿命质量。中医药养生保健在实现"健康老龄化"规划过程中具有独特的作用。

《神农本草经》中记载，灵芝具有"久食轻身、不老、延年、益寿"的功效。现代研究已经证明，灵芝可以调节免疫功能、抗氧化和清除自由基，以及对心、脑、肝、脾、肾等具有保护作用，能够延缓衰老。而且越来越多的灵芝研究从不同的生物模型，如酵母、线虫、果蝇、小鼠和人类，以及与衰老相关的细胞、分子和基因的功能层面，如线粒体功能、干细胞更新和组织的再生能力等[1]，证实了灵芝具有延缓机体结构和功能退化的作用。

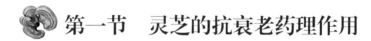

第一节 灵芝的抗衰老药理作用

一、改善衰老所致免疫功能低下

免疫功能减退是衰老最显著的变化之一。衰老过程中，胸腺退化，T淋巴细胞功能及其产生细胞因子的能力降低，受骨髓调节的B淋巴细胞功能及其分泌免疫球蛋白的能力也随之下降。研究表明，灵芝能有效改善衰老所致的免疫功能降低。

24月龄老年小鼠，腹腔注射灵芝（G. lucidum）多糖GL-B（25 mg/kg和50 mg/kg），每天一次，连续4天，可显著增强老年小鼠脾细胞DNA多聚酶α活性。与3月龄年轻对照小鼠比较，DNA多聚酶α活性分别增加了44.0%和58.4%（表10-1）。体外实验表明，灵芝多糖GL-B可显著增强老年小鼠脾细胞DNA多聚酶α活性、同种异型抗原引起的混合淋巴细胞反应，以及脾细胞自发增殖能力与自发分泌IL-2的能力（表10-2，表10-3）[4-5]。

表10-1 GL-B对老年小鼠脾细胞DNA多聚酶α活性的影响（$n = 6$，$\bar{x} \pm s$）

组别	月龄	剂量 [mg/（kg·d）]	DNA多聚酶α活性（U/1×10^{10}细胞）
年轻对照组	3	—	16.29±3.18
老年对照组	24	—	9.23±2.42[++]
GL-B组	24	25	13.30±2.99[*]
GL-B组	24	50	14.62±3.62[*]

[++] $P < 0.01$，与年轻对照组比较。[*] $P < 0.05$，与老年对照组比较

表 10-2　GL-B 对老年小鼠同种异型抗原引起混合淋巴细胞反应的影响（$n = 6$, $\bar{x} \pm s$）

组别	月龄	浓度（μg/ml）	[^{3}H] TdR 摄取 ×10^3（dpm）
年轻对照组	3	—	45.4±2.1
老年对照组	24	—	29.4±3.8[++]
GL-B 组	24	50	34.8±4.5
GL-B 组	24	100	36.1±2.6*
GL-B 组	24	200	40.2±4.2**

采用 [^{3}H] TdR 掺入法测定细胞增殖强度。[++] $P < 0.01$，与年轻对照组比较。* $P < 0.05$，** $P < 0.01$ 与老年对照组比较

表 10-3　GL-B 对老年小鼠脾细胞自发增殖能力和 IL-2 产生的影响（$n = 6$, $\bar{x} \pm s$）

组别	月龄	浓度（μg/ml）	[^{3}H] TdR 摄取 ×10^3（dpm）	IL-2 活性 ×10^3（dpm）
年轻对照组	3	—	24.8±4.6	8.3±1.4
老年对照组	24	—	18.0±3.4[++]	5.8±1.0[++]
GL-B 组	24	50	22.1±2.7*	7.3±1.2*
GL-B 组	24	100	24.9±3.7**	8.2±1.0**
GL-B 组	24	200	26.4±2.4*	9.0±1.0**

[++] $P < 0.01$，与年轻对照组比较。* $P < 0.05$，** $P < 0.01$ 与老年对照组比较

灵芝多糖 BN$_3$A、BN$_3$B 和 BN$_3$C（5 mg/kg，腹腔注射）可增加 14 月龄老年小鼠抗绵羊红细胞抗体形成细胞数目。体外实验发现，在浓度为 1 μg/ml 和 2 μg/ml 时，这 3 种灵芝多糖能增强刀豆素 A（ConA）诱导的 14 月龄老年小鼠脾淋巴细胞增殖反应[6]。

黑灵芝（*G. atrum*）多糖（PSG-1）（50 mg/kg、100 mg/kg 和 150 mg/kg，腹腔注射）可拮抗 D- 半乳糖（D-galactose，D-gal）诱导的老年小鼠免疫功能下降，表现为增强 ConA 诱导的 T 淋巴细胞增殖反应和脂多糖（LPS）诱导的 B 淋巴细胞增殖反应，并提高血清 IL-2 的水平[7]。

灵芝孢子油（0.25 mg/kg、0.5 mg/kg 和 1.5 mg/kg，灌胃给药）可增强 12 月龄老年小鼠的迟发型过敏反应及淋巴细胞增殖反应，增加老年小鼠抗体生成细胞数（溶血空斑数）和抗体数，并提高老年小鼠单核-巨噬细胞碳廓清能力和腹腔巨噬细胞吞噬鸡红细胞的吞噬率及吞噬指数[8]。

二、抗衰老所致氧化应激损伤

随着年龄的增长，体内活性氧（reactive oxygen species，ROS）的产生增加，某些内源性抗氧化物质以及线粒体细胞色素氧化酶的含量减少。衰老可导致多种细胞水平的氧化损伤增加，特别是作为活性氧的直接细胞内来源的线粒体会直接受到攻击。研究表明，灵芝能通过抗氧化和清除自由基作用，对心、脑、肝、脾等器官起到保护作用。

选用超过 24 月龄的老年雄性 Wistar 大鼠，口服给予灵芝乙醇提取物（50 mg/kg 和 250 mg/kg），每天一次，连续 15 天。同时设立老年对照组，并以近 5 月龄大鼠作为年轻对照组，DL- α - 硫辛酸（100 mg/kg）作为药物对照组。检测指标为大鼠脑线粒体内的琥珀酸

脱氢酶（SDH）、丙酮酸脱氢酶（PDH）、α-酮戊二酸脱氢酶（α-KGDH）和线粒体复合物Ⅰ和Ⅱ的活性，以及丙二醛（MDA）的含量。实验发现，与老年对照组相比，灵芝乙醇提取物能够显著增强老年大鼠脑内 SDH、PDH、α-KGDH、线粒体复合物Ⅰ和Ⅱ的活性，并显著降低 MDA 的含量（表 10-4 至表 10-6）[9]。

表 10-4　灵芝和 DL-α-硫辛酸对老年大鼠脑线粒体 PDH 和 α-KGDH 的影响（$n = 6$, $\bar{x} \pm s$）

组别	剂量（mg/kg）	PDH（U/mg 蛋白）	α-KGDH（U/mg 蛋白）
年轻对照组	—	13.20±1.60	50.52±12.51
老年对照组	—	7.35±1.03[a]	24.05±2.61[a]
灵芝处理组	50	12.82±2.82*	40.05±4.52
灵芝处理组	250	14.70±1.98**	55.15±19.9***
DL-α-硫辛酸组	100	38.52±5.12***	53.60±8.45**

* $P < 0.05$，** $P < 0.01$，*** $P < 0.001$，与老年对照组比较。[a] $P < 0.001$，与年轻对照组比较

表 10-5　灵芝和 DL-α-硫辛酸对老年大鼠脑线粒体 MDH 和 SDH 的影响（$n = 6$, $\bar{x} \pm s$）

组别	剂量（mg/kg）	MDH（U/mg 蛋白）	SDH（U/mg 蛋白）
年轻对照组	—	480.00±69.60	14.50±2.45
老年对照组	—	420.00±113.13	9.03±0.48
灵芝处理组	50	523.41±41.98	10.00±2.64
灵芝处理组	250	490.70±23.82	19.50±5.70***
DL-α-硫辛酸组	100	630.50±106.77***	12.33±2.08

*** $P < 0.001$，与老年对照组比较

表 10-6　灵芝和 DL-α-硫辛酸对衰老大鼠脑线粒体复合物Ⅰ和Ⅱ的影响（$n = 6$, $\bar{x} \pm s$）

组别	剂量（mg/k）	复合物Ⅰ（U/mg 蛋白）	复合物Ⅱ（U/mg 蛋白）
年轻对照组	—	11.12±1.29	5.05±0.07
老年对照组	—	6.98±2.13[a]	4.65±0.21
灵芝处理组	50	9.70±3.25	6.55±1.19*
灵芝处理组	250	16.45±1.48***	9.90±1.20***
DL-α-硫辛酸组	100	8.10±0.71	7.50±1.08***

* $P < 0.05$，*** $P < 0.001$，与老年对照组比较。[a] $P < 0.001$，与年轻对照组比较

　　灵芝乙醇提取物（50 mg/kg 和 250 mg/kg，口服）能显著提高 24 月龄的老年大鼠心脏三羧酸循环相关酶 SDH、苹果酸脱氢酶（MDH）、α-KGDH、异柠檬酸脱氢酶（ICDH）以及线粒体复合物Ⅳ的活性[10]。

　　灵芝乙醇提取物（50 和 250 mg/kg，口服）能显著提高 9～21 月龄老年小鼠心脏和脑线粒体内的还原型谷胱甘肽（GSH）含量，以及锰超氧化物歧化酶（Mn-SOD）、谷胱甘肽

过氧化物酶（GSH-Px）和谷胱甘肽 -S- 转移酶（GST）的活性，还能显著降低 MDA 和高级氧化蛋白产物（advanced oxidative protein products，AOPP）含量，以及 ROS 的水平[11]。灵芝乙醇提取物（50 mg/kg 和 250 mg/kg，口服）还能显著增强超过 15 月龄老年小鼠肝线粒体的抗氧化状态，提高 GSH 的含量，以及超氧化物歧化酶（SOD）和过氧化氢酶（CAT）的活性，并降低 MDA 的含量；而且灵芝乙醇提取物还具有显著的 2,2- 二苯基 -1- 苦基肼（DPPH），2,2′- 偶氮杂苄醚（3- 乙基苯并噻唑啉 -6- 磺酸）（ABTS）自由基清除活性和铁还原抗氧化能力（ferric reducing antioxidant power，FRAP），同时也具有显著的超氧自由基和羟基自由基清除活性[12]。

黑灵芝（G. atrum）多糖（PSG-1）（50 mg/kg、100 mg/kg 和 150 mg/kg，腹腔注射）能抵抗 D-gal 诱导的老年小鼠脑内氧化应激损伤，显著降低小鼠脑内 MDA、ROS 和氧化型谷胱甘肽（GSSG）的产生，并且显著提高 SOD、CAT、GSH-Px、谷胱甘肽还原酶（GSH-Rd）的活性及 GSH 的含量，表明 PSG-1 能够保护衰老的脑组织免受氧化损伤[13]。PSG-1（50 mg/kg、100 mg/kg 和 150 mg/kg，腹腔注射）也能够抵抗 D-gal 诱导的老年小鼠肝和脾内的氧化应激损伤，显著提高肝脾 SOD、GSH-Px 和 CAT 的活性，以及 GSH 的含量，并显著降低 MDA 和 GSSG 含量[7, 14]。

重组灵芝免疫调节蛋白（rLZ-8）（1320 μg/kg，经皮给药）能显著降低 D-gal 诱导的衰老小鼠血清氧化应激水平，提高衰老小鼠血清 SOD、CAT、GSH-Px 的活性和血清褪黑素（melatonin，MT）的水平[15]。

辐射是造成氧化应激的最重要原因之一，电离辐射通过分裂水分子产生羟基自由基，导致 DNA、蛋白质和脂质的氧化损伤。采用 12 月龄老年小鼠，随机分为 A、B、C 三组，各组再随机分为辐射模型组（玉米油）及低、中、高剂量灵芝孢子油组（12.5 g/L、25.0 g/L 和 75.0 g/L），灌胃体积均为 0.02 ml/g，每天一次。灌胃第 30 天，A 组小鼠检测外周血白细胞计数后，各组小鼠给予 ^{60}Co γ 射线全身一次性照射，照射后继续给予受试物。A 组小鼠分别在照射后第 3、14 天检测外周血白细胞计数；B 组照射后第 4 天检测骨髓细胞 DNA 含量及骨髓细胞微核率；C 组小鼠照射后第 7 天测定红细胞及肝 SOD 活性。实验发现，与辐射模型组相比，中、高剂量灵芝孢子油组小鼠外周血白细胞计数、红细胞及肝 SOD 活性显著升高，高剂量组骨髓细胞微核率显著降低；低、中、高剂量组小鼠骨髓细胞 DNA 含量均明显增多。表明灵芝孢子油对辐射引起的老龄小鼠损伤具有拮抗作用（表 10-7 至表 10-9）[16]。

表 10-7　灵芝孢子油对辐射小鼠外周血白细胞计数的影响（×10⁹/L）（$\bar{x}\pm s$）

组别	照射前		照射后		
	n	照射前	n	第 3 天	第 4 天
辐射模型组	12	7.07±1.85	10	3.34±1.28[2]	3.63±0.85
低剂量组	12	8.29±2.18	12	3.63±1.16	4.19±1.47
中剂量组	12	8.69±2.05	12	4.14±1.21	6.43±1.97[1]
高剂量组	12	8.48±2.03	12	4.67±1.24	6.78±1.81[1]

[1] $P < 0.05$，与辐射模型组比较；[2] $P < 0.01$，与照射前比较

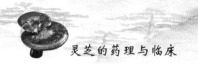

表 10-8　灵芝孢子油对辐射小鼠骨髓细胞 DNA 含量及微核率的影响（$\bar{x}\pm s$）

组别	n	DNA 含量（μg/ml）	微核数（个）	微核率（%）
辐射模型组	10	98.05±17.97	246	20.5
低剂量组	12	144.07±35.57[1]	224	18.6
中剂量组	12	161.20±26.93[1]	207	17.2
高剂量组	12	201.28±35.77[1]	165	13.7[2]

[1] $P < 0.05$，[2] $P < 0.01$，与辐射模型组比较

表 10-9　灵芝孢子油对辐射小鼠红细胞及肝 SOD 的影响（$\bar{x}\pm s$）

组别	n	红细胞 SOD（U/g Hb）	肝 SOD（nmol/mg）
辐射模型组	10	16635.71±1142.57	258.29±24.77
低剂量组	12	17862.99±1551.61	262.20±50.51
中剂量组	12	18770.56±2598.68[1]	278.66±37.52
高剂量组	12	19095.56±1904.86[2]	312.41±49.45[2]

[1] $P < 0.05$，[2] $P < 0.01$，与辐射模型组比较

　　D- 半乳糖所致的小鼠衰老模型，灌胃给予添加含液体发酵培养的灵芝胞外多糖（0、0.03%、0.06% 和 0.12%）的益生菌（植物乳杆菌：保加利亚乳杆菌：嗜热链球菌为 3∶1∶1）酸奶。结果发现，添加灵芝多糖的益生菌酸奶可显著提高衰老模型小鼠血清及不同组织中 SOD、CAT、GSH-Px 活性、并显著降低 MDA 含量。与衰老模型组相比，高剂量组［以灵芝多糖含量计，1200 mg/（kg·d）］小鼠血清、肝、脑组织中 SOD 活力依次提高 20.34%、8.39%、48.95%；小鼠血清、肝中 GSH-Px 活力依次提高 38.45%、39.67%；小鼠血清、肝、脑组织中 MDA 含量分别降低 38.37%、43.97%、38.39%；小鼠脑组织、肝、肾中 CAT 活性依次提高 60.02%、55.29%、37.73%。与不添加灵芝多糖的酸奶组相比，高剂量添加灵芝多糖酸奶组小鼠血清、脑组织、肝 SOD 活性依次提高 18.36%、1.58%、25.13%；小鼠血清、肝组织中 GSH-Px 活力依次提高 38.45%、30.26%；MDA 含量分别降低 10.47%、30.96%、18.91%；CAT 活性依次提高 41.31%、32.07%、26.64%。因此，灵芝多糖添加入植物乳杆菌益生菌发酵酸奶中可发挥灵芝多糖和益生菌酸奶在抗衰老功能方面的协同作用，从而产生更强的抗衰老效果[17]。

　　此外，在模式生物中，发现灵芝孢子油可延长黑果蝇的平均寿命。灵芝孢子油（0.625 mg/ml 和 1.25 mg/ml）可以明显改善正常情况下黑果蝇的平均寿命和最长寿命，1.25 mg/ml 处理时也可以显著延长氧化应激情况下黑果蝇的平均寿命和最长寿命，并显著增强总 SOD 和 CAT 活性，以及显著降低 MDA 的含量。而且剂量依赖性地增加铜锌超氧化物歧化酶（CuZn-superoxide dismutase，CuZn-SOD）、Mn-SOD 和 CAT 的 mRNA 表达水平。这些结果显示灵芝孢子油可有效清除体内自由基，延长果蝇的寿命[18]。

三、抗皮肤和细胞衰老

　　皮肤暴露在体表上，并最早表现出衰老迹象。同时，作为人体最大的器官，皮肤也是内脏疾病的"窗口"。皮肤衰老不仅会影响美观，而且在病因上与许多皮肤疾病有关。因此，预防和延缓皮肤衰老是一个重要的研究领域。研究表明，灵芝能延缓包括皮肤细胞在内的多种细胞的衰老。灵芝体内外给药均可改善皮肤细胞衰老。

灵芝多糖（1.0 g/kg 和 2.0 g/kg，灌胃给药）能够显著提高 16 月龄老年大鼠皮肤组织内的羟脯氨酸含量和 SOD 活性，从而起到延缓皮肤衰老的作用[19]。

2 月龄昆明小鼠，随机分为四组：正常对照组，衰老模型组，维生素 E 组和灵芝多糖组。后三组皮下（颈背区域）注射 D-gal（1000 mg/kg，12.5% 溶液），同时分别灌胃给予生理盐水、5% 维生素 E 油（250 mg/kg）和灵芝多糖（250 mg/kg），42 天后获取背部皮肤的病理切片，评估皮肤组织的形态变化，测量表皮和真皮厚度，并检测 SOD 水平和 CuZn-SODmRNA 的表达。结果发现，与正常对照组相比，衰老模型组的表皮和真皮厚度减少，皮肤组织中的 SOD 活性降低，CuZn-SOD mRNA 表达的循环阈值（cycle threshold，Ct）升高，表明该模型已成功建立。与衰老模型组相比，灵芝多糖组的表皮和真皮厚度增加（表 10-10）；病理组织学发现，灵芝多糖组表皮结构良好，表皮与真皮层之间边界清晰，基底膜清晰，真皮胶原纤维均匀分布，染色质更均匀致密，皮下脂肪更丰富，毛囊、腺体结构更完整（图 10-1）。此

表 10-10　小鼠表皮和真皮厚度的计算机图像分析结果（$\bar{x}\pm s$）

组别	n	表皮厚度（μm）	真皮厚度（μm）
正常对照组	10	19.90±4.54	151.70±21.58
衰老模型组	11	12.02±1.21[a]	110.58±10.49[a]
维生素 E 组	11	15.3±1.41[c]	139.24±13.81[bc]
灵芝多糖	11	17.61±1.82[cd]	148.66±11.63[c]

[a] $P < 0.01$，[b] $P < 0.05$，与正常对照组比较；[c] $P < 0.01$，与衰老模型组比较；[d] $P < 0.05$，与维生素 E 组比较

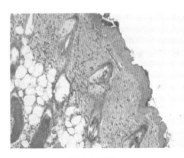

正常对照组

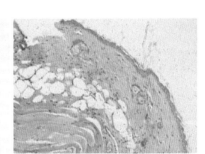

衰老模型组

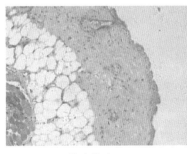

维生素E组

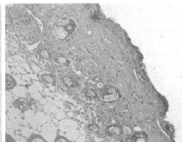

灵芝多糖组

图 10-1　皮肤组织病理切片观察（苏木精-伊红染色，×200）[20]

外，灵芝多糖组的 SOD 活性显著升高，且 CuZn-SOD mRNA 表达的 Ct 值显著降低（表 10-11，表 10-12）[20]。

表 10-11　小鼠皮肤组织中的 SOD 活性（$\bar{x} \pm s$）

组别	n	SOD 活性（U/mg prot）
正常对照组	10	58.43±3.83
衰老模型组	11	41.68±5.44[a]
维生素 E 组	11	48.07±3.71[ab]
灵芝多糖	11	54.17±5.61[cd]

[a] $P < 0.01$，与正常对照组比较；[b] $P < 0.05$，[c] $P < 0.01$，与衰老模型组比较；[d] $P < 0.05$，与维生素 E 组比较

表 10-12　小鼠皮肤中 CuZn-SOD mRNA 的相对表达（$\bar{x} \pm s$）

组别	n	SOD 活性（U/mg prot）
正常对照组	10	21.78±1.12
衰老模型组	11	25.63±0.78[a]
维生素 E 组	11	24.39±0.99[ab]
灵芝多糖	11	22.79±1.21[cd]

[a] $P < 0.01$，与正常对照组比较；[b] $P < 0.05$，[c] $P < 0.01$，与衰老模型组比较；[d] $P < 0.05$，与维生素 E 组比较

重组灵芝免疫调节蛋白（rLZ-8）（1320 μg/kg，经皮给药）可通过逆转 D-gal 诱导的衰老小鼠皮肤组织中 SOD、CAT、GSH-Px 活性和 MT 水平的下降，以及 MDA 含量的增加，起到延缓皮肤衰老的作用[15]。

灵芝提取液（浓度依次为 10%、20% 和 40%，经皮给药）均能不同程度地抵抗 D-gal 所致的小鼠皮肤衰老作用，提高衰老小鼠皮肤组织中 SOD 的活性，并降低 MDA 和脂褐素（lipofuscin，LF）的含量，40% 浓度处理时还能显著提高衰老小鼠皮肤中羟脯氨酸及胶原蛋白的含量[21]。

角质形成细胞是皮肤表皮的主要细胞成分，与皮肤衰老息息相关。灵芝多糖（400 μg/ml）能够抵抗 H_2O_2 诱导的角质形成细胞氧化应激损伤，显著降低角质形成细胞中 MDA 的含量，并显著提高 SOD 和 GSH-Px 的活性，表明其具有延缓皮肤衰老的作用[22]。HaCaT 细胞是一种自发永生的人角质形成细胞系，已被广泛用于皮肤生物学和分化研究，灵芝多糖（0.3125 ~ 1.25 mg/ml）对 H_2O_2 氧化损伤的 HaCaT 细胞也有保护作用，且保护作用随多糖浓度的升高而增强[23]。

成纤维细胞是皮肤真皮中的主要细胞成分，对于维持皮肤的弹性和韧性具有重要意义。皮肤逐渐老化与成纤维细胞数量减少、功能下降密切相关。灵芝发酵液（0.05% ~ 0.2%）可有效促进成纤维细胞增殖，具有一定的抗皮肤衰老作用[24]。

灵芝多糖（10 μg/ml、20 μg/ml 和 40 μg/ml）能够抵抗中波紫外线（ultraviolet radiation b，UVB）诱导的人成纤维细胞衰老，表现为细胞活力提高，衰老细胞减少，Ⅰ型胶原羧基

末端肽（Ctelopeptides of type Ⅰ collagen，CICP）蛋白表达增加，MMP-1 蛋白表达降低以及细胞 ROS 水平降低，表明灵芝多糖能通过消除 UVB 诱导的 ROS，保护成纤维细胞免受光老化[25]。

将人胚肺二倍体成纤维细胞（human diploid fibroblasts，HDF）培养至第 24 代时，随机分为：青年组、对照组、衰老模型组及灵芝多糖组，体外 DMEM 培养基培养，各灵芝多糖组及衰老模型组自第 30 代添加 H_2O_2 来诱导 HDF 细胞衰老，直至第 38 代。采用 MTT 法检测细胞活力，Dimri 法检测 β - 半乳糖苷酶活性，RT-PCR 法检测细胞周期调控因子 p16^{INK4a}、细胞周期蛋白 1（CyclinD1）、细胞周期素依赖性激酶 4（CDK4）的表达，Western blotting 法测 Rb 蛋白表达和磷酸化 Rb。结果发现，衰老模型组细胞活力显著下降，β - 半乳糖苷酶活性显著升高，CyclinD1 mRNA 和 p16^{INK4a} 表达显著升高，而 CDK4 mRNA 表达和磷酸化 Rb 显著减少。灵芝多糖（100 mg/L 和 150 mg/L）可逆转 H_2O_2 诱导的 HDF 细胞衰老变化，通过改变 CyclinD1/CDK4/p16^{INK4a} 进而调节 Rb 磷酸化状态，发挥抗 H_2O_2 诱导的 HDF 细胞衰老作用[26]。

血管紧张素 Ⅱ（Angiotensin Ⅱ，Ang Ⅱ）可通过刺激细胞产生自由基，促进血管内皮细胞发生炎症反应和功能障碍，导致血管内皮细胞的衰老。体外培养的人脐静脉内皮细胞（human umbilical vein endothelial cells，HUVEC）分设对照组、Ang Ⅱ诱导组和灵芝多糖组（给予 Ang Ⅱ刺激前 1 h，用 100 mg/L 灵芝多糖预处理）。采用 CCK-8 法检测细胞存活率，免疫化学染色法检测衰老相关 β 半乳糖苷酶活性，流式细胞术检测细胞周期来反映细胞的增殖能力。结果发现，与对照组比较，Ang Ⅱ诱导组细胞存活率明显下降，β - 半乳糖苷酶阳性染色率明显增加，细胞周期多停滞于 G0/G1 期，S 期细胞逐渐减少，表明 Ang Ⅱ成功诱导了 HUVEC 的衰老，而给予灵芝多糖处理能显著改善上述变化，表明灵芝多糖具有抑制内皮细胞衰老、保护血管内皮功能的作用[27]。

也有研究表明干细胞 / 祖细胞可以替代受损和衰老的细胞，参与维持身体的平衡。保存或提高干 / 祖细胞的存活率可以诱导抗衰老的效果。灵芝多糖组分 3（Reishi F3，F3）可以促进造血干 / 祖细胞的存活，可能产生抗衰老的效果[28]。

四、改善衰老所致学习记忆障碍

研究表明，灵芝除了能够通过拮抗氧化应激引起的神经损伤[13]、减轻突触功能障碍[29]、减少小胶质细胞活化[30]和诱导神经元分化[31-32]而对神经退行性疾病起到积极的影响外，还能够直接改善老年鼠的学习记忆能力。

快速老化小鼠（senescence accelerated mice，SAM）是目前研究快速衰老的唯一的哺乳类动物，其中 SAMP8 小鼠以学习记忆功能呈增龄性加速衰退，中枢神经系统如皮质、海马等部位发生病理改变为主要特征，是研究衰老相关学习记忆缺陷发生机制的良好动物模型[33]。

将 6 月龄的 SAMP8 小鼠分为：对照组，0.3%、0.6% 及 1.8% 灵芝组。根据行为（反应性、被动性），皮肤（光泽度、粗糙度、脱毛和溃疡），眼睛（眼周病变）和自旋（颈椎后凸）等参数对衰老程度评分。实验过程中进行了体重、食量、衰老评分、旷场实验和活动穿梭实验。同时分析红细胞、大脑和肝脏 SOD、GSH-Px 及 GSH-Rd 的活性。实验发现，各组间体重、食量和运动量上均无显著差异。0.6% 和 1.8% 灵芝组小鼠的衰老评分明显低于对照组（表 10-13）。在第 4 天的逃避反应实验中，雌性小鼠在给予 0.3%、0.6% 和 1.8% 灵芝后的逃避反应优于对照组，而雄性小鼠与对照组无明显差异。与对照组相比，灵芝给药组的 SOD、GSH-Px 和 GSH-Rd 活性明显增高，而脑淀粉样蛋白含量降低（表 10-14）[34]。

表 10-13　SAMP8 小鼠的总衰老评分（$\bar{x}\pm s$）

性别	对照组	灵芝组		
		0.3%	0.6%	1.8%
雄	4.91±0.38	3.38±0.43*	2.93±0.36*	2.56±0.56*
雌	3.22±0.28	0.65±0.24	1.65±0.23*	1.29±0.23*

* $P < 0.05$，与对照组比较

表 10-14　SAMP8 小鼠的 SOD、GSH-Px 和 GSH-Rd 活性和淀粉样蛋白沉积（$\bar{x}\pm s$）

活性		性别	对照组	灵芝组		
				0.3%	0.6%	1.8%
SOD（U/ml）	红细胞	雄	61.27±4.15	60.43±4.64	80.35±3.06*	90.37±4.64*
		雌	60.16±5.20	74.37±2.75	89.62±5.60*	84.77±3.23*
	肝	雄	71.74±1.76	80.36±2.06*	70.09±2.73	78.77±1.62*
		雌	78.08±2.51	87.42±2.05*	79.42±1.64	85.54±2.48*
	大脑	雄	198.71±8.38	218.91±4.05*	191.34±2.20	224.13±7.37*
		雌	177.37±4.26	213.40±1.36*	216.12±4.41*	221.80±10.17*
GSH-Px（U/g 组织）	红细胞	雌	76.35±1.80	157.29±12.45*	137.03±21.88*	59.72±2.76
		雄	72.11±26.33	102.85±8.07	105.23±7.32	89.27±8.82
	肝	雌	140.96±20.71	192.17±24.51	217.41±29.76*	154.93±4.37
		雄	136.98±33.89	244.24±20.91*	224.37±18.17*	201.62±23.53
	大脑	雌	47.75±1.86	216.12±46.55*	164.79±35.24*	167.52±13.73*
		雄	39.47±6.13	47.83±1.98	42.15±3.46	38.96±4.60
GSH-Rd（U/g 组织）	红细胞	雌	1.68±0.15	1.75±0.32	1.49±0.17	1.30±0.29
		雄	1.14±0.26	1.40±0.11	0.95±0.14	1.14±0.09
	肝	雌	7.22±0.43	10.49±1.80*	9.18±1.22	7.92±0.77
		雄	6.66±0.99	8.12±0.57*	8.76±0.57	6.68±0.52
	大脑	雌	0.58±0.07	1.13±0.14*	2.18±0.35*	0.84±0.02
		雄	0.55±0.17	1.05±0.02	1.40±0.77	0.57±0.05
脑淀粉样蛋白沉积（%/总面积）		雌	0.10±0.02	0.06±0.03	0.02±0.01*	0.02±0.01*
		雄	0.13±0.03	0.03±0.01*	0.05±0.02*	0.02±0.01*

* $P < 0.05$，与对照组比较

在东莨菪碱诱发的记忆缺失小鼠模型中，观察到华中灵芝（*G. mediosinense*）甲醇提取物有改善学习记忆的作用。采用瑞士白化病小鼠，随机分为6组：生理盐水对照组（10 ml/kg），认知障碍组，多奈哌齐治疗组（10 mg/kg），华中灵芝甲醇提取物治疗组（200 mg/kg、400 mg/kg 和 800 mg/kg）。多奈哌齐和甲醇提取物口服给药 30 min 后，后5组均腹腔注射东莨菪碱（1 mg/kg），30 min 后，进行被动避震（passive shock avoidance，PSA）和新颖物体识别（novel object recognition，NOR）实验评估小鼠认知功能，并检测小鼠脑内乙酰胆碱酯酶（AChE）活性，脂质过氧化水平和神经元损伤程度。结果表明，华中灵芝甲醇提取物（400 mg/kg 和 800 mg/kg）显著逆转了东莨菪碱导致的小鼠记忆损伤，表现为小鼠避暗潜伏期显著缩短，PSA 及 NOR 实验中物体识别指数显著增加。此外，华中灵芝甲醇提取物还显著降低了小鼠脑内 AChE 活性和氧化应激水平。脑组织病理学检查发现，华中灵芝甲醇提取物处理后，小鼠脑海马区和皮质区的空泡化细胞质减少，锥体细胞增加，提示其可能通过抑制 AChE 和抗氧化机制发挥抗记忆损伤作用，并与抗阿尔茨海默病（AD）作用相关[35]。

在 Morris 水迷宫实验中，应用 5 月龄大鼠的逃避潜伏期均数加 2 倍标准差得出的逃避潜伏期数值作为筛选指标，大于该值的即为 24 月龄老年 AD 模型大鼠。以 5 月龄大鼠为年轻对照组。将 24 月龄老年 AD 大鼠随机均分为：模型组（0.9% 氯化钠溶液 10 ml/kg）、溶媒对照组（食用油 10 ml/kg）、阳性对照组（健脑胶囊 0.38 g/kg）及灵芝三萜组（0.25 g/kg、0.5 g/kg 和 1.0 g/kg），连续灌胃给药 60 天后，以 Morris 水迷宫实验评价学习记忆能力，并检测脑组织总抗氧化能力（total anti-oxidative capacity，T-AOC）。结果显示，灵芝三萜组老年 AD 大鼠逃避潜伏期缩短、搜索距离减小、探索时间及探索距离百分比增加，脑组织中 T-AOC 活性升高[36]。进一步应用该模型检测到，灵芝三萜（0.25 g/kg、0.5 g/kg 和 1.0 g/kg）能减轻 AD 大鼠海马神经细胞损伤，减少海马神经元凋亡[37]。这些结果提示，灵芝三萜可改善老年 AD 模型大鼠的学习记忆能力和神经病理损伤。

在 D-gal 诱导的亚急性衰老模型中，灌胃给予灵芝多糖（75 mg/kg、100 mg/kg 和 125 mg/kg），每天 1 次，共计 10 天，应用 Morris 水迷宫实验检测动物学习记忆能力，采用免疫组织化学染色法，Western blot 技术检测衰老大鼠海马 CA1、CA3 区离子型谷氨酸受体 -N- 甲基 -D- 天门冬氨酸（N-methyl-D-aspartate，NMDA）受体 2B 亚单位（NR2B）表达的变化。结果显示，与模型组相比，灵芝多糖能显著降低大鼠水迷宫试验的平均潜伏期，升高跨越平台次数及在 IV 象限内的游泳时间占整个游泳时间的百分率，亦能显著升高大鼠海马内 CA1、CA3 区 NR2B 的表达。表明灵芝多糖能提高试验性衰老大鼠的学习记忆能力；提升此大鼠海马内降低的 NR2B 表达，可能是其增强大鼠学习记忆的机制之一[38]。

五、调节衰老相关基因

研究表明，灵芝可通过调节衰老相关基因的表达，从而具有延缓几种模式生物衰老的作用。

灵芝多糖（100 mg/kg，灌胃给药）能显著抑制 70 周龄快速老化 SAMP8 小鼠肾组织中

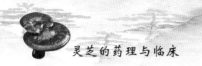

α-SMA、Zeb1、P16 和 P21 的蛋白水平和 β- 半乳糖苷酶活性，并显著增加 SIRT1（一种长寿基因）的蛋白水平，起到缓解肾衰老的作用[39]。

灵芝多糖（2 mg/kg）可显著降低野生型斑马鱼胚胎细胞 p53 和 p21 基因的表达水平，使得 β- 半乳糖苷酶染色阳性率明显降低，从而具有延缓斑马鱼衰老的作用[40]。

在模式生物中，从灵芝孢子甲醇提取物中分离出的 4 种麦角甾醇衍生物灵芝苷（Ganodermasides）A、B、C 和 D（10 μM），均可调节衰老相关基因 UTH1，延长酿酒酵母（K6001 菌株的酵母）的复制寿命[41-42]。

灵芝水提物（7.5 mg/ml）能够逆转秀丽隐杆线虫衰老过程中 34 个基因的表达模式，延长线虫的寿命，其中 SMG-1 基因被报道参与线虫的长寿过程[43]。灵芝多糖组分 3（100 ppm）可显著增加秀丽隐杆线虫寿命相关转录因子 DAF-16 的表达，使线虫寿命延长 20% ～ 30%[44]。

灵芝抗衰老药理作用及其机制见图 10-2。

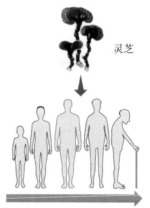

灵芝

药理学作用
➤ 调节免疫功能
➤ 抗氧化和清除自由基
➤ 改善学习与记忆障碍
➤ 调节衰老相关基因

图 10-2　灵芝抗衰老药理作用及其机制

第二节　灵芝抗衰老的临床应用

一、衰老所致的免疫功能降低

陶恩祥等进行的研究中纳入 30 例门诊老年患者（男性 19 例，女性 11 例），年龄 61 ～ 69 岁，平均 65.1 岁。其中，符合血脂增高者（血清胆固醇＞ 6.00 mmol/L；甘油三酯＞ 1.25 mmol/L；低密度脂蛋白-胆固醇＞ 5.8 mmol/L）13 例，脑动脉硬化症 21 例，且半年内均未服用过中草药、糖皮质激素及其他影响免疫功能的药物。受试者口服赤芝粉，每天 3 次，每次 1.5 g，共服 30 天。每位受试者于服药前以及服药第 10 天、20 天、30 天和停药后第 10 天，静脉采血，测定外周血单核细胞（PBMC）产生白介素 -2（IL-2）、γ 干扰素（IFN-γ）能力及自然杀伤（NK）细胞活性。服药 10 天后，IL-2、IFN-γ 的水平及 NK 细胞活性均显著增高，服药 20 天后，作用达高峰，停药 10 天后，三项指标仍维持在较高水平。结果表明灵芝能提高老年人的免疫功能（表 10-15）[45]。

表 10-15　口服赤芝粉对老年人 IL-2、IFN-γ 及 NK 细胞活性的影响（$n = 30$, $\bar{x} \pm s$）

组别	IL-2（U/ml）	IFN-γ（U/ml）	NK（%）
服药前	134.1±30.7	8.3±3.9	40.1±10.3
服药 10 天	150.7±41.3**	10.6±4.3*	48.7±9.6**
服药 20 天	159.2±39.4**	11.5±3.2**	51.3±9.1**
服药 30 天	154.8±36.7**	11.9±5.6**	50.7±8.4**
停药 10 天	157.8±x41.9**	12.1±5.9**	50.1±9.3**

* $P < 0.05$，** $P < 0.01$，与服药前比较

二、面部皮肤衰老

黄守耀等进行的研究纳入年龄在 30～60 岁的健康中国女性，面部皮肤较粗糙或细纹较多，皮肤类型为 Ⅱ～Ⅳ 型，在广州生活居住一年以上，在研究期间能保持规律生活，并能避免日光紫外线照射，研究期间不使用任何对结果有影响的化妆品、药物和保健品，并排除其他一切对研究结果有影响的因素。受试者连续使用由灵芝水提物制作的抗衰老面膜共 12 周，每周 2 次。在研究第 0、2、4、8 和 12 周采用感官评价、安全性评估、仪器测定等方法，评价灵芝水提物的抗面部皮肤衰老功效。感官评估结果显示，受试者连续使用产品 12 周后，在皮肤干燥度、皮肤弹性、皮肤光泽度、细小皱纹以及皮肤光滑度等方面均有较好的改善，改善率分别为 91.17%、91.17%、94.12%、11.76%、91.18%；专业仪器测定结果显示，面部靶部位皮肤含水量随使用时间的延长，均有逐渐升高的趋势，各时间点与产品使用前比较，差异均有显著性；皮肤弹性指标较使用前无显著差异；面部靶部位细小皱纹随着使用时间的延长，平均长度、深度有逐渐变小的趋势，在使用后第 12 周，与使用前比较有显著差异。表明灵芝水提物具有一定的延缓面部皮肤衰老的作用[46]。

三、老年人群铅镉负荷过高

郭继新等进行的研究纳入 25 名老年志愿者（男性 23 名、女性 2 名），年龄 65～75 岁，平均 69 岁。所有受试者排除心血管疾病、糖尿病、急慢性肝病、肿瘤和各种急性感染性疾病。受试者口服灵芝胶囊，早晚各 1 次，每次 2 粒，连服 100 天。每位受试者于服灵芝前、后（100 天）空腹静脉取血，检测全血铅、铜和 SOD 活性，以及血清镉、铁、锌、锰水平和血清 MDA 含量。结果发现，25 名老年人铅负荷接近生物接触限值，镉超正常水平，铁、锰水平相应上升，MDA 含量增高；SOD 活性降低，锌、铜水平呈下降趋势。提示老年人铅、镉负荷偏高，机体过氧化代谢增强，几种微量元素发生相应改变。服用灵芝后，铅、镉水平明显降低；SOD 活性和锌、铜水平提高；MDA 含量和铁、锰水平恢复正常。结果表明，灵芝能有效降低老年人群铅、镉负荷，调节铁、锰、锌、铜水平，改善老年人群的脂质过氧化代谢[47]。

（尹厚庆　潘燕　林志彬）

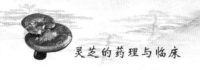

参考文献

［1］ Carmona JJ，Michan S. Biology of Healthy Aging and Longevity. Rev Invest Clin，2016，68（1）：7-16.

［2］ McHugh D，Gil J. Senescence and aging：Causes，consequences，and therapeutic avenues. J Cell Biol，2018，217（1）：65-77.

［3］ Rudnicka E，Napierała P，Podfigurna A，et al. The World Health Organization（WHO）approach to healthy ageing. Maturitas，2020，139：6-11.

［4］ 雷林生，林志彬 . 灵芝多糖对老年小鼠脾细胞 DNA 多聚酶 α 活性及免疫功能的影响 . 药学学报，1993，28（3）：577-582.

［5］ Ma L，Lin ZB，Li RZ，et al. Effects of Ganoderma polysaccharides on IL-2 production by mouse splenocytes in vitro. J Beijing Med Univ，1991，23（5）：412-416.

［6］ Xia D，Lin ZB，Li RZ，et al. Effects of Ganoderma polysaccharides on immune function in mice. J Beijing Med Univ，1989，21（6）：533-537.

［7］ Li WJ，Nie SP，Peng XP，et al. *Ganoderma atrum* polysaccharide improves age-related oxidative stress and immune impairment in mice. J Agric Food Chem，2012，60（6）：1413-1418.

［8］ 孙青，王淑娥，吴海寰 . 灵芝孢子油对老龄小鼠免疫保护作用 . 营养学报，2017，39（3）：261-264.

［9］ Ajith TA，Sudheesh NP，Roshny D，et al. Effect of *Ganoderma lucidum* on the activities of mitochondrial dehydrogenases and complex Ⅰ and Ⅱ of electron transport chain in the brain of aged rats. Exp Gerontol，2009，44（3）：219-223.

［10］ Sudheesh NP，Ajith TA，Janardhanan KK. *Ganoderma lucidum*（Fr.）P. Karst enhances activities of heart mitochondrial enzymes and respiratory chain complexes in the aged rat. Biogerontology，2009，10（5）：627-636.

［11］ Sudheesh NP，Ajith TA，Ramnath V，et al. Therapeutic potential of *Ganoderma lucidum*（Fr.）P. Karst. against the declined antioxidant status in the mitochondria of post-mitotic tissues of aged mice. Clin Nutr，2010，29（3）：406-412.

［12］ Cherian E，Sudheesh NP，Janardhanan KK，et al. Free-radical scavenging and mitochondrial antioxidant activities of Reishi-*Ganoderma lucidum*（Curt：Fr）P. Karst and Arogyapacha-Trichopus zeylanicus Gaertn extracts. J Basic Clin Physiol Pharmacol，2009，20（4）：289-307.

［13］ Li WJ，Nie SP，Xie MY，et al. *Ganoderma atrum* polysaccharide attenuates oxidative stress induced by d-galactose in mouse brain. Life Sci，2011，88（15-16）：713-718.

［14］ 余强，聂少平，李文娟，等 . 黑灵芝多糖对 D- 半乳糖致衰老小鼠的作用研究 . 食品科学，2009，30（17）：305-307.

［15］ 刘凯，刘媛媛，孙非，等 . 重组灵芝免疫调节蛋白对衰老模型小鼠的抗衰老作用 . 中国老年学杂志，2018，038（022）：5539-5540.

［16］ 江红梅，葛长勋，孙青，等 . 灵芝孢子油对辐射损伤老龄小鼠的保护作用 . 中国老年学杂志，2014，34（8）：2187-2189.

［17］ 李广富，陈伟，李昕昕，等 . 灵芝多糖益生菌酸奶抗衰老的研究 . 食品与发酵工业，2015，41（2）：41-45.

［18］ Zhang Y，Cai HF，Tao Z，et al. *Ganoderma lucidum* spore oil（GLSO），a novel antioxidant，extends the average life span in Drosophila melanogaster. Food Sci Hum Wellness，2020.（In Press，Journal Pre-proof）

［19］ 林晓，潘文嘉 . 灵芝多糖抗皮肤衰老作用研究 . 辽宁中医药大学学报，2009，11（9）：174-175.

［20］ Li X，Liang J. *Ganoderma lucidum* polysaccharide prevents oxidation and skin aging. Chin J Tissue Eng Res，2013，17（41）：7272-7277.

［21］江南，许晓燕，魏巍，等 . 灵芝提取液延缓皮肤衰老的实验研究 . 四川动物，2016，35（004）：585-587.

［22］谢韶琼，廖万清 . 灵芝多糖对角质形成细胞氧化应激性损伤的保护作用 . 中国皮肤性病学杂志，2006，20（02）：77-79.

［23］殳叶婷，高洁，彭文潇，等 . 灵芝多糖的抗氧化作用研究 . 南京中医药大学学报，2020，36（04）：504-508.

［24］赵丹，许丹妮，王冬冬，等 . 灵芝发酵液的成分检测及美白与抗衰老功效评价 . 日用化学工业，2016，046（004）：226-230，242.

［25］Zeng QH，Zhou F，Lei L，et al. *Ganoderma lucidum* polysaccharides protect fibroblasts against UVB-induced photoaging. Mol Med Rep，2017，15（1）：111-116.

［26］魏晓东，邓连瑞，张惠丹，等 . 灵芝多糖抗 H_2O_2 诱导的 HDF 细胞衰老及其机制的研究 . 中国老年学杂志，2009，29（11）：1347-1349.

［27］邹美圣，刘凌，刘泽，等 . 灵芝多糖对血管紧张素 II 诱导的血管内皮细胞衰老的干预研究 . 现代中西医结合杂志，2012（13）：1386-1387.

［28］Chen WY，Yang WB，Wong CH，et al. Effect of Reishi polysaccharides on human stem/progenitor cells. Bioorg Med Chem，2010，18（24）：8583-8591.

［29］Lai CS，Yu MS，Yuen WH，et al. Antagonizing beta-amyloid peptide neurotoxicity of the anti-aging fungus *Ganoderma lucidum*. Brain Res，2008，1190：215-224.

［30］Zhang RP，Xu SL，Cai YN，et al. *Ganoderma lucidum* Protects Dopaminergic Neuron Degeneration through Inhibition of Microglial Activation. Evid Based Complement Alternat Med，2011（2011）：156810.

［31］Cheung WM，Hui WS，Chu PW，et al. Ganoderma extract activates MAP kinases and induces the neuronal differentiation of rat pheochromocytoma PC12 cells. FEBS Lett，2000，486（3）：291-296.

［32］张丽，彭少平，韩蓉，等 . 灵芝酯溶性提取物诱导 PC12 细胞分化的研究 . 中国药理学通报，2005，21（6）：39-39.

［33］苑振云，顾平，刘静，等 . 快速老化动物模型 SAMP8 小鼠及其相关研究进展 . 中国组织工程研究，2008，12（46）：9126-9129.

［34］Wang MF，Chan YC，Wu CL，et al. Effects of Ganoderma on aging and learning and memory ability in senescence accelerated mice. Int Congr Ser，2004，1260：399-404.

［35］Kaur R，Singh V，Shri R. Anti-amnesic effects of Ganoderma species：A possible cholinergic and antioxidant mechanism. Biomed Pharmacother，2017，92：1055-1061.

［36］张玥，罗俊，黄能慧，等 . 灵芝三萜类化合物对 AD 大鼠学习记忆能力和总抗氧化能力的影响 . 中华中医药杂志，2012，29（9）：2318-2321.

［37］张玥，罗俊，黄能慧，等 . 灵芝三萜类化合物对 AD 大鼠海马神经元凋亡的影响 . 贵阳医学院学报，2016，41（5）：532-534.

［38］袁电杰，张印发，姚春香 . 灵芝多糖对实验性衰老大鼠海马内 NR2B 表达的影响 . 中国实验方剂学杂志，2010，16（17）：147-150.

［39］刘胜阳，栗霄立 . 灵芝多糖通过上调 SIRT1 的表达缓解肾脏衰老 . 临床和实验医学杂志，2018，017（006）：568-572.

［40］夏广清，姚慧敏，董丽红，等 . 灵芝多糖对斑马鱼存活、发育和衰老的影响 . 中国药理学与毒理学杂志，2014，28（4）：491-496.

［41］Weng YF，Xiang L，Matsuura A，et al. Ganodermasides A and B，two novel anti-aging ergosterols from spores of a medicinal mushroom *Ganoderma lucidum* on yeast via UTH1 gene. Bioorg Med Chem，2010，

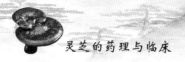

18（3）：999-1002.

［42］Weng YF，Lu J，Xiang L，et al. Ganodermasides C and D，two new anti-aging ergosterols from spores of the medicinal mushroom *Ganoderma lucidum*. Biosci Biotechnol Biochem，2011，75（4）：800-803.

［43］Cuong VT，Chen WD，Shi JH，et al. The anti-oxidation and anti-aging effects of *Ganoderma lucidum* in Caenorhabditis elegans. Exp Gerontol，2019，117：99-105.

［44］Chuang MH，Chiou SH，Huang CH，et al. The lifespan-promoting effect of acetic acid and Reishi polysaccharide. Bioorg Med Chem，2009，177（22）：7831-7840.

［45］陶恩祥，叶传书 . 赤灵芝对老年人细胞免疫功能的影响 . 中华老年医学杂志，1993，12（5）：298-300.

［46］黄守耀，焦春伟，梁慧嘉，等 . 灵芝水提物活性成分抗皮肤衰老功效研究 . 安徽农业科学，2015，43（6）：27-29.

［47］郭继新，陈锦 . 灵芝对老年人群铅镉负荷的保护作用 . 中国公共卫生学报，1997，16（3）：163-165.

第十一章

灵芝的抗病毒药理作用及临床应用

提要：本章介绍灵芝及其有效成分对流感病毒、疱疹病毒、乙型肝炎病毒、人类免疫缺陷病毒、新城疫病毒、登革病毒、肠病毒的抗病毒抑制作用。灵芝制剂单用或与抗病毒药物联合应用对乙型肝炎、带状疱疹、复发性生殖器疱疹、尖锐湿疣、儿童EB病毒感染的传染性单核细胞增多症、宫颈人乳头瘤病毒感染以及艾滋病的疗效。

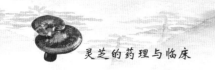

第一节 灵芝的抗病毒药理作用

自 20 世纪 80 年代起，就陆续有关于灵芝抗病毒作用的研究报道。这些研究大多采用病毒感染体外培养的细胞模型，其中个别研究也采用了病毒感染的动物模型观察灵芝的抗病毒作用。

一、抗流感病毒

树舌（平盖灵芝；*G. applanatum*）提取物（水煎剂或冷浸液）灌胃或腹腔注射给药，可显著增加流感病毒 FM1 株感染小鼠的存活率和存活时间，有较好的保护作用[1]。在甲型流感病毒感染小鼠，灵芝（*G. lucidum*）热水提取物经鼻给药，可使感染后体重降低减少55.1%。灌胃热水提取物对病毒感染的影响不显著。而体外试验中，热水提取物对流感病毒 H1N1 和 H5N1 的神经氨酸酶（NA）有很强的抑制作用[2]。

从欧洲产 *G. pfeifferi* 提取纯化的灵芝二醇（ganodermadiol）、赤芝二醇（lucidadiol）和树舌环氧酸 G（applanoxidic acid G）对甲型流感病毒和单纯疱疹病毒 1 型（HSV-1）具有抗病毒活性。灵芝二醇保护 MDCK 细胞（来源于犬肾的上皮样细胞）抗甲型流感病毒感染的半数有效浓度（ED_{50}）为 0.22 mmol/L。保护 Vero 细胞（非洲绿猴肾细胞）抗 HSV-1 感染的 ED_{50} 为 0.068 mmol/L。赤芝二醇和树舌环氧酸 G 抗甲型流感病毒感染的 ED_{50} 分别为 0.22 mmol/L 和 0.19 mmol/L[3]。

二、抗单纯疱疹病毒

单纯疱疹病毒（*herpes simplex virus*，HSV）是疱疹病毒的典型代表，感染急性期出现水疱性皮炎即单纯疱疹，能引起人类多种疾病，如疱疹性口炎、眼结膜炎、脑炎、传染性单核细胞增多症、生殖系统感染等。

从灵芝子实体制备了 2 种水溶性提取物 GLhw、GLlw 和 8 种甲醇提取物 GLMe-1-8。通过致细胞病变作用（cytopathic effect）抑制试验和斑块减少试验评价抗病毒活性。其中 GLhw 和 GLMe-1、-2、-4、-7 对单纯疱疹病毒 1 型（HSV-1）和 2 型（HSV-2），以及疱疹性口炎病毒（VSV）印第安纳和新泽西菌株的致细胞病变作用有明显的抑制作用。在 Vero 和 HEp-2 细胞斑块减少试验中，GLhw 抑制 HSV-2 斑块形成的 EC_{50} 分别为 590 μg/ml 和 580 μg/ml，其选择性指数（SI）分别为 13.32 和 16.26。GLMe-4 < 1000 μg/ml 未见细胞毒性，但对 VSV 新泽西株表现出强效抗病毒活性，SI 大于 5.43[4]。

从灵芝子实体分离出蛋白结合多糖 GLhw、GLhw-01、GLhw-02、GLhw-03。通过体外培养细胞的空斑减少试验，检测这些化合物对单纯疱疹病毒 1 型（HSV-1）和 2 型（HSV-2）的抗病毒活性。其中，酸性蛋白结合多糖 GLhw-02 活性最强，在 Vero 和 HEp-2 细胞中，其 EC_{50} 为 300 ～ 520 μg/ml，选择性指数（SI）超过 20。GLhw-02 经蒽酮鉴定主要由多糖（约 40.6%）和蛋白质（约 7.80%）组成，其碳水化合物的摩尔比为 C：H：O = 1：2：1。

结果表明，GLhw-02 有可能成为一种新的抗疱疹药物[5]。

从灵芝子实体菌柄中分离得到一种酸性蛋白结合多糖（APBP），在 Vero 细胞培养中对 HSV-1 和 HSV-2 表现出强效抗病毒活性，其 EC_{50} 分别为 300 和 440 μg/ml。APBP（$1×10^4$ μg/ml）对 Vero 细胞无细胞毒性。APBP 分别与抗疱疹药阿昔洛韦（Aciclovir）、阿糖腺苷（ara-A）或干扰素 γ（IFN-γ）联合用药，对 HSV-1 和 HSV-2 均具有协同抑制作用[6-7]。

从灵芝菌丝体中分离得到的蛋白多糖（GLPG），碳水化合物与蛋白质的比例为 10.4∶1。在 Vero 细胞培养中，观察 GLPG 对 HSV-1 和 HSV-2 感染细胞的病变抑制作用。GLPG 剂量依赖性地抑制 HSV 感染细胞的细胞病变，但浓度高达 2000 μg/ml 时，对 Vero 细胞也无细胞毒性，于病毒感染前和病毒感染时用 GLPG 处理的抗病毒效果显著优于感染后处理的效果。其抗病毒作用可能是通过干扰病毒吸附和进入靶细胞的早期事件来抑制病毒复制。研究还发现，灵芝菌丝体多糖 GLP 可抑制 HSV-1 感染 vero 细胞，在疱疹病毒感染细胞前、感染后和病毒感染细胞同时加入到细胞悬液中，GLP 的 EC_{50} 分别为 4.6 μg/ml、50 μg/ml 和 17 μg/ml，GLP 抑制病毒感染的选择指数分别为 435、40、118。如果将 GLP 与细胞共同孵育后，再用病毒去感染，其 EC_{50} 为 11 μg/ml，选择指数为 182。定量 PCR 试验证明，GLP 抑制疱疹病毒感染的作用是通过阻断病毒感染细胞早期与细胞表面蛋白的吸附与渗透来实现的[8-9]。

从灵芝中提取纯化的多种三萜类化合物，在 Raji 细胞（人淋巴瘤细胞）中对 Epstein-Barr 病毒（EBV，人类疱疹病毒 4 型）早期抗原（EBV-EA）活化有抑制作用[10]。

从灵芝提取的 5 种三萜类化合物，包括：灵芝酸 A（ganoderic acid A）、灵芝酸 B（ganoderic acid B）、灵芝醇 B（ganoderol B）、灵芝三醇（ganodermanontriol）和灵芝二醇（ganodermanondiol），在浓度为 1 mM 时，对体外培养的 Raji 细胞和 B958 细胞无细胞毒性，但显著降低鼻咽癌 NPC 58 F 细胞活率；在浓度为 3.2 nmol/ml 时，显著抑制 EBV 早期抗原（EA）和 EBV 衣壳抗原（CA）活化；在浓度为 10 μM 时，抑制端粒酶活性。分子对接研究还表明，灵芝酸 A 能够作为配体抑制端粒酶。结果提示灵芝及其所含的这些三萜类化合物对鼻咽癌有潜在应用价值[11]。

三、抗肝炎病毒

平盖灵芝（树舌，*Ganoderma applanatum*）、黑灵芝（*G. atrum*）、薄盖灵芝（*G. capense*）可在体外抑制乙肝病毒 DNA 聚合酶（HBV-DNA polymerase），减少 HBV-DNA 复制，抑制 PLC/PRF/5 细胞（人肝癌细胞）分泌乙肝病毒表面抗原（HBsAg）。研究者进一步在鸭肝炎模型上观察药物的整体抗病毒疗效，结果每日口服平盖灵芝液（50 mg/kg）2 次，连续用药 10 日，能降低感染鸭乙肝病毒（DHBV）幼鸭的乙肝病毒 DNA 聚合酶（DDNAP）和鸭乙肝病毒 DNA（DDNA）作用，表明平盖灵芝对体内的 DHBV 有抑制作用[12]。

转染了 HBV-DNA 的人肝癌 HepG2 细胞株可表达 HBV 表面抗原（HbsAg）、HBV 核心抗原（HbcAg）及 HBV 病毒的结构蛋白，能够稳定地产生 HBV 病毒成熟颗粒。从灵芝

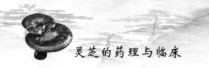
培养液中提取的灵芝酸（ganoderic acid）剂量依赖性地（1～8 μg/ml）抑制 HBsAg（20%）和 HBcAg（44%）的表达和产生，提示灵芝酸抑制了肝细胞中 HBV 的复制[13]。

四、抗人类免疫缺陷病毒（HIV）

灵芝子实体甲醇提取物中分离的三萜类化合物具有抗 HIV-1 细胞病变作用和抑制 HIV-1 蛋白酶的作用，但对 HIV-1 逆转录酶活性均无抑制作用[14]。

从灵芝孢子中提取出的灵芝酸 B（ganoderic acid B）、赤芝萜醇 B（lucidumol B）、灵芝酮二醇（ganodermanondiol）、灵芝酮三醇（ganodermanontriol）和丹芝酸 A（ganolucidic acid A）对 HIV-1 蛋白酶活性有较强的抑制作用[15]。

从灵芝子实体中分离得到新型高氧化羊毛甾烷型三萜类化合物灵芝酸 GS-2、20-羟基赤芝酸 N（20-dehydrolucidenic acid N）、20（21）-羟基赤芝酸 N［20（21）-dehydrolucidenic acid N］以及灵芝醇 F，对 HIV-1 蛋白酶有抑制作用，半数抑制浓度（IC$_{50}$）为 20～40 μM[16]。

从灵芝子实体中分离出具有选择性抑制真核 DNA 聚合酶活性的 3 个萜类化合物，其中，赤芝酸 O（lucidenic acid O）和赤芝内酯（lucidenic lactone）抑制小牛 DNA 聚合酶 α 和大鼠 DNA 聚合酶 β 的活性，也抑制 1 型人免疫缺陷病毒（HIV-1）逆转录酶的活性。啤酒甾醇（Cerevisterol）只抑制 DNA 聚合酶 α 的活性。这三种化合物对原核生物的 DNA 聚合酶和其他 DNA 代谢酶活性没有影响[17]。

从越南灵芝（Ganoderma colossum）子实体提取的 4 个羊毛甾烷三萜 colossolactone Ⅴ、colossolactone Ⅵ、colossolactone Ⅶ、colossolactone Ⅷ以及 colossolactone E 抑制 HIV-1 蛋白酶活性，最强 IC$_{50}$ 值为 5～13 μg/ml[18]。

灵芝孢子水提物抑制猴免疫缺陷病毒（SIV）感染来源于人 T 淋巴细胞系的 CEM×174 细胞，其 IC$_{50}$ 为（66.62±20.21）mg/L。主要作用在 SIV 病毒感染的早期阶段，与抑制 SIV 病毒的吸附或者穿透细胞有关，并且能降低 SIV P27 衣壳蛋白的表达水平[19]。

最近，一项文献总结提出，抑制 HIV 病毒蛋白酶的真菌的生物活性产物可能作为抗冠状病毒（coronaviruses）的候选药，现将其中灵芝抗 HIV 蛋白酶的活性成分总结于表 11-1[20]。

五、抗新城疫病毒

新城疫病毒（Newcastle disease virus）是一种禽流感病毒，在禽鸟间有很高的传染性和致死率，人类接触病禽感染引起结膜炎或淋巴腺炎。

灵芝甲醇、正丁醇和乙酸乙酯提取物可抑制新城疫病毒神经氨酸酶活性[21]。

六、抗登革病毒

登革病毒（dengue virus）属于黄病毒科黄病毒属中的一个血清型亚群，主要通过埃及伊蚊和白纹伊蚊等媒介昆虫传播，引起登革热、登革出血热和登革-休克综合征。

鹿角状灵芝（G. lucidum）水提物对登革热病毒（DENV-2）NS2B-NS3 蛋白酶活性的抑制率为 84.6%±0.7%，高于正常形态的灵芝[22]。

表 11-1　灵芝活性成分抗 HIV 蛋白酶的 IC_{50} 值[20]

Ganoderma lucidum:		*Colossolactone E*	$IC_{50} = 8\ \mu g/ml$
Ganolucidic acid A	$IC_{50} = 70\ \mu M$	Colossolactone G	$IC_{50} = 5\ \mu g/ml$
Ganoderic acid A	$IC_{50} = 430\ \mu M$	Colossolactone V	$IC_{50} = 9\ \mu g/ml$
	$CC_{50} > 62.5\ \mu M$（人纤维母细胞	Colossolactone VII	$IC_{50} = 13.8\ \mu g/ml$
	和皮肤成纤维细胞）	Colossolactone VIII	$IC_{50} = 31.4\ \mu g/ml$
Ganoderic acid B	$IC_{50} = 140\ \mu M$	*Ganoderma sinnense*:	
Ganoderic acid C1	$IC_{50} = 240\ \mu M$	Ganoderic acid GS-1	$IC_{50} = 58\ \mu M$
Ganoderic acid	$IC_{50} = 20\ \mu M$	Ganoderic acid GS-2	$IC_{50} = 30\ \mu M$
Ganodermanondiol	$IC_{50} = 90\ \mu M$	Ganoderic acid DM	$IC_{50} = 38\ \mu M$
Ganodermanontriol	$IC_{50} = 70\ \mu M$	Ganoderic acid	$IC_{50} = 116\ \mu M$
Lucidumol B	$IC_{50} = 50\ \mu M$	Ganoderiol A	$IC_{50} = 80\ \mu M$
3-5-dihydroxy-6-metho-	$IC_{50} = 7.8\ \mu g/mL$	Ganoderiol F	$IC_{50} = 22\ \mu M$
xyergosta-7,22-diene		Ganodermadiol	$IC_{50} = 29\ \mu M$
Ganoderma colossum:		Ganodermanontriol	$IC_{50} = 65\ \mu M$
Ganomycin B	$IC_{50} = 7.5\ \mu g/ml$	Lucidumol A	$IC_{50} = 99\ \mu M$
Ganoderma colossum:		20-hydroxylucidenic acid N	$IC_{50} = 25\ \mu M$
Ganomycin I	$IC_{50} = 1\ \mu g/ml$	20(21)-dehydrolucidenic	$IC_{50} = 48\ \mu M$
Colossolactone A	$IC_{50} = 39\ \mu g/ml$	acid N	

IC_{50}：半数最大抑制浓度；CC_{50}：半数最大细胞毒性浓度

采用虚拟预测灵芝功能性三萜类化合物潜力的筛选方法和体外试验，发现从灵芝中提取的灵芝酮三醇（ganodermanontriol）能抑制登革热病毒（DENV）NS2B-NS3 蛋白酶活性[23]。

七、抗肠病毒

肠病毒 71 型（enterovirus 71，EV71）是手足口病的主要病原体，导致儿童致命的神经系统和全身并发症，然而目前还没有临床批准的抗病毒药物可用于预防和治疗该病毒感染。

两种灵芝三萜类化合物 Lanosta-7,9（11）,24-trien-3-one，15；26-dihydroxy（GLTA）和灵芝酸 Y（GLTB）对人横纹肌肉瘤（RD）细胞具有明显的抗 EV71 活性，且无细胞毒性。它们通过与病毒颗粒相互作用，阻断病毒对细胞的吸附来预防 EV71 感染。通过计算机分子对接预测 EV71 病毒粒子与化合物之间的相互作用，GLTA 和 GLTB 可能在疏水囊（F 位点）与病毒衣壳蛋白结合，从而阻碍 EV71 的脱壳，因而抑制 EV71 病毒 RNA 的复制[24]。

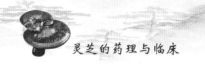
柯萨奇病毒（Coxsackievirus）也是一种肠病毒（enterovirus），分为 A 和 B 两类，是一类常见的经呼吸道和消化道感染人体的病毒，感染后可引起上呼吸道感染、急性心肌炎等。

在体外培养的 Held 细胞，薄芝（*Ganoderma capense*）醇提取物（GE）抑制柯萨奇病毒 B_3（CVB_3m）致细胞病变、致细胞死亡作用。GE 浓度为 $31.25 \sim 250$ μg/ml 时，病毒滴度显著低于病毒对照。结果指出，GE 不仅具有直接灭活病毒的作用，而且即使细胞被感染后仍能抑制病毒繁殖，保护病毒感染细胞[25]。

综上所述，灵芝通过抑制病毒对细胞的吸附或穿透细胞，抑制病毒早期抗原的活化，抑制病毒脱壳，抑制病毒在细胞内合成所需的酶（如逆转录酶、蛋白酶等）的活性，阻碍病毒 DNA 或 RNA 以及蛋白质复制，发挥直接抗病毒作用（图 11-1）。此外，还可通过其免疫增强作用，抑制和清除入侵体内的病毒，间接发挥抗病毒作用。最近，有专文提出，灵芝三萜类作为病毒蛋白酶抑制剂，灵芝多糖类、小分子蛋白类作为免疫调节剂，灵芝的这一双效作用特性使之可作为抗冠状病毒（CoV）的候选药，目前正在进一步研究，以期用于 CoV 特别是新型冠状病毒（COVID-19）的防治[20]。

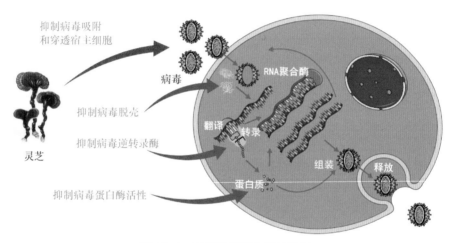

图 11-1　灵芝抗病毒作用的机制

第二节　灵芝抗病毒作用的临床应用

临床研究指出，灵芝单用或与抗病毒药物联合应用对一些病毒感染性疾病有效，其疗效机制除抗病毒作用外，尚与其增强机体抗病毒免疫力密切相关。

一、病毒性肝炎

灵芝单用或与抗病毒药（拉米夫定、阿德福韦酯、恩替卡韦）联合应用对乙型病毒性肝炎有明显疗效，灵芝可改善患者的主观症状，如食欲不振、乏力、腹胀等，使肿大的肝脾回缩，血中谷丙转氨酶（ALT）恢复正常。促进乙型肝炎患者病毒标志物（HBsAg、HBeAg、抗 -HBc、HBV-DNA）转阴，HBeAg/HBeAb 转换率增高。患者的免疫功能改善，

$CD3^+$、$CD4^+$、$CD4^+$/$CD8^+$增高[26-30]。薄芝（*G. capense*）糖肽注射液（2 ml，隔日一次，肌内注射）联合干扰素治疗丙型肝炎的疗效显著优于单用干扰素，可使血清 ALT 恢复至正常或接近正常，丙型肝炎病毒（HCV）含量明显降低[31]。

二、带状疱疹

白金丽等应用薄芝（*G. capense*）与常规治疗方法联合治疗 110 例带状疱疹患者。将患者随机分为两组，观察组 55 例给予薄芝糖肽注射液每次 10 mg，每天 1 次；口服伐昔洛韦（valacyclovir）片每次 0.3 g，每天 2 次；对照组 55 例仅给予口服伐昔洛韦片。两组疗程均为 14 天。结果观察组及对照组治疗总有效率分别为 92.7%、72.7%。与对照组比较，观察组患者疼痛减轻，疼痛缓解时间、水疱干涸时间和皮损痊愈时间显著缩短，后遗神经痛发生率明显降低[32]。另一报告指出，100 例带状疱疹患者随机分成泛昔洛韦（famciclovir）治疗组与薄芝糖肽联合泛昔洛韦治疗组，联合治疗组 55 例患者在泛昔洛韦（0.25 g 口服，3 次/日）治疗基础上联合薄芝糖肽 2 ml，肌内注射，1 次/日，给药 14 天。结果薄芝糖肽联合治疗组患者临床疗效明显优于泛昔洛韦治疗组。止痛时间、水疱痊愈时间显著缩短，后遗神经痛发生率明显降低[33]。

三、复发性生殖器疱疹

何荣国等选择复发性生殖器疱疹患者 64 例，所有患者均经抽取疱液作 PCR 检测，HSV 均呈阳性。将患者随机分为阿昔洛韦（acyclovir）与薄芝（*G. capense*）片联合治疗组 32 例和阿昔洛韦对照组 32 例。联合治疗组患者口服阿昔洛韦咀嚼片每次 0.4 g，每天 3 次，同时加用薄芝片 3 片/次，每天 3 次，连用 4 个月；对照组仅单用阿昔洛韦。与阿昔洛韦对照组比较，薄芝联合阿昔洛韦治疗复发性生殖器疱疹，症状消失和止疱时间无显著区别，但联合组治疗后 1 年内的复发率明显降低，同时检测到联合组患者治疗后血清 IL-2、IFN-γ 水平显著提高，表明薄芝能改善患者的细胞免疫功能[34]。

四、尖锐湿疣

叶莉华等选择尖锐湿疣患者 90 例，随机分成对照组和观察组两组，每组 45 例。对照组患者单独采用微波法治疗；观察组患者在微波法治疗基础上，加用薄芝糖肽（*G. capense*）注射液，1 支，肌内注射，每 2 日 1 次，连用 3 个月。与单用微波治疗比较，加用薄芝糖肽可提高患者的疣体消退的有效率，减少复发率，增高外周血 $CD3^+$ 和 $CD4^+$ 水平，降低 $CD8^+$ 水平，提高 $CD4^+$/$CD8^+$ 比率，提高患者的生活质量[35]。

另一临床试验中，选取尖锐湿疣患者 60 例，30 例为单用液氮冷冻治疗的对照组，30 例为薄芝糖肽联合液氮冷冻治疗的联合组，联合组从冷冻治疗当天开始肌内注射薄芝糖肽 6 mg，隔日 1 次，连续共 15 次。比较两组患者的临床疗效。结果治疗后 2 周、1 个月、3 个月复诊，联合组复发率分别为 16.7%、6.7%、10.0%，对照组分别为 20.0%、13.3% 和 36.7%，治疗后 2 周和 1 个月两组间比较，复发率差异无统计学意义，治疗后 3 个月两组复

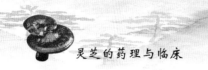
发率比较有显著差异。说明薄芝糖肽联合液氮冷冻治疗尖锐湿疣,能够提高痊愈率,降低复发率[36]。

五、儿童 EB 病毒感染的传染性单核细胞增多症

郑少娟选取儿童传染性单核细胞增多症 65 例,随机分为对照组(33 例)和联合组(32 例)。联合组每日肌内注射薄芝糖肽注射液 5 mg:2 ml ＋口服更昔洛韦(ganciclovir)10 mg/kg,共 2 周;对照组仅口服更昔洛韦。结果可见,联合组患者的热程、淋巴结缩小时间、异型淋巴细胞 < 10% 时间、转氨酶恢复正常时间和 EBV-DNA 复制量 < 1×10³ 时间较对照组明显缩短[37]。

六、宫颈人乳头瘤病毒感染

有研究显示口服灵芝孢子粉(6 包/日)联合干扰素 2b(外用),对宫颈人乳头瘤病毒(HPV)感染有效。用药 3 个月后,联合组较单纯干扰素对照组 HPV-DNA 复制量下降,细胞病理学有改善倾向,炎症消退明显[38]。

有研究应用口服灵芝分散片(每次 3 片,每日 3 次,连用 30 天)联合核异消颗粒(宫颈局部用药,每日 1 次,每次 3 g,连用 10 次,经期停药,连用 3 个月经周期)治疗宫颈高危型人乳头瘤病毒(HPV)感染,结果联合组与单用核异消颗粒组或单用灵芝组比较,中医症状疗效及 HR-HPV 转阴率均明显提高[39]。

七、艾滋病

有研究显示 HIV/AIDS 患者在用抗逆转录酶药治疗的基础上,加用灵芝有协同作用,可改善患者的免疫功能障碍[40-41]。如 92 例 HIV/AIDS 患者在用抗逆转录酶药治疗的基础上,每日加服灵芝细粉 3 g,3 个月为 1 个治疗周期,共 4 个周期。结果与单纯用抗逆转录酶药治疗的对照组(95 例)比较,有效率、稳定率无显著差异,但加用灵芝可改善 HIV/AIDS 患者的健康状态,治疗 3、12 个月时,CD4 细胞数明显高于对照组,治疗 12 个月,CD4/CD8 比值显著高于对照组[42]。单用灵芝也可改善 HIV-1 携带者的细胞免疫功能。Mohan 等选取 HIV-1 携带者 25 例,服用灵芝子实体 90 天前后,测定 HIV 病毒载量水平,淋巴细胞计数(CD3、CD4、CD8 的百分比和 CD4、CD8 计数),白细胞总数,白细胞分类计数,IgA、IgG、IgM 水平和肝功能。结果可见,服用灵芝后,HIV 携带者的病毒载量未见增加,表明携带者体内的 HIV 复制受到抑制。还发现,服用灵芝后 CD3 百分比和 CD8 百分比和 CD8 计数均无明显变化,但 CD4 百分比从 18.77%±3.25% 显著增加到 23.89%±4.04%,CD4 计数也从 211.60±56.97(/ml)显著增加到 355.60±90.73(/ml)。服用灵芝后 HIV 携带者的白细胞总数,白细胞分类计数,IgA、IgM 和 IgG 水平以及肝功能均无显著变化[42]。

(林志彬)

参考文献

［1］朱宇同，张美义，邓学龙．灵芝提取物对流感病毒 FM1 株感染小鼠的保护作用．广州中医药大学学报，1998，15（3）：205-207.

［2］Zhu Q，Amen YM，Ohnuki K，et al. Anti-influenza effects of *Ganoderma lingzhi*：An animal study. J Funct Foods，2017，34：224-228.

［3］Mothana RAA，Ali NAA，Jansen R，et al. Antiviral lanostanoid triterpenes from the fungus *Ganoderma pfeifferi*. Fitoterapia，2003，74（1-2）：177-180.

［4］Eo SK，Kim YS，Lee CK，et al. Antiviral activities of various water and methanol soluble substances isolated from *Ganoderma lucidum*. J Ethnopharmacol，1999，68（1-3）：129-136.

［5］Eo SK，Kim YS，Lee CK，et al. Antiherpetic activities of various protein bound polysaccharides isolated from *Ganoderma lucidum*. J Ethnopharmacol，1999，68（1-3）：175-181.

［6］Oh KW，Lee CK，Kim YS，et al. Antiherpetic activities of acidic protein bound polysacchride isolated from *Ganoderma lucidum* alone and in combinations with acyclovir and vidarabine. J Ethnopharmacol，2000，72（1-2）：221-227.

［7］Kim YS，Eo SK，Oh KW，et al. Antiherpetic activities of acidic protein bound polysacchride isolated from *Ganoderma lucidum* alone and in combinations with interferons. J Ethnopharmacol，2000，72（3）：451-458.

［8］Liu J，Yang F，Ye L B，et al. Possible mode of action of antiherpetic activities of a proteoglycan isolated from the mycelia of *Ganoderma lucidum* in vitro. J Ethnopharmacol，2004，95（2-3）：265-272.

［9］Jing LIU，Fan Y，Shan-shan LI，et al. Inhibition of herpes simplex virus infection by a GLP isolated from mycelium of *Ganoderma lucidum*. Virol Sin，2005，20（4）：362-365.

［10］Iwatsuki K，Akihisa T，Tokuda H，et al. Lucidenic acids P and Q，methyl lucidenate P，and other triterpenoids from the fungus *Ganoderma lucidum* and their inhibitory effects on Epstein-Barr virus activation. J Nat Prod，2003，66（12）：1582-1585.

［11］Zheng DS，Chen LS. Triterpenoids from *Ganoderma lucidum* inhibit the activation of EBV antigens as telomerase inhibitors. ExpTher Med，2017，14（4）：3273-3278.

［12］张正，陶其敏，李敬轩，等．20 种真菌抑制 HBV 的实验研究．北京医科大学学报，1989，21（6）：455-458.

［13］Li Y Q，Wang S．Anti-hepatitis B activities of ganoderic acid from *Ganoderma lucidum*. BiotechnolLett，2006，28（11）：837-841.

［14］Kakiuchi N，Shimotohno K，Kawahata T，et al. Anti-HIV-1 and anti-HIV-protease substances from *Ganoderma lucidum*. Phytochemistry，1998，49（6）：1651-1657.

［15］Min BS，Nakamura N，Miyashiro H，et al. Triterpenes from the spores of *Ganoderma lucidum* and their inhibitory activity against HIV-1 protease. Chem Pharm Bull（Tokyo），1998，46（10）：1607-1612.

［16］Sato N，Zhang Q，Ma CM，et al. Anti-human immunodeficiency virus-1 protease activity of new lanostane-type triterpenoids from *Ganoderm asinense*. Chem Pharm Bull（Tokyo），2009，57（10）：1076-1080.

［17］Mizushina Y，Takahashi N，Hanashima L，et al. Lucidenic acid O and lactone，new terpene inhibitors of eukaryotic DNA polymerases from a basidiomycete，*Ganoderma lucidum*. Bioorg Med Chem，1999，7（9）：2047-2052.

［18］El Dine RS，El Halawany AM，Ma CM，et al. Anti-HIV-1 protease activity of lanostane triterpenes from the vietnamese mushroom *Ganoderma colossum*. J Nat Prod，2008，71（6）：1022-1026.

［19］余雄涛，谢意珍，李婷，等．灵芝体外抑制猴免疫缺陷病毒作用的研究．中国实验方剂学杂志，2012，

13：173-177.

［20］Suwannarach N，Kumla J，Sujarit K，et al. Natural bioactive compounds from fungi as potential candidates for protease inhibitors and immunomodulators to apply for coronaviruses. Molecules，2020，25（8）：1800.

［21］Shamaki BU，Sandabe UK，Ogbe AO，et al. Methanolic soluble fractions of lingzhi or reishi medicinal mushroom，*Ganoderma lucidum*（Higher basidiomycetes）Extract inhibit neuraminidase activity in newcastle disease virus（LaSota）. Int J Med Mushrooms，2014，16（6）：579-583.

［22］Lim WZ，Cheng PG，Abdulrahman A Y，et al. The identification of active compounds in *Ganoderma lucidum* var. antler extract inhibiting dengue virus serine protease and its computational studies. J Biomol Struct Dyn，2019：1-16.

［23］Bharadwaj S，Lee KE，Dwivedi VD，et al. Discovery of *Ganoderma lucidum* triterpenoids as potential inhibitors against Dengue virus NS2B-NS3 protease. Sci Rep，2019，9（1）：1-12.

［24］Zhang W，Tao J，Yang X，et al. Antiviral effects of two *Ganoderma lucidum* triterpenoids against enterovirus 71 infection. Biochem Biophys Res Commun.s，2014，449（3）：307-312.

［25］Jiang Y，Bao T，Cui X，et al. Effects of alcohol extract of *Ganoderma capense* on Coxsachie virus B$_{3m}$ in vitro. Beijing Chinese medicine，1994，3：31-32.

［26］胡娟. 灵芝胶囊治疗慢性乙型肝炎 86 例分析. 职业与健康，2003，19（3）：103-104.

［27］陈培琼，池晓玲，田广俊，等. 拉米夫定联合灵芝胶囊治疗慢性乙型肝炎 30 例临床观察. 新中医，2007，39（3）：78-79.

［28］钟建平，李水法. 拉米夫定联合灵芝治疗慢性乙型肝炎的疗效观察. 现代实用医学，2006，18（3）：466-467.

［29］沈华江，兰少波，周建康，等. 灵芝汤联合阿德福韦酯治疗慢性乙型肝炎疗效观察及对免疫功能的影响. 浙江中医杂志，2011，46（5）：320-321.

［30］陈端，胡可荣. 恩替卡韦联合灵芝胶囊治疗对慢性乙型肝炎患者外周血中 Th17 细胞的影响. 时珍国医国药，2016，27（6）：1369-1371.

［31］李广生，赵智宏. 干扰素联合薄芝糖肽治疗慢性丙型肝炎疗效观察. 求医问药，2012，10（6）：499.

［32］白金丽，胡军，李洁，等. 薄芝糖肽联合伐昔洛韦片治疗带状疱疹 110 例临床疗效观察. 现代医药卫生，2014，30（1）：27-28.

［33］王梅. 泛昔洛韦联合薄芝糖肽治疗带状疱疹的临床价值分析. 中国卫生产业，2014，11（17）：81-82.

［34］何荣国，田华，武钦学，等. 薄芝联合阿昔洛韦治疗复发性生殖器疱疹的临床疗效及对患者 IL-2、IFN-γ 水平的影响. 中国麻风皮肤病杂志，2006，22（10）：833-834.

［35］叶莉华，王泉江，林飞燕，等. 薄芝糖肽加微波治疗尖锐湿疣的疗效及对患者细胞因子水平的影响. 中国性科学，2016，25（6）：76-78.

［36］傅超华，丘卫荣. 液氮冷冻联合薄芝糖肽治疗尖锐湿疣的疗效观察. 中国医药科学，2015，5（23）：202-204.

［37］郑少娟，林志，杨芳. 更昔洛韦联合薄芝糖肽治疗儿童 EB 病毒感染的传染性单核细胞增多症疗效观察. 现代诊断与治疗，2014（16）：3633-3634.

［38］周永丽，徐成康，尹秋梅，等. 灵芝孢子粉抗宫颈人乳头瘤病毒感染作用研究. 中国医药科学，2017，7（2）：28-30.

［39］寇海梅，张淑芬. 核异消联合灵芝分散片治疗宫颈人乳头瘤病毒感染的临床观察. 中医临床研究，2019，11（1）：41-44.

［40］Mshigeni KE，Mtango D，Massele A，et al. Intriguing biological treasures more precious than gold：The case of tuberous truffles，and immunomodulating *Ganoderma* mushrooms with potential for HIV/AIDS

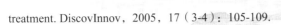

treatment. DiscovInnov，2005，17（3-4）：105-109.

［41］Li Y，Xu Q，Chen S，et al. A retrospective study of poor immune reconstitution：92 patients with HIV/ AIDS treated by *Ganoderma lucidum* combined with highly effective antiretroviral therapy. Chin J AIDS STD，2020 26（2）：120-124.

［42］Mohan S，Chinnaswamy P，Krishnamoorthy AS. A Study on the Effect of *Ganoderma lucidum*（W. Curt.： Fr.）Lloyd in Indian HIV Carriers. Int J Med Mushrooms，2005，7（3）：750.

第十二章

灵芝解救毒蕈中毒和抗疲劳的药理作用及临床应用

提要： 本章重点阐述灵芝通过其对心、肝和肾的保护作用，减轻毒蕈中毒症状和中毒脏器的药理学反应及临床应用。本章还介绍灵芝增强机体的抗疲劳能力，增强运动疲劳后恢复能力的药理作用和临床应用。并介绍相关实验所使用的动物模型和临床应用的治疗效果，以供进一步临床观察时参考。

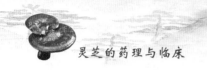

灵芝的药理与临床

第一节　灵芝解救毒蕈中毒的药理作用及临床应用

误食野生毒蘑菇（毒菌）如鹅膏菌科（Amanitaceae）真菌白毒鹅膏蕈［*Amanita verna*（Bull.；Fr.）Pers. ex Vitt］、亚鳞白鹅膏蕈［*Amanita solitaria*（Bull.ex Fr.）Karst.］、斑豹鹅膏蕈［*Amanita Pantherina*（Dc.；Fr.）Schrmm.］及红菇科（Russulaceae）真菌亚稀褶黑菇（*Russula subnigricans Hongo*）等可致中毒，严重者可致死。

误采误食野生蕈中毒事件中，95%是由鹅膏蕈所致。鹅膏毒肽（amanitin）是鹅膏蕈所含的最重要致死毒素，鹅膏毒肽为双环八肽，天然鹅膏毒肽有 α- 鹅膏毒肽（α-amanitin，亦称鹅膏蕈碱）等9种。鹅膏毒肽能溶于水，化学性质稳定，耐高温和酸碱。食入后，可迅速被消化道吸收进入肝，并能迅速与肝细胞 RNA 聚合酶结合，抑制 mRNA 转录，造成肝细胞坏死，导致以急性肝衰竭为主的多器官衰竭。鹅膏毒肽属于慢作用毒素，其中毒的临床特点为：①发病有明显的季节性，即采收野生蘑菇较多的夏秋季；②具有集体发病的流行病学特点；③死亡率高达 60% 以上；④临床过程包括潜伏期（3～6 h）、急性胃肠炎期（24～48 h）、假愈期（大约 24～48 h）、内脏损害期和恢复期（时间漫长），实际上大部分中毒患者死于内脏损害期；⑤目前尚无特效解毒药[1]。

20 世纪 70 年代发现，灵芝（*G. lucidum*）和紫芝（*G. sinense*）与常规抢救措施联合应用，可有效解救毒蕈中毒。

一、对毒蕈中毒的解毒作用

（一）对急性鹅膏毒蕈中毒家兔的解毒作用

灵芝能增强机体超氧化物歧化酶（SOD）活性、清除或抑制氧自由基从而抑制细胞膜脂质过氧化，增加膜稳定性，对肝有解毒作用，能明显抑制肝肿胀，降低血清 ALT 和 AST，并使肝损坏程度减轻。灵芝煎剂对急性鹅膏毒蕈中毒兔的肝细胞有明显保护作用。其保护机制可能与灵芝能使 RNA 聚合酶活性增加，加快转录，促进细胞分裂增生有关，也可能与其能阻断细胞凋亡或者阻断肠肝循环有关（图 12-1）。已有研究报告灵芝煎剂对急性鹅

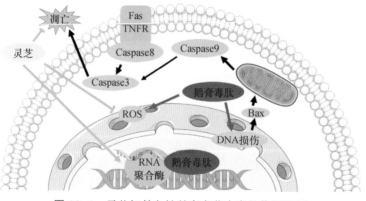

图 12-1　灵芝解救急性鹅膏毒蕈中毒的作用机制

膏毒蕈中毒兔肝细胞的保护作用。将健康新西兰白兔 20 只随机分为对照组、中毒模型组、灵芝煎剂治疗 I 组和灵芝煎剂治疗 II 组，每组 5 只。除对照组外，余 3 组均灌胃 40% 灰花纹鹅膏菌（amanita fuliginea）干子实体提取液 0.1 g/kg 制成急性鹅膏毒蕈中毒模型。造模后对照组和中毒模型组每日灌胃生理盐水 20 ml，治疗 I 组每日给予 100% 的灵芝煎剂 20 ml 灌胃，治疗 II 组每日给予 300% 的灵芝煎剂 20 ml 灌胃。观察实验动物一般行为，总蛋白（TP）、白蛋白（ALB）、总胆红素（TBL）和 AST 等肝生化指标，以及 120 h 后的肝组织病理改变。结果除中毒模型组兔有 2 只分别于中毒后 96 h 或 120 h 死亡外，其余各组均无死亡。与对照组比较，中毒模型组兔自中毒 48 h 起，肝生化指标 TP、ALB 降低和 TBL、AST 升高均极为显著，服用灵芝煎剂治疗后各指标显著改善，且治疗 II 组较治疗 I 组作用更为明显。肝组织病理变化如下：中毒模型组肉眼观察肝体积增大，被膜紧张；光镜下以肝细胞变性为主，坏死轻微，肝小叶内可见散在点状坏死，个别家兔出现弥漫性大片坏死，汇管区及肝小叶有炎症细胞浸润。治疗 I 组肉眼观察肝体积无明显缩小或增大；光镜下肝细胞变性、坏死与增生同时存在，坏死区有炎症细胞浸润。治疗 II 组肉眼观察肝体积增大，个别切面可见再生结节；光镜下肝细胞增生、变性、坏死改变不明显，可见灵芝煎剂对急性鹅膏毒蕈中毒的肝细胞有明显的保护作用[2]。

此外还有研究显示灵芝对鹅膏毒菌中毒兔的解救及心肌的保护作用。将新西兰兔随机分成正常对照组、模型组、灵芝治疗 I 组和灵芝治疗 II 组，除空白对照组外，余 3 组均灌胃 40% 灰花纹鹅膏（Amanita Fuliginea Hongo）干子实体提取液 0.1 g/kg 造成急性鹅膏毒蕈中毒模型。造模后对照组和中毒模型组每日灌胃生理盐水，灵芝治疗 I 组和灵芝治疗 II 组每日灌胃 20 g/kg 或 60 g/kg 灵芝煎剂。连续灌胃 5 天，取血检查谷草转氨酶（AST）、血乳酸脱氢酶（LDH）、α-羟丁酸（α-HBDH）、肌酸激酶（CK）、肌酸激酶同工酶（CK-MB）活性；处死动物后进行病理组织学观察。结果发现，中毒模型组兔在灌胃鹅膏毒菌提取液 2 天后，心肌 AST、LDH、α-HBDH、CK、CK-MB 活性均显著高于正常对照组，第 5 天进一步增高，2 个剂量的灵芝煎剂能降低各项酶活性，并有呈剂量依赖倾向。结果提示灵芝煎剂能减轻鹅膏毒菌所致心肌损伤[3]。

（二）对亚稀褶黑菇急性中毒大鼠的解毒作用

用 SD 雌性大鼠 20 只，随机分为 4 组：第一组为空白组，采用生理盐水灌胃；第二组为灵芝组，采用灵芝煎剂灌胃；第三组为模型组 I，采用亚稀褶黑菇毒素灌胃造模；第四组为模型组 II，采用亚稀褶黑菇毒素灌胃造模后，再用灵芝煎剂灌胃治疗。空白组每天上午用生理盐水 4 ml 灌胃，灵芝组每天上午用灵芝煎剂 4 ml 灌胃。总疗程为 3 天。模型组 I 第一天上午用亚稀褶黑菇毒素按 5.0 g/kg ＋生理盐水配成 4 ml 液灌胃，以后每天于同一时间用生理盐水 4 ml 灌胃；模型组 II 第一天上午用亚稀褶黑菇毒素 5.0 g/kg ＋生理盐水配成 1 ml 液灌胃，2 h 后用灵芝液 4 ml 灌胃，以后每天于同一时间用灵芝煎剂 4 ml 灌胃。观察大鼠的存活情况，进行行为计分。实验结束后，处死动物，心脏取血 2 ml 离心后取血清查肝生化指标［总胆红素（STB）、直接胆红素（SDB）、总胆汁酸（BA）、谷丙转氨酶（ALT）和谷草转氨酶（AST）］；同时取肝组织福尔马林液固定，HE 染色，光镜下观察组织病理改变。结果如下：模型组Ⅰ于实验48 h以后死亡2只，其余所有实验动物存活至实验结束。模型组Ⅰ大鼠机警性降低，精神委靡，喜睡，自主活动减少，与空白组和灵芝组大鼠比较进食量减少；模型组Ⅱ精神状态尚好，自主活动可，机警性较高，与模型组Ⅰ比较进食量也增加。模型组Ⅰ血STB、SDB、BA、ALT、AST显著升高，模型组Ⅱ STB、SDB、BA、ALT、AST较模型组Ⅰ下降明显。模型组Ⅰ的大鼠肝体积明显肿大，质地变硬，充血，颜色变深。模型组Ⅱ大鼠肝体积缩小不明显，质地较硬，充血，颜色较模型组Ⅰ浅。其余两组肝体积质地颜色均正常。模型组Ⅰ低倍镜所见肝组织结构有明显破坏，充血，肝细胞形态不规则，大小不一致，浊肿，胞核固缩，肝窦扩张，充血，小叶结构破坏。高倍镜下见肝细胞形态不规则，大小不一致，浊肿，胞质内可见中毒颗粒，胞核固缩，部分核膜消失甚至溶解，可见坏死现象，肝窦扩张，充血。模型组Ⅱ低倍镜见肝组织结构清晰，肝细胞形态欠规则，大小较一致，轻度浊肿，肝窦稍扩张，稍充血。高倍镜下见肝细胞形态基本正常，胞质稍浑浊，浊肿，核仁清楚，肝窦稍扩张，稍充血，小叶间静脉无扩张，胆管无增生。实验结果提示灵芝煎剂对急性亚稀褐黑菇中毒大鼠肝功能和肝细胞损害有较好的保护作用[4]。

灵芝解救毒蕈中毒的药理作用总结于图12-2。

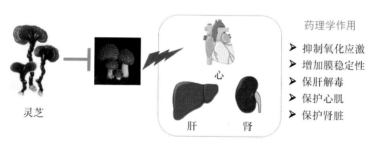

药理学作用
➤ 抑制氧化应激
➤ 增加膜稳定性
➤ 保肝解毒
➤ 保护心肌
➤ 保护肾脏

灵芝   心   肝   肾

图12-2 灵芝解救毒蕈中毒的药理作用

二、解救毒蕈中毒的临床应用

野生毒蕈（毒蘑菇）中毒来势迅猛，死亡率高，尚无特效解毒药。临床研究证明，灵芝（赤芝、紫芝）与常规抢救措施并用，通过其对心、肝和肾的保护作用，减轻中毒症状和中毒脏器的病理改变，可更有效解救毒蕈中毒，明显降低死亡率。

（一）鹅膏蕈中毒

灵芝煎剂可治疗鹅膏蕈中毒。一项研究给予25例鹅膏蕈中毒患者口服灵芝煎剂（灵芝200 g加水煎成600 ml液体）每日3次，每次200 ml，7天为1疗程，共用1～2个疗程。治疗后所有患者的临床症状均全部消失，血总胆红素（STB）、胆汁酸（BA）、谷丙转氨酶（ALT）、谷草转氨酶（AST）等检测指标均恢复正常或接近正常。入院时患者的血中均检出鹅膏毒肽，于治疗后第3日再检测，发现其量甚微，第5日血中已检测不出鹅膏毒肽[5]。

灵芝煎剂可协同常规治疗解救鹅膏蕈中毒。一项研究将鹅膏蕈中毒患者23例随机分为治疗组和对照组。对照组给予常规治疗（青霉素、阿拓莫兰），治疗组在常规治疗基础上，加用灵芝煎剂（灵芝 200 g，加水煎取 600 ml 液体）口服，每日 3 次，每次 200 ml，连服 7 日。比较两组的临床疗效。鹅膏蕈中毒后两组血总胆红素（STB）、胆汁酸（BA）、谷丙转氨酶（ALT）、谷草转氨酶（AST）4 项指标均上升。治疗组在第 3 日 4 项指标上升达高峰，以后显著下降；对照组 4 项指标则呈持续进行性上升。两组 4 项指标在相同时间比较，治疗组均明显低于对照组。结果表明，灵芝煎剂协同常规治疗对鹅膏蕈中毒有较好的治疗作用，能明显降低鹅膏蕈中毒的死亡率[6]。

此外还有灵芝煎液治疗毒蕈中毒疗效的相关报告。一项研究将急诊住院的毒蕈中毒患者 84 例，分为对照组（常规治疗组）和试验组（常规治疗加灵芝煎液）。患者均有食用野蕈史，所食野蕈经鉴定分属本地常见两种毒蕈磷柄白毒伞和白毒伞。发病特点为群体发病，患者均于食用野蕈后发生急性呕吐、腹泻、腹痛等症状，有些还出现休克、少尿、无尿。潜伏期最短为 1.5 h，最长为 12.5 h。食入野蕈到就诊时间最短者 4.8 h，最长者约为 18 h，平均 10.5 h。病情轻重程度判定标准：有脏器功能衰竭者为重度中毒，脏器功能严重受损但未达衰竭程度者为中度中毒，脏器功能受损但不严重者为轻度中毒。试验组肝重度中毒者 10 例、中度 15 例、轻度 6 例；肾重度损害 11 例、中度 10 例、轻度 3 例。对照组肝重度中毒 11 例、中度 13 例、轻度 13 例；肾重度损害 11 例、中度 11 例、轻度 4 例。对照组采用常规治疗，即洗胃、导泻、吸附剂灌胃、利尿，排除毒物，同时使用二硫基丙磺酸钠、青霉素、甘露醇、甘利欣、激素等综合治疗，有急性肾衰竭者进行血液净化。试验组则在此基础上加用灵芝煎液口服。使用方法：灵芝 300 g，加水 3000 ml 慢煎半小时，每次取汁服 250 ml，1 次 /4 小时，连服 3 天。

患者入院后即观察呕吐、腹泻、腹痛等临床症状和尿量，采血检查谷丙转氨酶（ALT）、谷草转氨酶（AST）、尿素氮（BUN）、肌酐（SCR）等，并于治疗后第 1、2、3、5、7 天复查。全部患者于接受治疗后第 8 天进行疗效评定，未到 7 天转院者，以转院时采血检查指标为标准。治愈：临床症状消失，ALT、AST、BUN、SCR 恢复正常；显效：临床症状消失，ALT、AST、BUN、SCR 明显下降但未恢复正常（ALT 80～200 U/L）；有效：临床症状好转，ALT 200～500 U/L、AST 200～500 U/L、BUN 9.0～21.4 mmol/L、SCR 177～445 μmol/L；无效：临床症状无好转、ALT＞500 U/L、AST＞500 U/L、BUN＞21.4 mmol/L、SCR＞445 μmol/L 或转院。

结果，试验组治愈率 85.7%、显效率 9.5%、有效率 4.8%，无转院病例；对照组治愈率 45.2%、显效率 14.3%、有效率 19.1%、无效率 21.4%（其中转院 9 例），试验组疗效明显优于对照组，症状消失时间也明显短于对照组。两组患者血中 ALT、AST、BUN、SCR 均自第 1 天开始升高，试验组于第 3 天上升达高峰，以后逐渐下降；对照组 ALT、AST 指标继续呈上升趋势。两组各项指标自第 3 天起，于相同时间比较，均有明显差异[7]，见表 12-1。

灵芝胶囊可治疗鹅膏毒蕈中毒，并能保护脏器功能。一项研究将 69 例鹅膏毒蕈中毒病例按入院时病情轻重分为轻症组 15 例、中症组 22 例及重症组 32 例，给予灵芝胶囊（每粒含灵芝 0.27 g）治疗，观察其临床疗效。其中，轻症组：给予灵芝胶囊 10 粒 / 次，口服（或鼻饲），每 2 h 1 次；3 天后改为 5 粒 / 次，口服，每 4 h 1 次；再 3 天后改为 2 粒 / 次，口服，

表 12-1　毒蕈中毒患者血液生化指标比较

组别	ALT（U/L）	AST（U/L）	BUN（mmol/L）	SCR（µmol/L）
实验组				
第 1 天	142.10±32.5	73.80±13.65*	11.34±1.62	478.33±98.09
第 2 天	425.30±42.51*	198.84±17.48*	16.43±2.27*	638.48±112.30*
第 3 天	978.08±72.38*	1083.51±124.68*	26.54±3.35*	1384.36±136.89
第 5 天	326.82±13.2*	105.50±46.37*	17.88±2.42*	738.82±84.36*
第 7 天	66.50±9.4*	93.20±12.38*	10.38±1.36*	420.88±83.58*
对照组				
第 1 天	106.60±18.23	76.36±8.88	10.98±2.13	446.54±101.33
第 2 天	601.80±43.20	834.50±54.87	20.73±2.57	1084.37±136.39
第 3 天	1530.80±82.30	2152.30±218.30	38.46±3.52	2092.23±174.46
第 5 天	3542.00±216.33	4834.78±310.89	30.66±3.02	1802.97±2172.38
第 7 天	3948.20±293.42	6534.78±538.42	26.84±1.92	1278.91±128.33

* 与对照组比较，$P < 0.05$

每 4 h 1 次；疗程共 10 天。中症组：给予灵芝胶囊 20 粒 / 次，口服（或鼻饲），每 2 h 1 次；3 天后改为 10 粒 / 次，口服，每 4 h 1 次；再 3 天后改为 5 粒 / 次，口服，每 4 h 1 次；疗程共 10 天。并将重症组 32 例设为治疗组，作者所在科室历史资料（2002—2005 年）重症组（灵芝煎剂治疗）设为对照组，评价其疗效。重症组（治疗组）给予灵芝胶囊 30 粒 / 次，口服（或鼻饲），每 2 h 1 次；3 天后改为 20 粒 / 次，口服，每 4 h 1 次；3 天后改为 10 粒 / 次，口服，每 4 h 1 次；疗程共 10 天。对照组给予灵芝 500 g 加水 2500 ml，煎煮成 2000 ml 液体，每 3 h 口服或鼻饲 1 次，每次 250 ml，疗程 7 天。

观察指标：①临床疗效；②实验室指标：总胆红素（STB）、胆汁酸（BA）、谷丙转氨酶（ALT）、谷草转氨酶（AST）。

结果 3 组患者经口服灵芝胶囊治疗，临床症状迅速缓解，实验室指标 STB、BA、ALT、AST 4 项仅出现一过性升高，然后迅速恢复正常。重症治疗组与对照组的临床疗效相近，差异无统计学意义。结果表明，灵芝胶囊可替代灵芝煎剂，用于治疗鹅膏毒蕈中毒，其疗效与灵芝煎剂相同，且方便应用[8]。

还有报告指出，用紫芝煎剂（30%，每次 50 ml，每日 3 次）抢救白毒鹅膏菌［Amanita verna（Bull. ex Fr.）Pers. ex Vitt］（又名白毒伞、白帽菌等）中毒 11 例，除 1 例不治死亡外，其余 10 例均治愈出院。紫芝煎剂对白毒鹅膏菌中毒所致的中枢神经系统损害和急性肾衰竭有显著效果。紫芝尚可用于斑豹鹅膏菌（斑豹毒菌）（Amanita Pantherina）及亚鳞白鹅膏蕈（角鳞白伞）［Amanita solitaria（Bull. Ex Fr.）Karst.］中毒的解救，疗效亦明显[9]。

（二）亚稀褶黑菇中毒

亚稀褶黑菇（Russula subnigricans）亦是一种毒蘑菇，它含有胃肠型、神经型、溶血型和细胞毒型毒素，是一种快作用毒素，中毒后迅速引起肝、肾细胞损害，尤其是肾坏死而致死，一般在 72 h 内死亡，最快者可在 24 h 内死亡，是毒蘑菇中毒类型中最为凶险的一种。

在探讨灵芝煎剂对 25 例亚稀褶黑菇中毒患者的治疗作用的研究中，治疗组 14 例在常规治疗基础上，加用灵芝煎剂口服。取灵芝 100 g，加水煎制 600 ml 液体，口服（神志障碍者鼻饲），每日 3 次，每次服 200 ml，连续服用 7 天为 1 个疗程，根据病情用 1～2 个疗程。对照组为前一年同种中毒病例 11 例（对照组给予输氧、输液等常规治疗）。比较两组的临床疗效及反映肾损害的尿 N- 乙酰 -β-D 氨基葡萄糖苷酶（NAG）、尿红细胞和尿蛋白，反映肝损害的血谷丙转氨酶（ALT）、谷草转氨酶（AST）等各项指标改变情况。结果指出，治疗组经过治疗后，病情迅速好转，无死亡病例；对照组入院 24 h 内死亡 3 例，24～48 h 内死亡 2 例，48～72 h 内死亡 3 例，共计死亡 8 例。治疗组绝大部分病例尿红细胞在治疗 24 h 后完全消失，尿蛋白也明显减少，NAG、ALT 和 AST 等三项酶学指标第 3 天上升达高峰，以后逐渐下降。对照组各项指标则持续进行性上升，比较两组相同时间的各项指标，治疗组显著低于对照组。结果表明，灵芝煎剂对亚稀褶黑菇中毒有较好的治疗作用，能明显降低亚稀褶黑菇中毒的病死率[10]。

（三）褐鳞小伞毒蕈中毒

一项研究采用紫芝汤配合血液透析治疗毒蘑菇（褐鳞小伞毒蕈）中毒合并多脏器损害 37 例，取得较好的效果。入组 37 例中，男性 29 例、女性 8 例，年龄为 9～52 岁，病程 12～19 天，临床表现为不同程度的肝、肾、心、脑损害，如肝性脑病、少尿、谵妄、烦躁不安、昏迷、抽搐、黄疸进行性加重。实验室检查谷丙转氨酶 2085～5822 U/L，谷草转氨酶 3000～5082 U/L，血肌酐 100～303 μmol/L，肝 B 超提示肝大，广泛肝实质损害。患者入院后除常规给予洗胃、导泻、补液、利尿等对症支持治疗外，主要采取尽早血液透析，辅以紫芝汤口服进行治疗。透析采用中心静脉插管（股静脉或颈内静脉）建立临时血液通路，使用血仿膜透析器，碳酸氢盐透析，血流量 150 ml/min，低分子肝素钙 3500 U 抗凝，透析时间 2.5～4 h，每日透析 1 次，本组病例中透析最少 3 次，最多 7 次。紫芝煎液制备，取紫灵芝（干品磨粉）150 g，水煎 2 次，然后将 2 次煎液混合浓缩成 150 ml（约含生药 33%）备用。服用方法为每天 3 次，每次 30 ml 口服，昏迷患者通过鼻饲给药。治疗结果，本组 37 例（经过 7～19 天的综合治疗），痊愈 34 例、无效（死亡）3 例，痊愈率 91.8%[11]。

第二节 灵芝抗疲劳的药理作用及临床应用

灵芝具有显著的抗疲劳作用，可以使血红蛋白含量升高，加快乳酸清除，降低血乳酸的浓度，有效清除脂质过氧化物，改善运动员高往低训导致的免疫功能低下，提高运动耐力，缓解疲劳。

一、抗疲劳的药理作用

复方赤灵芝营养粉能有效延长小鼠运动时间，增强小鼠体力，低剂量的营养粉更能有效清除脂质过氧化产物，具有一定的抗疲劳和抗氧化功效。一项研究用 39 只昆明种雄性小鼠随机分为正常对照组、赤灵芝营养粉低剂量组 3 g/（kg·d）、高剂量组 9 g/（kg·d），在给药 30 天及 37 天分别通过垂直爬杆实验和负重游泳实验记录 2 项运动时间，观察各组小鼠运动时间的变化。选取 40 只昆明种雄性小鼠随机分为 4 组：正常对照组；氧化造模组；营养粉低剂量组［3 g/（kg·d）］；营养粉高剂量组［9 g/（kg·d）］。给药 38 天后给予 0.40 mg/kg 溴代苯油溶液进行氧化损伤造模，检测小鼠血浆及肝匀浆中丙二醛（MDA）含量、超氧化物歧化酶（SOD）活力和谷胱甘肽过氧化物酶（GSH-Px）活力的变化。结果运动时间变化方面，高、低剂量组的爬杆时间和游泳时间明显长于正常组。抗氧化功效方面，与模型组比较，高、低剂量组血浆中 MDA 含量显著降低，低剂量组肝匀浆中 MDA 含量显著降低。另外，低剂量组的 MDA 含量比高剂量组的更低；血浆和肝匀浆中的 SOD 活性差异和 GSH-Px 活性差异无统计学意义[12]。

复方灵芝孢子精油软胶囊具有抗疲劳及增强免疫力作用，是一种有效的抗疲劳复方中药制剂。将昆明种小鼠随机分为 5 组，分别为复方灵芝孢子精油软胶囊（FFLZB）低［385 mg/（kg·d）］、中［770 mg/（kg·d）］、高［1540 mg/（kg·d）］剂量组，对照药红参醇提取物组，空白对照组，灌胃给药 14 天后考察各组小鼠爬杆时间及爬杆后血清肌酸激酶（CK）、三磷酸腺苷（ATP）水平，同时采用免疫脏器指数法、碳粒廓清法、足趾增厚法测定迟发型变态反应（DTH），考察 FFLZB 对小鼠免疫功能的影响。结果高、中、低剂量 FFLZB 能不同程度地延长小鼠爬杆时间，高、中剂量能显著提高小鼠爬杆后血清 ATP 水平，仅低剂量 FFLZB 能使爬杆后的小鼠血清 CK 酶水平显著提高；与空白对照组相比，FFLZB 高、中、低 3 个剂量能不同程度地抑制小鼠免疫器官脏器指数的下降，提高碳粒廓清指数水平及 24、48 h 迟发型变态反应程度[13]。

服用黑灵芝多糖能够增强大鼠的抗疲劳功能和抗氧化作用，提高大鼠运动能力，加强运动疲劳后恢复能力。一项研究取 100 只 Wistar 雄性大鼠，随机分为 5 组：对照组（A）、力竭组（B）、力竭休息组（C）、黑灵芝多糖力竭组（D）、黑灵芝多糖力竭休息组（E）。按照规定，5 组 Wistar 大鼠同时做 30 天跑台耐力运动，D、E 每天按规定剂量灌胃黑灵芝多糖，末次运动训练后，将 A 组于安静情况下处死，检测其生化指标；使另外 4 组做剧烈运动后力竭，将 B、D 组处死测相关指标；使 C、E 大鼠休息 12 h 后，处死并检测指标。大鼠服用黑灵芝多糖后，GSH-Px 活力、SOD 活力和 SH 摩尔质量有显著提高，MDA 浓度明显降低，故黑灵芝多糖可增强机体抗氧化能力。服用黑灵芝多糖后大鼠肝组织线粒体 Na^+/K^+-ATPase、Ca^{2+}/Mg^{2+}-ATPase 活力明显提升；恢复 12 h 后，肝组织中 NOS 活力、NO 摩尔质量达到原水平，说明服用黑灵芝多糖可增强机体的恢复能力。大鼠服用黑灵芝多糖后力竭时间显著延长，说明黑灵芝多糖具有延缓疲劳，延长运动时间的作用[14]。

灌胃灵芝孢子粉可以延长小鼠游泳时间，提高小鼠抗疲劳能力。一方面通过增加小鼠肝和肌肉中糖原的累积，提高了小鼠的能量储备；另一方面通过减缓尿素氮的累积和血糖水平的下降，使机体对负荷的适应性增强。一项研究将 80 只 SPF 级 ICR 小白鼠按体质量随机分为对照组和灵芝孢子粉高剂量（500 mg/kg）、中剂量（300 mg/kg）、低剂量（100 mg/kg）实验组，每组 20 只，雌雄各半。根据小鼠体质量和实验设计的剂量，灵芝孢子粉高、中、低剂量组小鼠每只按 0.2 ml/10 g 的灌胃量于每天上午灌胃灵芝孢子粉溶液一次。实验周期为 30 天。末次灌胃 30 min 后,小鼠在 30℃的温水浴中进行负重游泳实验;剖杀后采集小鼠肝和后腿肌肉组织,检测肝糖原和肌糖原含量,同时采集小鼠血清,检测血清中葡萄糖、尿素氮含量及乳酸脱氢酶(lactate dehydrogenase, LDH)、碱性磷酸酶(alkaline phosphatase, AKP)等酶活性。结果灌胃不同剂量灵芝孢子粉 30 天后,各组小鼠的游泳时间明显长于对照组,高剂量组雌、雄鼠差异显著,分别提高了 205.6% 和 93.5%;与对照组相比,三个剂量组小鼠肝糖原含量均显著升高;雌性小鼠肌糖原含量较对照组略有降低,雄性小鼠肌糖原含量较对照组略有升高,但各组间差异均不显著。各剂量组小鼠血糖含量都高于对照组,且对照组与高剂量组差异显著;各剂量组小鼠血清尿素氮含量低于对照组。灌胃灵芝孢子粉各剂量组雌鼠血清中 AKP 活性均低于对照组,且在高剂量组显著或极显著降低。与对照组相比,各剂量组小鼠血清 LDH 活性显著或极显著升高。灌胃灵芝孢子粉抗疲劳作用主要通过以下几种方式实现:①灵芝孢子粉增加机体的糖原储备量,可以迅速地促进体内糖原在运动后的恢复。这可能是灵芝孢子粉含有大量多糖作为外源性糖分,可以补充或延缓运动对内源性糖的消耗,或由于灵芝孢子粉中某些生糖氨基酸能促进体内糖异生等机制有关。②灵芝孢子粉能够提高乳酸脱氢酶活力,可加速肌肉中过多乳酸的清除代谢过程,同时,灵芝孢子粉能够一定程度地抑制血清尿素氮的累积,从而延缓疲劳的发生或加快疲劳消除[15]。

灵芝抗疲劳的药理作用总结于图 12-3。

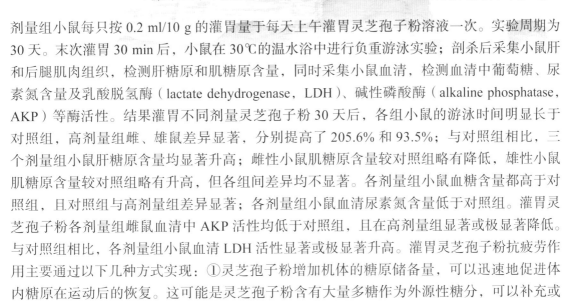

药理学作用
➤ 提高运动耐力
➤ 升高血红蛋白含量
➤ 降低血乳酸含量
➤ 清除脂质过氧化物
➤ 增加糖原的累积
➤ 增强免疫功能

灵芝　　肌肉　肝　红细胞　免疫细胞

图 12-3　灵芝抗疲劳的药理作用

二、抗疲劳作用的临床应用

一项研究观察了灵芝液对运动员的抗疲劳作用及对血中超氧化物歧化酶(SOD)、过氧化氢酶(CAT)、过氧化脂质(LPO)的影响[16]。平均年龄(16.37±1.7)岁的男性运动员分为试验组和对照组,每组各 13 人。试验组口服灵芝液每次 10 ml,一日 2 次,共 30 日;对照组服色泽、包装完全相同的可口可乐。结果可见,试验组运动员的递增负荷运动时间和作功值明显高于服药前和对照组。试验组运动员的血红蛋白由用药前的(14.43±0.49)g/dl 增至(15.73±0.54)g/dl,而对照组无显著变化。试验组运动后 5 min 的血乳酸为(9.32±1.21)mmol/L,运动后 15 min 降至(6.34±1.31)mmol/L,二者有显著性差异,而对照组运动后 5 min 及 15 min 的血乳酸分别为(9.88±0.56)mmol/L 和

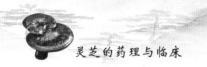
（8.47±0.79）mmol/L，二者无显著性差异。此外，服用灵芝液还可明显降低血清LPO，增加全血SOD的含量，增强血红蛋白CAT的活性。以上结果提示，灵芝液可通过增加血红蛋白、加速血乳酸清除、增强SOD和CAT活性、抑制体内LPO产生，提高运动耐力。

一项研究选择20名体检健康的男子中长跑运动员，随机分为灵芝组和对照组，每组10名。灵芝组口服灵芝液，一天2次，每次10 ml，服用30天。对照组口服色泽、剂量、包装量相同的健力宝口服液，一天2次，每次10 ml，服用30天。两组服药同时每天进行功率自行车大强度训练。采用功率自行车进行功能测定，起始负荷20 W，每分钟递增20 W，骑速每分钟60转，运动直至力竭不能保持骑速为止。分别记录运动直至力竭时间和最大负荷功率、递增负荷运动第5级负荷时和力竭时的心率。生化指标测定分别采取运动前、运动后5 min和10 min耳血，观察血红蛋白和血乳酸恢复情况。

结果显示，运动员服用灵芝液后运动时间和最大负荷比服用前有明显提高，服用灵芝液1个月后，灵芝组第5级负荷时的心率明显低于对照组，而最大负荷时的心率显著高于对照组，灵芝组服药前后自身对比也有明显差异。灵芝组血红蛋白含量由服用前的（14.78±0.28）g/dl上升到（15.62±0.67）g/dl，且明显高于对照组；运动后5～10 min，灵芝组血乳酸由（9.24±1.22）mmol/L下降到（7.75±1.24）mmol/L，而对照组无显著变化。表明服用灵芝液能加快血乳酸清除，提高机体耐酸能力[17]。该研究结果提示，服用灵芝可使运动员的生理动员程度显著增强，对机体内环境的剧烈变化具有更强的耐受性，故灵芝组能在缺氧、心率明显高于对照组的情况下持续工作，承受更长的运动时间和更大的运动负荷。这可能是由于灵芝改善心血管系统功能，增加心脏冠状动脉流量，促进心肌毛细血管循环，促进肌糖原合成及脂肪酸的有氧氧化，从而节省了糖的消耗，有助于延缓疲劳的出现。灵芝液提高人体运动能力，增强运动耐力，延缓疲劳与其扶正固本的功效一致。

灵芝对高住低训运动员体内的红细胞CD35和淋巴细胞亚型也有作用。以16名北京体育大学体育教育学院足球专项运动员为受试对象，所有受试者均无肝、肾、内分泌疾病病史及世居高原史，未服用过影响机体红细胞代谢的药物。将受试者随机分为给药组和对照组，各8名，均为高住低训。入住低氧房前给药组每日服灵芝胶囊（含70%灵芝提取物，20%灵芝孢子粉）5 g，共2周，对照组服安慰剂。两组每晚入住低氧房（O_2浓度15.4%，相当于海拔2500 m）10 h，每周2次低氧房72%最大摄氧量蹬功率自行车训练30 min，并且两组每周有3次同一教练执导的专项训练。取给药前、暴露前、入住10 h、2周、3周、4周时清晨静脉血，与相应的荧光标记抗体反应，用流式细胞仪记录其平均荧光强度、阳性细胞率。结果显示，4周试验后，给药组和对照组红细胞CD35的表达较试验前分别升高了7.9%和下降了12.8%，给药组和对照组红细胞C3b受体花环率较给药前分别升高了45.9%和下降了49.0%，两组相比有显著性差异，给药组和对照组红细胞免疫复合物（IC）花环率较试验前分别升高了99.7%和19.5%。结果指出，灵芝多糖可以明显增加红细胞CD35的表达，并且可以调节高住低训试验中出现的运动员红细胞继发性低下的现象[18]。

另外一项研究观察4周2500 m高住低训过程中，足球运动员的淋巴细胞亚型数量的变化，并探讨灵芝对其产生的影响，将40名受试者随机分入对照组（在正常气压下居住）、高住低训对照组、高住低训给药一组、高住低训给药二组，每组10人。入住低氧房前2周

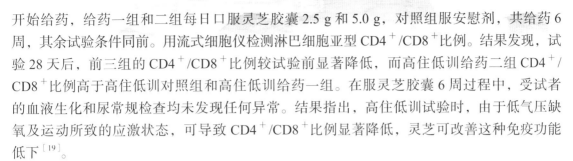

开始给药，给药一组和二组每日口服灵芝胶囊 2.5 g 和 5.0 g，对照组服安慰剂，共给药 6 周，其余试验条件同前。用流式细胞仪检测淋巴细胞亚型 CD4$^+$/CD8$^+$ 比例。结果发现，试验 28 天后，前三组的 CD4$^+$/CD8$^+$ 比例较试验前显著降低，而高住低训给药二组 CD4$^+$/CD8$^+$ 比例高于高住低训对照组和高住低训给药一组。在服灵芝胶囊 6 周过程中，受试者的血液生化和尿常规检查均未发现任何异常。结果指出，高住低训试验时，由于低气压缺氧及运动所致的应激状态，可导致 CD4$^+$/CD8$^+$ 比例显著降低，灵芝可改善这种免疫功能低下[19]。

有研究用灵芝（赤芝）菌片和灵芝舒心片防治高原不适应症 469 人。结果显示可使由平原进入海拔 4000～5000 m 高原的人员的急性高原反应（头痛、呕吐等）发病率显著下降，两药预防有效率分别为 98.6% 和 97.5%[20]。

（任超群　杨宝学）

参考文献

［1］林志彬.灵芝的现代研究.4 版.北京：北京大学医学出版社，2015.

［2］杨宁，肖桂林.灵芝煎剂对鹅膏毒蕈中毒兔肝细胞保护作用的实验研究.中国中西医结合急救杂志，2006，13（5）：273-275.

［3］杨瑛，肖桂林，杨宁，等.赤灵芝煎剂对鹅膏毒菌所致兔心肌损伤的保护作用.中南药学,2006,4（3）：172-174.

［4］杨可达，谷永红，肖宫，等.灵芝煎剂对亚稀褶黑菇急性中毒大鼠肝脏保护作用的实验研究.中医药导报，2010，16（05）：103-105.

［5］李铁文，肖桂林，金益强.灵芝煎剂治疗鹅膏毒蕈中毒 25 例总结.湖南中医杂志，2003，19（03）：17-17.

［6］肖桂林，刘发益.灵芝煎剂治疗鹅膏毒蕈中毒的临床研究.湖南中医学院学报，2003，23（1）：43-45.

［7］熊国华，刘宏伟.灵芝治疗毒蕈中毒疗效分析.昆明医学院学报，2010，（1）：105-108.

［8］李洁，肖宫，肖桂林.灵芝胶囊治疗鹅膏毒蕈中毒 69 例临床观察.湖南中医药大学学报，2013，033（5）：71-74.

［9］何介元.白毒伞中毒与紫芝在抢救中的临床应用.中华预防医学杂志，1978，（1）：38.

［10］肖桂林，刘发益，陈作红，等.灵芝煎剂治疗亚稀褶黑菇中毒患者的临床观察.中国中西医结合杂志，2003，23（4）：278-280.

［11］乔瑞云，国燕，张跃华.紫芝汤配合血液透析治疗毒蘑菇中毒 37 例.陕西中医，2008，029（8）：1028-1029.

［12］林伟龙，李兆安.复方赤灵芝营养粉对小鼠抗疲劳作用和氧化损伤模型小鼠的影响.广东药科大学学报，2019，35（02）：242-245.

［13］鲍蕾蕾，杨帆.复方灵芝孢子精油软胶囊抗疲劳增强免疫力作用研究.中国药业，2015，24（16）：14-16.

［14］莫双瑗，梁健.黑灵芝多糖对运动大鼠抗疲劳和抗氧化作用.食品与生物技术学报，2018，37（05）：555-559.

［15］王换换，申正杰.灵芝孢子粉对小鼠抗疲劳作用及生化机制初探.营养学报，2019，41（02）：173-177.

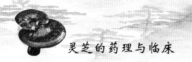

［16］张安民，杨良昌.灵芝液对运动员抗疲劳作用及对血中 SOD，CAT，LPO 的影响.中国运动医学杂志，1997，（4）：302-304.

［17］王满福，胡淑萍.芝液对运动员抗疲劳效果的实验观察.中国运动医学杂志，1999，18（1）：78-79.

［18］罗琳，张缨.灵芝多糖对高住低训中运动员红细胞 CD35 数量及活性的调节作用.山西体育科技，2006，026（004）：38-40，35.

［19］Zhang Y，Lin Z，Hu Y，et al. Effect of *Ganoderma lucidum* capsules on T lymphocyte subsets in football players on "living high-training low". British journal of sports medicine，2008，42（10）：819-822.

［20］湖南医药工业研究所 201 组.灵芝菌片及灵芝舒心片防治急性高原不适应症的现场观察.中草药通讯，1979，10（06）：29-31，49.